Common Pitfalls in Cognitive and Behavioral Neurology
A Case-Based Approach

グングン上達する
認知症のみかた

監訳
金城 紀与史
琉球大学医学部
医学教育企画室

小林 俊輔
帝京大学医学部
脳神経内科学講座

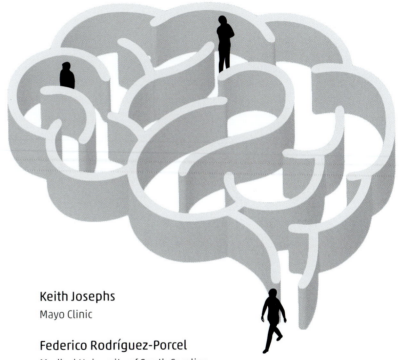

Keith Josephs
Mayo Clinic

Federico Rodríguez-Porcel
Medical University of South Carolina

Rhonna Shatz
University of Cincinnati

Daniel Weintraub
University of Pennsylvania

Alberto Espay
University of Cincinnati

メディカル・サイエンス・インターナショナル

Authorized translation of the original English edition,
"Common Pitfalls in Cognitive and Behavioral Neurology:
A Case-Based Approach", First Edition
by Keith Josephs, Federico Rodríguez-Porcel, Rhonna Shatz, Daniel Weintraub,
and Alberto Espay

© Keith Josephs, Federico Rodríguez-Porcel, Rhonna Shatz, Daniel Weintraub,
and Alberto Espay 2021.
All rights reserved.

This translation of Common Pitfalls in Cognitive and Behavioral Neurology,
First edition is published by arrangement with Cambridge University Press.

© First Japanese Edition 2024 by Medical Sciences International, Ltd., Tokyo

Printed and Bound in Japan

私の子供たちの Kayley，Kennedy，Kzeph に捧げる ── KAJ

私の両親 Graciela と Carlos，私の子供たち Lucas，Beatriz，Elena
そして，妻の Lilie に捧げる
彼らはその理由を知っている ── FRP

大学での研究生活をいつも支えてくれる夫の MWS
本書の後継となる書を記すであろう娘の AES
そして，自身の書を著すべき息子 BDR に捧げる ── RS

妻の Suzanne，娘の Sophia と Phoebe に捧げる
彼女たちは私の人生に大きな創造力をもたらしてくれる ── DW

Carrie Roark と Lori Selm
そして医療機関，アカデミアの後輩たちへ捧げる
彼らの限りない忍耐と惜しみないサポートに ── AJE

監訳者の序

高齢化が進むなか，認知症およびその前段階である軽度認知障害の患者数は今後も世界的に増加することが予測されている。我が国でこれらの患者を受け入れる「物忘れ外来」を担うのは，プライマリ・ケア医，脳神経内科医，精神科医など，幅広い専門領域の医師たちであり，その認知症性疾患に対する知識，経験，アプローチはさまざまであろう。なかには，「予後は変わらないから細かい病型診断を行う意義も薄い」といった悲観的な見方もあり，物忘れ外来での診療が，甲状腺機能低下症やビタミン欠乏，神経梅毒，慢性硬膜下血種の除外といった「ルーチンワーク」にとどまる場合もあるかもしれない。

しかし，認知症診療の状況は大きく変わりつつある。認知症は限局性の病巣ではないので，その症候を研究することにはあまり意味がないと考えられた時代もあったが，臨床症候の理解が深まり，疾患分類が整備され，バイオマーカーが開発されるとともに，ついに Alzheimer 病に対する疾患修飾薬が登場した。バイオマーカーの進歩により，より正確な診断が可能になるのは歓迎すべきであるが，そのために認知症の症候学の意義が薄まることはないと私たちは考えている。症候学は診断に役立つだけでなく，患者自身やその家族，介護者が直面している問題を理解するうえでも重要だからである。MMSE（Mini-Mental State Examination）のスコアとアミロイド蓄積を確認し，治療を施すという単純化されたアプローチには，多くの落とし穴が潜んでいるだろう。

本書は，認知症診療におけるピットフォール（診療上の落とし穴）を体系的に分類し，解説する形式で編集されている。非専門医の読者にとっては馴染みのない疾患もあるかもしれないが，症例を通じて病歴や症候の見逃し・見誤りやすいポイントを学べるようになっている。各章はコンパクトで読みやすく，また専門医がどのような思考過程で診断に至るのかを学ぶことができる。読者は認知症診療をスリリングに疑似体験することができ，読み進むうちに，いつの間にか認知症診療のコツが身につくだろう。

私たちは亀田総合病院で研修医として共に学んだが，その後それぞれ総合内科と脳神経内科の道に進んだ。そして約 30 年後に再会した際に，本書の企画について話し合い，一緒に翻訳を進めることになった。翻訳に際し，専門性の高い用語は解説文を適宜補足し，特に高頻出用語は巻末に収載した。この分野の面白さを共有したいという気持ちから，7 名の仲間たちに翻訳の協力を仰いだが，その質の高い仕事にここで深く感謝の意を表したい。また，日本語版の出版にご理解をいただいたメディカル・サイエンス・インターナショナルの髙橋諒 氏，神田奨 氏に厚くお礼を申し上げる。幅広い医療者に本書を手に取っていただき，多くの患者の助けになることを心から願っている。

2024 年 8 月

金城 紀与史

小林 俊輔

監訳者・訳者一覧

監訳者

金城 紀与史　琉球大学医学部 医学教育企画室

小林 俊輔　　帝京大学医学部 脳神経内科学講座

訳者(翻訳 Case 順)

金城 紀与史　琉球大学医学部 医学教育企画室(Case 1 〜 5，15，17，19)

大島 崇司　　沖縄県立宮古病院 一般内科(Case 6，8，9，11 〜 13)

柿沼 一雄　　東北大学大学院医学系研究科 高次機能障害学分野(Case 7，18，20 〜 23)

小林 俊輔　　帝京大学医学部 脳神経内科学講座(Case 10，14)

勝瀬 一登　　東京大学大学院医学系研究科 神経内科学分野/
東北大学大学院医学系研究科 高次機能障害学分野(Case 24，25，27 〜 29，43)

原瀬 翔平　　医療法人鉄蕉会亀田クリニック 脳神経内科(Case 26，41，42，44 〜 46)

萩原 夕紀　　帝京大学医学部 脳神経内科学講座(Case 30 〜 35)

髙橋 健祐　　東京都健康長寿医療センター 脳神経内科(Case 36 〜 40)

金城 光代　　沖縄県立中部病院 リウマチ膠原病科・総合内科(Case 47 〜 51)

原著の序

「人間は世界をどのように認識し，解釈し，関わるのか」というテーマは，歴史上最も優れた知性を引きつけてきた。本書が存在するのも，その魅力が今も続いているからである。健常者および疾患における神経系をより深く理解するために，精緻な診断法や実験方法が続々と登場しているが，そのすべての知識や仮説の出発点と到達点は患者である。

鋭い観察力と洞察に満ちた問いは，単一の症例から生まれてきた。記銘における内側側頭葉の役割は「H.M.」という患者から，行動における前頭前野の役割は Phineas Gage から，言語における左下前頭回の役割は「Tan」という患者からの洞察で得られた。患者の課題に結びつかない科学的な取り組みは，それらの課題を理解する助けにはならず，ましてやそれらを軽減することはできないだろう。

臨床家にとっては，患者の診療経験から得られる知識ほど重要なものはない。特に，観察やデータ解釈に誤りがあり，その結果として誤った診断や治療の決定が行われた場合，それは一層痛切に感じられる。脳神経内科領域には潜在的なピットフォールがいくつもあるが，本書ではそれらを診察時の見落とし，診断時の解釈の誤り，治療における予期せぬ失敗として整理した。「後医は名医」というが，読者は多くの教育的な症例提示を通じて，見落とされた診断や誤った診断，特徴づけるのが難しい認知機能障害，不適切な検査オーダーや解釈ミス，治療の選択ミスや用量ミスなどについて理解することができるであろう。Common Pitfalls シリーズの他書と同様，厳選された症例から導かれた教訓は，心に残り，臨床現場で大いに活用できるであろう。

各章の症例を選定する際には，特定のピットフォールを超えた教訓を強調し，知識のギャップや議論の余地がある領域についても言及するようにした。本書の執筆陣は神経変性疾患が専門であるが，疾患に偏りがないよう，可能なかぎり他の神経疾患も取り上げるよう努めた。著者のそれぞれが特定の症例に関する文献データの解釈で難しい部分や，未解明な部分を隠さずに明示するよう努力した。ピットフォールがわかりやすくなるよう，実際の症例の複雑なところは簡潔に整理した。当然，実際の臨床判断は本書と異なる場合があるが，これは教訓を提示するためであることを書き添えておく。

異なる背景をもつ 5 人の著者が集結することで，脳神経内科の認知・行動領域の幅広い臨床を網羅し，多角的な視点で執筆することができた。著者同士も互いに学ぶところが多かった。我々が Common Pitfalls シリーズの編集に取り組んだ際に直面した課題と得た知識が，読者の経験にも同様に反映されることを願っている。

すべてのピットフォールを考慮する際に，ある程度の冗長性は避けられなかった。関連ある疾患を複数章で取り上げる場合は，それら補完的な章を参照することで教育的価値が高まるよう配慮した。例えばある種の前頭側頭型認知症の診断が困難であるのは，有用な臨床徴候が無視されたり，神経画像の手掛かりが見逃されたりすることから生じることがあるが，これらは異なる章で取り上げられている。過度な相互参照があるかもしれないが，本書はどの順序でも，どんなペースでも読むことができるよう意図して編集されている。他の Common Pitfalls シリーズと同じように，各章は独立して読むことができる。

本書は，認知・行動神経学の根本が揺らぎ始めている時期に上梓された。バイオマーカーについては，

vii

疾患に共通するもの（大多数に適応可能な収束バイオマーカー）から，個体を特徴づけるもの（同じ疾患でも共通しない発散バイオマーカー）の開発へと徐々に移行している。臨床・病理像で区別されていた神経変性疾患は，遺伝子・分子領域で再分類されつつある。したがって，現在の疾病分類は将来変更される可能性があるが，それまでは，本書は認知・行動障害をきたす神経疾患の診療において，臨床家がもつべき好奇心と批判的精神の価値を証明するものとして意義をもつだろう。

Keith Josephs
Federico Rodríguez-Porcel
Rhonna Shatz
Daniel Weintraub
Alberto Espay

謝　辞

著者一同，まずは患者に感謝したい。病気に苦しむ患者らの経験をもとに書かれた本書は，患者ケアに活かすことが目的である。また症例を提供してくださった Jose Biller 医師（Case 41），Marcelo Kauffman 医師（Case 18），Jorge Ortiz-Garcia 医師（Case 41），David Riley 医師（Case 39），Sergio Rodriguez-Quiroga 医師（Case 18）に感謝したい。Cambridge University Press の上席編集者である Nick Dunton 氏は，本書の執筆に挑戦するよう我々の背中を押してくれた。また，同社の Katy Nardoni, Camille Lee-Own, Gayathri Tamilselvan 氏らには編集作業でお世話になった。ここに謝意を表したい。

目　次

Part 1　診断を完全に見誤る　1

Case 1　年のせいでしょ ･･････････････････････････････････ 2
Case 2　認知機能の低下は氷山の一角 ････････････････････ 5
Case 3　"いつも繰り返さないといけないの" ･････････････ 8
Case 4　心理検査が正常だから心配ないよ！ ････････････ 11
Case 5　記憶は問題ないから認知症にならない!? ････････ 14

Part 2　障害された認知領域を見誤る　19

Case 6　物の名前がわかるということ ･･･････････････････ 20
Case 7　忘れたことを覚えているか，覚えていないか ････ 24
Case 8　"いつもの彼じゃない" ･･････････････････････････ 29
Case 9　"彼女はただやる気がないだけ" ･･･････････････････ 32
Case 10　見ているのに見えてない ･･････････････････････ 35

Part 3　病歴にある重要な手掛かりを見逃す　39

Case 11　明白になるきっかけ ･････････････････････････ 40
Case 12　知らぬ間におかしくなる？ ････････････････････ 44
Case 13　病気が急に進んだ ･････････････････････････････ 47
Case 14　記憶障害の正しい徴候を見抜く ･････････････････ 49
Case 15　家族歴って大切 ･･･････････････････････････････ 52

Part 4　パターン認識の失敗　57

Case 16　Alzheimer 病にしては行動上の問題が多すぎ？ ･･ 58
Case 17　表面（脳波）より深いところを見る ･･････････････ 61
Case 18　"ここにいるには若すぎる" ･････････････････････ 67
Case 19　ゆれる不安な心 ･･･････････････････････････････ 72
Case 20　偽者に気がつかない ･･･････････････････････････ 74

Part 5　難しい認知・行動障害の特徴的な症状　77

Case 21　言語の障害：どんな場合に失語ではない？ ･･････ 78
Case 22　前頭葉，頭頂葉，あるいはどちらでもない？ ････ 83
Case 23　予想外の認知症 ･･･････････････････････････････ 88
Case 24　パンチドランカー ･････････････････････････････ 91
Case 25　知らずに覚えている ･･･････････････････････････ 93

Part 6 微妙な臨床所見　97

Case 26　何かがおかしい……………………………………………………… 98
Case 27　無意識に動いてしまう…………………………………………… 102
Case 28　発話に間がある…………………………………………………… 105
Case 29　Alzheimer 病を越えて見えてくるもの………………………… 109
Case 30　そういう気持ちではない………………………………………… 113

Part 7 検査結果の誤解釈　117

Case 31　アミロイド PET が陽性であれば必ず Alzheimer 病？……… 118
Case 32　ヘルペス脳炎の再発？…………………………………………… 123
Case 33　治療反応性に乏しい"抗 VGKC 抗体脳炎"…………………… 125
Case 34　14-3-3 蛋白陰性の孤発性 Creutzfeldt-Jakob 病？…………… 128
Case 35　Alzheimer 病と診断されている ── それでいい？………… 131

Part 8 既知または疑われる疾患に所見を関連づけてしまう　135

Case 36　"ずっと前からいびきをかいてますが，仕事に支障が出たことはありません"…… 136
Case 37　早期の発症………………………………………………………… 139
Case 38　"何年も同じ薬を飲んでいます"………………………………… 143
Case 39　認知機能障害と血圧変動………………………………………… 146
Case 40　大脳皮質基底核：症候群 vs. 病理……………………………… 150

Part 9 画像診断の手掛かりを見逃す　155

Case 41　また血管性認知症？……………………………………………… 156
Case 42　水頭症における偽萎縮性パターン……………………………… 159
Case 43　放射線療法後のパーキンソニズム，運動失調，認知機能障害…… 163
Case 44　Alzheimer 病ではない。では何？……………………………… 168
Case 45　全体像を見る……………………………………………………… 171

Part 10 マネジメントの失敗　175

Case 46　やめられない……………………………………………………… 176
Case 47　今でも効いている？……………………………………………… 179
Case 48　介護する人への配慮……………………………………………… 181
Case 49　安全第一？………………………………………………………… 185
Case 50　過大な期待………………………………………………………… 188
Case 51　何もできることがない…………………………………………… 191

口絵　197
用語解説　199
索引　201

本書に登場する疾患

警告：本書の各 Case を読む前にこのリストを見てしまうと，行き先のわからない航海をするような刺激的な体験が台無しになってしまうでしょう。

疾患	Case 番号
Alzheimer 病——遺伝性	37
Alzheimer 病——健忘型	1，3，11，29
Alzheimer 病——後部皮質萎縮症	10，25
Alzheimer 病——前頭葉型	16
Alzheimer 病——大脳皮質基底核症候群	40
Alzheimer 病——マネジメントの問題	47，48，49，51
Creutzfeldt-Jakob 病	34
Lewy 小体型認知症	8，20，31，33
Niemann-Pick 病 C 型	18
Parkinson 病における症状の変動	19，39
Parkinson 病における衝動制御障害	46
Parkinson 病における抑うつ	2
一過性てんかん性健忘	12
意味型原発性進行性失語	6，14
原発性進行性発語失行	21
後頭葉てんかん	26
行動障害型前頭側頭型認知症	4，5，9
行動障害型前頭側頭型認知症——遺伝性	7，15，27
硬膜下血腫	13
小脳性認知・情動症候群	22
水頭症を呈する Parkinson 病	50
睡眠時無呼吸症候群による認知機能障害	36
脆弱 X 関連振戦/失調症候群	43
正常圧水頭症	42
多因子性認知機能障害	35
多系統萎縮症	23
多発性硬化症	30
単純ヘルペスウイルス感染後の抗 NMDA 受容体脳炎	32
脳アミロイド血管症関連炎症	45
非 Alzheimer 病病態生理の疑い	44
皮質下梗塞と白質脳症を伴った常染色体優性脳動脈症	41
辺縁系脳炎	17
慢性外傷性脳症	24
薬剤性の認知機能低下	38
ロゴペニック型原発性進行性失語	28

略語一覧

ACB 抗コリン作用の程度（anticholinergic burden）

AD Alzheimer 病（Alzheimer disease）

ADL 日常生活動作（activities of daily living）

AHI 無呼吸低呼吸指数（apnea/hypopnea index）

ALS 筋萎縮性側索硬化症（amyotrophic lateral sclerosis）

AOS 発語失行（apraxia of speech）

APOE アポリポ蛋白 E（apolipoprotein E）

ATI アミロイド β42/総タウ蛋白比（amyloid β-42/total tau index）

AVLT auditory verbal learning test

BDI Beck Depression Inventory

bvFTD 行動障害型前頭側頭型認知症（behavioral variant of frontotemporal dementia）

CAA 脳アミロイド血管症（cerebral amyloid angiopathy）

CADASIL 皮質下梗塞と白質脳症を伴った常染色体優性脳動脈症（cerebral autosomal dominant arteriopathy with subcortical infarcts and leukoencephalopathy）

CAF Clinician Assessment of Fluctuation

CASPR2 contactin-associated protein 2

CBD 大脳皮質基底核変性症（corticobasal degeneration）

CBS 大脳皮質基底核症候群（corticobasal syndrome）

CBS-AD Alzheimer 病による大脳皮質基底核症候群（corticobasal syndrome due to Alzheimer disease）

CBS-Tau タウオパチーによる大脳皮質基底核症候群（corticobasal syndrome due to tauopathy）

CBT 認知行動療法（cognitive behavioral therapy）

CCAS 小脳性認知・情動症候群（cerebellar cognitive affective syndrome）

CDR 臨床認知症評価尺度（Clinical Dementia Rating Scale）

CERAD Consortium to Establish a Registry for Alzheimer's Disease

ChEI コリンエステラーゼ阻害薬（cholinesterase inhibitors）

CJD Creutzfeldt-Jakob 病（Creutzfeldt-Jakob disease）

CNS-LS Center for Neurological-Study Lability Scale

CPAP 持続気道陽圧呼吸（continuous positive airway pressure）

CTE 慢性外傷性脳症（chronic traumatic encephalopathy）

DAWS ドパミン作動薬離脱症候群（dopamine agonist withdrawal syndrome）

DDS ドパミン調整障害症候群（dopamine dysregulation syndrome）

DESH くも膜下腔の不均衡な拡大を伴う水頭症（disproportionately enlarged subarachnoid space hydrocephalus）

DLB Lewy 小体型認知症（dementia with Lewy bodies）

DLBD びまん性 Lewy 小体病（diffuse Lewy body disease）

EBV Epstein-Barr ウイルス（Epstein-Barr virus）

ECT 電気けいれん療法（electroconvulsive therapy）

EM エピソード記憶（episodic memory）

EOAD 若年性 Alzheimer 病（early-onset Alzheimer disease）

FBDS faciobrachial dystonic seizure

FBI Frontal Behavioral Inventory

FDG-PET fluorodeoxyglucose positron emission tomography

FrSBe Frontal Systems Behavioral Scale

FTD 前頭側頭型認知症（frontotemporal dementia）

FTLD 前頭側頭葉変性症（frontotemporal lobar

xiii

	degeneration)
FUS	fused in sarcoma
FXTAS	脆弱 X 関連振戦/失調症候群 (fragile X-associated tremor-ataxia syndrome)
GDS-15	15-item version of the Geratric Scale
GRE	gradient-echo weighted
HCA	健常な老化 (healthy cognitive aging)
HD	Huntington 病 (Huntington disease)
HDRS	Hamilton Depression Rating Scale
HIV	ヒト免疫不全ウイルス (human immuno-deficiency virus)
IADL	手段的日常生活動作 (instrumental activities of daily living)
ICB	衝動的・強迫的行動 (impulsive-compulsive behavior)
ICD	衝動制御障害 (impulse control disorder)
IEM	先天性代謝異常 (inborn errors of metabolism)
IQCODE	Informant Questionnaire on Cognitive Decline in the Elderly
IVIG	免疫グロブリン静注療法 (intravenous immunoglobulin)
LATE	大脳辺縁系優位型老年期 TDP-43 脳症 (limbic associated TDP-43 encephalopathy)
LE	辺縁系脳炎 (limbic encephalitis)
LGI1	leucine-rich glioma inactivated-1
lvPPA	ロゴペニック型原発性進行性失語 (logopenic variant of primary progressive aphasia)
MBI	軽度行動障害 (mild behavioral impairment)
MBI-C	MBI チェックリスト (MBI checklist)
MCI	軽度認知障害 (mild cognitive impairment)
MMSE	Mini-Mental State Examination
MoCA	Montreal Cognitive Assessment
MS	多発性硬化症 (multiple sclerosis)
MSA	多系統萎縮症 (multiple system atrophy)

MSA-C	小脳型多系統萎縮症 (multiple system atrophy, cerebellar type)
MSA-P	パーキンソニズム型多系統萎縮症 (multiple system atrophy, parkinsonian type)
nfvPPA	非流暢/失文法型原発性進行性失語 (nonfluent/agrammatic variant of primary progressive aphasia)
NMDA	N-メチル-D-アスパラギン酸 (N-methyl-D-aspartate)
NMF	非運動症状の変動 (nonmotor fluctuation)
NPC	Niemann-Pick 病 C 型 (Niemann-Pick type C)
NPH	正常圧水頭症 (normal pressure hydrocephalus)
NPI	Neuropsychiatric Inventory
NPI-Q	Neuropsychiatric Inventory Questionnaire
NPS	神経精神症状 (neuropsychiatric symptom)
OH	起立性低血圧 (orthostatic hypotension)
OSA	閉塞性睡眠時無呼吸症候群 (obstructive sleep apnea)
PBA	仮球性の情動調節障害 (pseudobulbar affect)
PCA	後部皮質萎縮症 (posterior cortical atrophy)
PD	Parkinson 病 (Parkinson disease)
PDD	認知症を伴う Parkinson 病 (Parkinson's disease with dementia)
PD-MCI	軽度認知障害を伴う Parkinson 病 (Parkinson disease-associated mild cognitive impairment)
PET	陽電子放出断層撮影 (positron emission tomography)
PFC	前頭前野皮質 (prefrontal cortex)
PLACS	Pathological Laughing and Crying Scale
PNH	末梢神経過剰興奮 (peripheral nerve hyperexcitability)
PPA	原発性進行性失語 (primary progressive

	aphasia)
PPAOS	原発性進行性発語失行（primary progressive apraxia of speech）
PSG	睡眠ポリグラフ検査（polysomnography）
PSP	進行性核上性麻痺（progressive supranuclear palsy）
PSP-RS	進行性核上性麻痺（Richardson 症候群）（Richardson syndrome variant of progressive supranuclear palsy）
PSWC	周期性鋭波複合体（periodic sharp wave complexes）
QUIP	Parkinson 病における衝動性障害スクリーニング質問票（Questionnaire for Impulsive-Compulsive Disorders in Parkinson Disease）
QUIP-RS	QUIP 評価尺度版（Questionnaire for Impulsive-Compulsive Disorders in Parkinson Disease Rating Scale）
RPD	急速進行性認知症（rapidly progressive dementia）
RT-QuIC	real-time quaking-induced conversion
SCA	脊髄小脳失調症（spinocerebellar ataxia）
SD	意味性認知症（semantic dementia）
SDB	睡眠呼吸障害（sleep-disordered breathing）
SDH	硬膜下血腫（subdural hematoma）
SIADH	抗利尿ホルモン不適切分泌症候群（inappro-

	priate antidiuretic hormone secretion)
SLE	全身性エリテマトーデス（systemic lupus erythematosus）
SM	意味記憶（semantic memory）
SNAP	非 Alzheimer 病病態生理の疑い（suspected non-Alzheimer disease pathophysiology）
SNRI	セロトニン・ノルアドレナリン再取り込み阻害薬（serotonin-norepinephrine reuptake inhibitor）
SSRI	選択的セロトニン再取り込み阻害薬（selective serotonin reuptake inhibitor）
SVD	小血管病（small-vessel disease）
svPPA	意味型原発性進行性失語（semantic variant of primary progressive aphasia）
SWI	磁化率強調画像（susceptibility weighted imaging）
TDP-43	transactive response DNA binding protein 43
TEA	一過性てんかん性健忘（transient epileptic amnesia）
TGA	一過性全健忘（transient global amnesia）
UTI	尿路感染症（urinary tract infection）
VGKCC	抗電位依存性カリウムチャネル（voltage-gated potassium channel）
YOD	若年発症型認知症（young-onset dementia）

注　意

本書に記載した情報に関しては，正確を期し，一般臨床で広く受け入れられ
ている方法を記載するよう注意を払った。しかしながら，監訳者，訳者なら
びに出版社は，本書の情報を用いた結果生じたいかなる不都合に対しても責
任を負うものではない。本書の内容の特定な状況への適用に関しての責任は，
読者各自のうちにある。

　監訳者，訳者ならびに出版社は，本書に記載した薬物の選択，用量につい
ては，出版時の最新の推奨，および臨床状況に基づいていることを確認する
よう努力を払っている。しかし，医学は日進月歩で進んでおり，政府の規制
は変わり，薬物療法や薬物反応に関する情報は常に変化している。読者は，
薬物の使用にあたっては個々の薬物の添付文書を参照し，適応，用量，付加
された注意・警告に関する変化を常に確認することを怠ってはならない。こ
れは，推奨された薬物が新しいものである場合，汎用されるものではない場
合に，特に重要である。

薬物の表記は，本邦で発売されているものは一般名・商品名ともにカタカナ
に，発売されていないものは英語で記すよう努力した。

Part **1**

診断を完全に
見誤る

Case 1　年のせいでしょ

Case 2　認知機能の低下は氷山の一角

Case 3　"いつも繰り返さないといけないの"

Case 4　心理検査が正常だから心配ないよ！

Case 5　記憶は問題ないから認知症にならない!?

Case 1 年のせいでしょ

症例 68歳の右利きの男性。一時的なせん妄を起こしたのちに受診した。3か月前，混乱・興奮状態となって2日間続いた。病院を受診し，尿路感染症(UTI)であることが判明した。治療3日後には認知機能はもとの状態に戻り，その後も安定している。最初は物忘れはないと言っていたが，さらに問診すると少なくとも過去2年間は言葉の思い出しにくさや，忘れっぽさがあったことを認めた。娘によると，患者は同じ質問や話を繰り返すことがあるという。また，この1年間は請求書の支払いがいくつか滞ったため，娘が金銭管理を見守っている。さらに，約束があることをリマインドする必要もあるという。それ以外の手段的日常生活動作(IADL)については，4年前に会計士を退職して以来，大きな変化はなく，自立した生活を続けている。5年前に妻と死別してからは独居となった。同年代の友人たちにも，自分と同じような問題はあるものだと患者は感じている。かかりつけ医からは，物忘れは正常な老化現象だと説明を受け，本人も娘も安心していた。

> **せん妄になった既往はあるが，もとの認知レベルに戻っており，自立した生活を送れている。表面的には年相応のようではあるが，精査は必要だろうか？**

ほぼ自立した生活を送れてはいるが，病歴には気になる点がいくつかある。まず，UTIに伴うせん妄のエピソードからは，認知予備能の低下があって脳症を起こしやすいことが示唆される。第二に，"軽度"であるが，進行性の認知機能障害がもともとあったことである。これらについては，たとえほかに問題がなく過ごしていたとしても，評価・対処すべきである。

一般的な神経診察では，異常はなかった。Montreal Cognitive Assessment(MoCA)のスコアは25/30点であり，復唱，音韻流暢性[*1]，遅延再生(単語5つのうち2つを自由に想起でき，多肢選択でさらに1つを再認できた)で減点された。脳MRIでは，主に両側の内側側頭葉皮質に萎縮を認めた(図1.1)。髄液検査では，アミロイドβの低下と総タウ・リン酸化タウ蛋白の上昇がみられ，Alzheim-

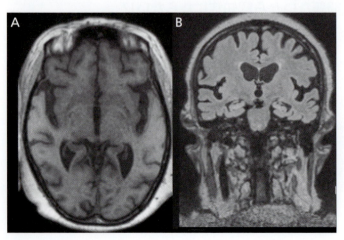

図1.1 本症例の脳MRI T1強調画像とFLAIR画像：水平断と冠状断
大脳皮質の萎縮(A)と内側側頭葉の萎縮(B)に注意。

er 病が示唆された。

解説

加齢に伴い，認知機能は健常人でも低下する。しかし，何をもって健常な老化とするかは研究段階にあり，どのような認知領域で，どの程度の低下を"正常範囲"とするかについては確立されていない（**表1.1**）。

　健常な老化に伴う認知機能低下の多くは60代頃から始まるが，処理速度の低下は，健常者でも20代頃からすでに始まる[Salthouse, 2010]。単純注意*2は歳を重ねても安定しているが，分割的注意は年齢とともに低下する[Treitz et al., 2007]。これは，「マルチタスクや，複数の会話を同時に追うことが難しい」と表現されることがある。言語機能は全般に生涯を通じて安定しており[Park and Reuter-Lorenz, 2009]，語彙のように加齢とともに向上する領域もある[Harada et al., 2013]。語流暢性（verbal fluency）の低下がみられる原因の一部は，言語の障害というよりも，処理速度の低下や語の検索能力の障害を反映しているのかもしれない[Harada et al., 2013]。

　全体として，前頭葉-実行系ネットワークに依存する記憶プロセス（例：作業記憶）は，健常な老化でも影響を受ける可能性があるが，側頭葉ネットワークに依存するものは影響を受けない。自伝的記憶，意味記憶，手続き記憶（procedural memory）など過剰学習された知識は，健常な老化でも保たれるが，その他の領域では，加齢に伴ってさまざまな変化が生じる[Harada et al., 2013]。健常な老化においては，分割的注意が障害されたり無関係な情報を排除するのが難しくなるため，学習や新規記憶に影響を及ぼすことがある[Stevens et al., 2008]。自由想起（free recall）が低下することがあるが，再認記憶（ヒントにより思い出すこと）は維持される[Harada et al., 2013]。視空間認知（例：距離の推定）は健常な加齢では保たれるが，視空間構成能（例：立体図形の模写）の低下が加齢により認められることがある[Howieson et al., 1993]。

　健常な老化現象を検討した研究は多数あるものの，神経変性疾患をあとから発症する患者（すなわち，本当に健常な老化を遂げた人だけではなく，疾患プロセスの初期症状や徴候が現れていたのかもしれない人）を含むため，研究結果には疑問が残る。さらに重要なこととして，集団データは老化のプロセスを理解するのには役立つが，個人に当てはめるのは難しい。したがって，認知機能の低下がある場合，それがどのような性質のものであれ，神経変性病理による初期症状の可能性があると考えて評価すべきである。

表1.1　健常な老化に伴い認知機能が低下する領域と，低下しない領域

領域	健常な老化で低下する*A	健常な老化で低下しない
注意	分割的注意	単純注意
遂行機能	処理速度 作業記憶	セットシフト 抑制機能
言語	語流暢性	語彙 呼称 復唱
記憶	新しい情報の学習 ソースメモリー（いつ，どこで学んだかの記憶）	学習した情報の想起 認識 意味記憶 手続き記憶
視空間	視空間構成能	視空間認知

*A 「解説」で述べたように，健常な老化でどのような認知の変化が起こるかについては，確立されたものではない。

診断

Alzheimer 病の病理を伴う健忘型軽度認知障害

Tip

健常な老化に伴う認知機能の低下では，特定の領域の機能（例：処理速度）が低下することはあっても，日常生活に大きく影響することはないはずである。健常な老化による認知機能低下と，病的なそれとの境界は不明確であることから，包括的な評価を行うことが妥当である。

文献

Harada, C. N., Natelson Love, M. C. and Triebel, K. L. 2013. Normal cognitive aging. *Clin Geriatr Med* 29(4)737-752.

Howieson, D. B. et al. 1993. Neurologic function in the optimally healthy oldest old: neuropsychological evaluation. *Neurology* 43(10)1882-1886.

Park, D. C. and Reuter-Lorenz, P. 2009. The adaptive brain: aging and neurocognitive scaffolding. *Annu Rev Psychol* 60 173-196.

Salthouse, T. A. 2010. Selective review of cognitive aging. *J Int Neuropsychol Soc* 16(5)754-760.

Stevens, W. D., Hasher, L., Chiew, K. S. and Grady, C. L. 2008. A neural mechanism underlying memory failure in older adults. *J Neurosci* 28(48)12820-12824.

Treitz, F. H., Heyder, K. and Daum, I. 2007. Differential course of executive control changes during normal aging. *Neuropsychol Dev Cogn B Aging Neuropsychol Cogn* 14(4) 370-393.

*1 訳注：頭文字より語想起を促す課題で，例えば「か」で始まる名詞を1分間でいくつ言えるか，というもの。音韻性語流暢性課題ともいう。

*2 訳注：原語は simple attention で，divided attention（分割的注意）との対比で用いられているが，general attention（汎性注意）に相当すると考えられる。

Case 2 認知機能の低下は氷山の一角

Part 1 診断を完全に見誤る

症例

4年前にParkinson病（PD）と診断された65歳の左利きの女性。集中力が低下し，考えるのが遅くなったことを主訴に受診した。4年前には左手の静止時の振戦と動作が遅いことを自覚した。レボドパによる治療は著効し，運動症状は完全に消失した。2年前から集中力が低下し，マルチタスクが難しくなった。また，考えをまとめるのが遅くなったと感じている。名前を思い出すのが難しく，1〜2分かかるようになった。家族は患者が引きこもりがちになり，短気になったように感じた。レボドパを増量したところジスキネジアが出現したため，運動症状や認知機能を改善することはできなかった。身体診察では，仮面様顔貌と左右差がある軽度の寡動を認めた。歩行は遅くて腕の振りが小さく，前傾姿勢であった。

3年前の診察時には，患者は認知機能について心配しておらず，Montreal Cognitive Assessment（MoCA）のスコアは29/30点であった（自由想起では単語を1個を想起できず，ヒントを与えると想起できた）。今回の受診時のMoCA（version 2）は22/30点であった。Trail Making[*1]，立方体模写，音韻流暢性（最初の10秒間に5個を言い，その後は出なくなった）と，遅延再生（単語2つを自由想起でき，ほかの3つは多肢選択で想起）で減点された。

これらの情報から，軽度認知障害を伴うParkinson病（Parkinson disease-associated mild cognitive impairment：PD-MCI）と診断された。

この患者の認知機能の低下を，Parkinson病の進行に関連したものと考えてよいか？

認知機能障害は，PDの経過中によくみられる症状である。PDによる認知機能の低下は，神経変性による認知ネットワークの変化だけでなく，抑うつなどの気分障害，睡眠の断片化などの睡眠障害，起立性低血圧などの自律神経障害など，さまざまな機序によるものがあり，治療可能性があるため評価が必要である。

患者は悲しみや気分の落ち込みはないが，あまり眠れず，日中の疲労感を訴えた。夫によると，いびきや夢体験の行動化（dream enactment）はないとのことである。立ちくらみ症状はなく，起立時の血圧の変化もなかった。服用薬はレボドパ/カルビドパ合剤のみであり，アルコール摂取はなく，市販の睡眠薬も飲んでいなかった。

睡眠は認知機能障害に寄与しているか？治療したほうがよいか？

睡眠不足は，さまざまな機序で認知機能に影響を及ぼす。しかしながら，睡眠薬の多くは鎮静作用があり，薬自体が認知機能や活力に悪影響を与えるおそれがある。睡眠時間は増えても，睡眠の質は改善しない。市販の睡眠薬には，認知機能障害のリスクがある抗コリン作用の強いジフェンヒドラミンが含まれているものが多いため，市販の睡眠薬の使用に関する問診をいつも心掛ける必要がある。

病歴からは，REM睡眠行動異常や睡眠時無呼吸症候群は睡眠障害の原因ではないようだ。睡眠構築の断片化の原因となるうつ病は見逃されることも多く，本症例では特に考慮すべきである。日常診療の問診だけではうつ病を見落とすリスクがあるため，スクリーニング用の質問票をルーチンに使用することが有用だろう。

本患者にGeriatric Depression Scale-15（GDS-15）を実施したところ10点（カットオフ5点）であ

り，うつ病の診断を支持した。

解説

神経変性疾患にうつ病を合併することは多い。PD患者の35%ほどが，有意抑うつ症状を呈する[Reijnders et al., 2008]。抑うつは運動症状の発現に先行することがあり，抑うつがあると症状の進行がより速く，QOLや日常生活機能がより低下する[Duncan et al., 2014; Weintraub et al., 2004]。抑うつのあるPD患者は，そうでない患者に比べて認知機能障害を有する可能性が高い[Aarsland et al., 2010; Monastero et al., 2013]。ただし，抑うつと認知機能障害の因果関係は明らかにされていない[Aarsland et al., 2014]。

うつ病はPD患者の半数でしか診断されない[Shulman et al., 2002]。PDとうつ病の間には，注意力の低下，思考や動作の緩慢，疲労，前傾姿勢，無表情といった共通点があるため，うつ病の診断が難しいこともある[Timmer et al., 2017]。PD患者は抑うつ症状を訴えないことが多い。患者自身から申し出があるのは1%しかない[Global Parkinson's Disease Survey, 2002]。また，認知機能障害やアパシーのために抑うつ症状の認識が乏しいこともある。アパシーと抑うつはしばしば合併する[Aarsland et al., 2014]。

神経心理学検査は，気分障害に伴う認知機能障害と神経変性疾患による認知症との鑑別に非常に有用である（**表2.1**）。注意力，集中力，処理速度の障害は，いずれにおいても疾患重症度に比例する[Potter and Steffens, 2007]。しかし，発語の構成と内容，時間見当識，基本的な構成能力はうつ病では比較的保たれるのに対し，神経変性疾患による認知症では低下する傾向がある[Schulz and Arora, 2015]。気分障害による認知機能障害では学習や記銘は影響を受けないため，ヒントを与えれば成績は向上する。ヒントで改善しない神経変性疾患による認知症と対照的である。

PD患者の神経精神的な緩慢さに惑わされてうつ病を見落としたり，アパシーと混同したりしないよう特に気をつけなければならない。誤診を避けるため，神経変性疾患をもつ患者のうつ病の中核的な特徴として，無快楽症（anhedonia）を除外することが提案されている[Aarsland et al., 2014]。また，うつ病の評価には，患者家族などからの情報と，スクリーニング質問票〔Hamilton Depression Rating Scale（HDRS），Beck Depression Inventory（BDI），GDS-15など〕による評価の両方が必要である。非運動症状の変動として抑うつ症状が出現する可能性があるため，ドパミン治療と関連して症状が変動するかを評価する必要があり，変動がある場合はドパミン刺激治療の変更により改善する可能性がある。

うつ病は，認知機能にも影響する。抑うつ症状の治療により認知機能が改善することがある。ただし，抗うつ薬選択の際には抗コリン作用や鎮静作用の強い薬物は避けることが推奨されている（Case 38参照）。

この患者には，セルトラリン50 mgの投与を開始し，徐々に150 mgに増量した。4か月後の再診時には，気分だけでなく集中力や処理速度にも有意

表2.1 うつ病に伴う認知機能障害と，神経変性疾患による認知症の臨床上の鑑別点

	気分障害に伴う認知機能障害	神経変性疾患による認知症
発症	さまざま	潜行性
症状の自覚	あり	ないこともある
注意	気が散りやすい	保たれる
言語	保たれる	障害される
記憶	想起障害 ヒントを与えると改善	学習，記銘，想起の障害（疾患による） ヒントを与えても改善しない
視空間認知	複雑な課題で障害される	単純な課題でも複雑な課題でも障害される
行為	保たれる	障害される
努力	不良	良好
励ましの効果	あり	乏しい

な改善がみられたとのことだった。睡眠の質も改善したため，睡眠検査は見送った。

> **診断**
> 認知機能の低下のようにみえた（あるいは寄与した）Parkinson 病における抑うつ

Tip

認知機能障害のある患者では，介護者の協力と質問票により，必ずうつ病のスクリーニングを行う必要がある。まず治療を試みてもよい。ただし，鎮静作用や抗コリン作用のある薬物は避けること。

文献

Aarsland, D. et al. 2010. Mild cognitive impairment in Parkinson disease: a multicenter pooled analysis. *Neurology* 75（12）1062-1069.

Aarsland, D., Taylor, J. P. and Weintraub, D. 2014. Psychiatric issues in cognitive impairment. *Mov Disord* 29（5）651-662.

Duncan, G. W. et al. 2014. Health-related quality of life in early Parkinson's disease: the impact of nonmotor symptoms. *Mov Disord* 29（2）195-202.

Global Parkinson's Disease Survey Steering Committee. 2002. Factors Impacting on Quality of Life in Parkinson's Disease: Results From an International Survey. *Mov Disord* 17（1）60-67.

Monastero, R. et al. 2013. The neuropsychiatric profile of Parkinson's disease subjects with and without mild cognitive impairment. *J Neural Transm（Vienna）* 120（4）607-611.

Potter, G. G. and Steffens, D. C. 2007. Contribution of depression to cognitive impairment and dementia in older adults. *Neurologist* 13（3）105-117.

Reijnders, J. S. et al. 2008. A systematic review of prevalence studies of depression in Parkinson's disease. *Mov Disord* 23（2）183-189; quiz 313.

Schulz, P. E. and Arora, G. 2015. Depression. *Continuum* 21（3）756-771.

Shulman, L. M., Taback, R. L., Rabinstein, A. A. and Weiner, W. J. 2002. Non-recognition of depression and other non-motor symptoms in Parkinson's disease. *Parkinsonism Relat Disord* 8（3）193-197.

Timmer, M. H. M., van Beek, M., Bloem, B. R. and Esselink, R. A. J. 2017. What a neurologist should know about depression in Parkinson's disease. *Pract Neurol* 17（5）359-368.

Weintraub, D. et al. 2004. Effect of psychiatric and other non-motor symptoms on disability in Parkinson's disease. *J Am Geriatr Soc* 52（5）784-788.

＊1　訳注：数字を順番に線で結ぶ課題と，数字とアルファベットを交代に線で結ぶ課題の2種類があるが，MoCAでは後者の簡易版が採用されている。

Case 3 "いつも繰り返さないといけないの"

症例

86歳の右利きの男性。5年前から話し言葉を理解するのが困難になった。最初は，社交的な場面での対話が減ったことに家族が気づいた。1対1の会話は問題ないが，大人数での会話についていくことができなかった。別の州に住んでいる娘によると，この頃から電話で娘の話を理解するのが徐々に難しくなったという。声を大きくしても効果はなかった。妻も，言われたことを夫が理解していないようなので，何度も同じことを言う必要があった。家でテレビを見るときは普段よりも音量が大きく，何かに集中しているときはほかの人が言うことに気がつかない様子だった。音がする方向もわからなかった。興味深いことに，電話の着信音や犬の吠え声は問題なく聞こえるようだった。話し方，言語，声の大きさに変化はなかった。聴力検査を受けたところ，軽度の老人性難聴と診断された。補聴器を何度も調整したが，明らかな改善はなかった。何度も繰り返して言わないと話が通じなくなったが，家族は聴力の問題だと思った。本人に問診すると，特に周囲が騒がしいときには人の話を理解するのが難しいが，それ以外は記憶や思考に問題はないとのことだった。

診察では，指こすり試験で中程度の聴覚障害を認めた。従命は可能だが，時々指示を繰り返す必要があった。

Montreal Cognitive Assessment (MoCA) のスコアは21/30点。Trail Making，立方体模写，復唱，遅延再生（自由想起で単語3つを想起，多肢選択で2つを再認）で減点された。

この患者の聴力障害は末梢性だろうか？

確かに聴覚が問題となっているが，直ちに末梢性の聴覚障害としてはいけない。まず，犬の吠え声や電話の着信音など，単純な音の聞き取りは比較的保たれているのに，会話のような複雑な音に対する障害が大きいことから，聴覚自体にはそれほど障害がなく，むしろ音声から意味のあるメッセージへの変換処理に問題がある可能性がある。また，補聴器を使用しても改善がない点や，MoCAで減点された項目のいくつか，特に立方体の描画や，復唱が正しくできた単語の遅延再生ができないことは，聴覚障害では説明しにくく，認知機能の障害を示唆する。

さらなる評価として，脳MRIが施行され，全般的な脳萎縮，特に内側側頭葉の萎縮を認めた。髄液検査により，Aβ42の低下とリン酸化タウおよび総タウ蛋白の上昇があり，早期Alzheimer病の診断を支持するものであった。

解説

聴覚機能が徐々に低下した場合，聴力（音の検出能力）の低下と，聴覚認知（聴理解および音に対する行動反応）の低下を区別することが重要であるが，両者が共存する場合もある［Hardy et al., 2016］。聴覚認知は神経変性の徴候であるのに対し，聴力は認知症の有無にかかわらず認知機能に影響を及ぼす［Lin et al., 2011］。感音性難聴は皮質の再編成を引き起こし，認知負荷が増大して聴くことに注力するために負荷が増大し，他の認知処理能力が低下する［Campbell and Sharma, 2013］。その結果，言語，作業記憶，自由想起などの認知領域で問題が生じることがある［Jayakody et al., 2018; Wingfield et al., 2006］。さらに，聴覚障害をもつ人は認知機能が低下するリスクが高まる［Deal et al., 2017］。したがって聴力障害は，認知症の治療介入可能なリスク要因ととらえるべきである。明らかに神経変性疾患がある場合でも，聴覚機能は評価し治療されるべきである。

表3.1 認知機能障害と単純な聴力低下を区別するのに役立つ臨床的特徴

単純な聴力低下を示唆する所見	認知機能の障害を示唆する所見	両方に存在する場合がある所見
・単純な音に対して無反応 ・テレビの音量を上げる，または人に大きな声で話してもらうよう頼む傾向がある ・音量が上がると急に大きく聞こえる（聴覚補充現象*A）	・単純な音に比べて言葉の理解が不相応に困難 ・馴染みのある声や音を認識する能力の低下 ・プロソディーの理解が低下	・背景雑音があると，会話についていくのが困難 ・音の定位が困難 ・幻聴や耳鳴り

*A 訳注：感音性難聴のなかでも内耳有毛細胞の障害では，難聴であるにもかかわらず，ある一定の音量を超えた音が健常耳に比べてより強く響き，耳に刺激を感じることがある。そのような内耳障害に伴う聴覚過敏を聴覚補充現象という。

聴覚障害において，末梢性と中枢性のどちらの影響が大きいかは，問診することである程度推定できるが，それぞれの臨床的特徴は末梢性と中枢性のいずれでもみられることがあり，注意を要する（表3.1）。中枢性では，単純な音を聞く能力に比べて，言語のような複雑な音を処理する能力が不釣り合いに低下する。また，プロソディー*1の理解や馴染みのある声の識別など，純粋な語の理解以外の側面で障害がみられる場合がある。同時多発的に聴覚刺激が与えられると，聞こうとしている音を識別し解釈すること（例：騒音がある中で会話をする，音がどこから来るかを特定する）が困難になる現象は，中枢性および末梢性のいずれでもみられる。

聴覚障害をきたす他の要因も考慮する必要がある。例えば，Lewy小体型認知症の患者は，声がこもって聞こえるとか，（明らかな幻聴ではないにしても）絶え間なく音楽が流れていると感じることがある［Golden and Josephs, 2015］。しかし，単に聴力が低下している患者でも，幻聴が聞こえることがある。しばしば複雑な幻聴で，患者はそれが幻聴であると認識する。前頭側頭型認知症の患者は，特定の音を忌避することや，逆にこだわる（音楽嗜好症を含む）ことがある［Fletcher et al., 2015］。

補助的な検査として，聴力検査と聴性脳幹反応がある。感音性難聴がある場合の認知機能評価には，聴覚を使う項目よりも視覚を使う項目を重視すべきである。また，専門科による聴覚障害の原因精査と治療も推奨される。

診断

聴力低下のようにみえるAlzheimer病

Tip

認知機能障害の評価にあたり，聴覚機能も評価・治療すべきである。聴力自体の問題と，聴覚認知の問題を鑑別することは診断・治療上有用である。

文献

Campbell, J. and Sharma, A. 2013. Compensatory changes in cortical resource allocation in adults with hearing loss. *Front Syst Neurosci* 7 71.

Deal, J. A. et al. 2017. Hearing impairment and incident dementia and cognitive decline in older adults: the health ABC study. *J Gerontol A Biol Sci Med Sci* 72(5) 703-709.

Fletcher, P. D. et al. 2015. Auditory hedonic phenotypes in dementia: a behavioural and neuroanatomical analysis. *Cortex* 67 95-105.

Golden, E. C. and Josephs, K. A. 2015. Minds on replay: musical hallucinations and their relationship to neurological disease. *Brain* 138(Pt 12) 3793-3802.

Hardy, C. J. D. et al. 2016. Hearing and dementia. *J Neurol* 263 (11) 2339-2354.

Jayakody, D. M. P., Friedland, P. L., Martins, R. N. and Sohrabi, H. R. 2018. Impact of aging on the auditory system and related cognitive functions: a narrative review. *Front Neurosci* 12 125.

Lin, F. R. et al. 2011. Hearing loss and cognition in the Baltimore Longitudinal Study of Aging. *Neuropsychology* 25(6) 763-770.

Wingfield, A. et al. 2006. Effects of adult aging and hearing loss on comprehension of rapid speech varying in syntactic complexity. *J Am Acad Audiol* 17(7)487-497.

＊1　訳注：その言語に特有な速度，リズム，抑揚のことを指す。

Case 4 心理検査が正常だから心配ないよ！

症例

58歳の右利きの男性。1年前から性格の変化がみられたため受診した。以前は真面目で無口だったが，知らない人に近づいて話しかけるほど外交的になった。他人には愛想がよく，ハグもよくするが，妻は以前より冷たくなったと感じている。以前は絶対に言わなかったようなダジャレを言うようになった。身なりや服装は適切だが，前よりも細部を気にかけなくなった。30年前に禁煙したのに，最近になってまた吸い始めた。ガラス工業の仕事をこなしているが，一緒に経営している息子によれば，昔ほど仕事に対する厳しさがなくなったという。記憶，言語，認知や気分に関する問題点は見当たらなかった。

診察所見は問題なく，診察中も上機嫌で時折軽い冗談を言うが，不適切な感じはなかった。Montreal Cognitive Assessment（MoCA）のスコアは30/30点だった。神経心理学検査（遂行機能検査も含む）の結果も正常だった。MRIも異常なしであった。

神経心理学検査が正常であれば，認知機能障害を除外できるか？

この症例でみられた過剰なふざけ（Witzelsucht），軽度の身体無視，衝動性，口唇傾向（30年間禁煙したのちに再度喫煙を始めた）などの性格変化は，前頭眼窩症候群（orbitofrontal syndrome）を示唆する。これらの変化に加え，共感の喪失があれば行動障害型前頭側頭型認知症（behavioral variant of fronto-temporal dementia：bvFTD）の診断基準を満たす（Case 7参照）[Rascovsky et al., 2011]。

神経心理学検査は，基準データ（通常，広く代表的な集団から無作為に抽出された大規模なサンプルから得られるデータ）と患者個人の成績とを比較して行う。年齢・性別・教育歴などの因子を調整して正常値を予測することが多い。しかし，正常か異常かだけにとらわれてしまうと，認知機能や行動の変化についての評価（神経変性疾患の評価のためにはこちらのほうが重要）がおろそかになってしまう。病前の成績を予測することは難しいため，初回の評価で以前より認知機能が低下したかを判断するのは困難である[Duff, 2010]。認知機能が低下しているのに"正常"と判断してしまう誤りは，もともとの知的レベルが高い場合や，影響を受けている認知領域を十分に評価していない場合に起こりやすい。この患者は高学歴（大学院博士課程を修了し，教育歴22年）であるにもかかわらず行動の変容を認めており，神経変性疾患の初期であることが十分疑われる。

遂行機能の検査は，前頭葉機能をきちんと評価しているのではないのか？

前頭葉皮質と遂行機能を同義語として使うことが多いが，意味するところは違う。まず，遂行機能のすべてが前頭葉皮質で行われるわけではない[Bettcher et al., 2016]。また，前頭葉は遂行機能に加え認知機能や社会的・情動的プロセスにも関与する。さらに，遂行機能検査は外側前頭前野の機能障害を検出する感度はよいが（**表4.1**），外側前頭前野が障害されるのはbvFTDの病期が進んでからで，病初期には前頭眼窩野の機能が侵される[Gregory et al., 1999; Krueger et al., 2011]。したがって，認知機能障害がベッドサイドの心理検査で検出される前に行動変容がみられる。

この患者では, fluorodeoxyglucose positron emission tomography（FDG-PET）で右優位に前頭眼窩野の代謝低下を認め（**図4.1**），bvFTDの診断を支持した。

表 4.1 前頭前野領域と関連する症状とその評価方法

領域	障害された場合の症状	標準評価法
背内側前頭前野・帯状皮質	・自発性の欠如 ・アパシー ・無為	Apathy Evaluation Scale Neuropsychiatric Inventory のアパシーの部分
外側前頭前野	・短期記憶（作業記憶）障害 ・マルチタスクが困難 ・段取り・計画・問題解決能力の欠如	数字復唱（逆順）課題 Luria 系列動作 Go/no Go 課題 Trail Making Test Part B 音韻・デザイン流暢性課題 時計描画
前頭眼窩野	・脱抑制 ・情動制御障害（例：情緒不安定，易怒性） ・社会認識や行動の変容（例：幼稚，不適切に馴れ馴れしい行動） ・環境依存（例：反響言語，被影響性，常に物をいじる） ・食習慣の変化（例：食べ物の嗜好，過食）	Neuropsychiatric Inventory Frontal Behavioral Inventory
前頭極	・自己認識 ・心の理論の障害 ・共感の喪失	サリーとアン課題 "Reading the mind in the eye" テスト[*A]

[*A] 訳注：人の表情から相手の気持ちを読み取る能力を測る検査。

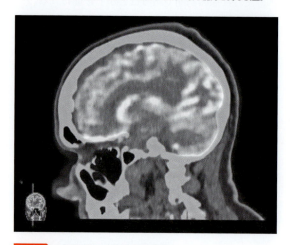

図 4.1 本症例の FDG-PET 像
この矢状断像では，右の前頭眼窩野の代謝低下を示す。カラー図は口絵（197 ページ）を参照。

解説

前頭前野皮質（prefrontal cortex：PFC）の認知機能や行動における役割を理解するのは難しい。遂行機能を含む高次機能に関与していることは確かだが，「PFC の機能をどう定義するか」になると議論が分かれる。また，以前は認知機能が特定の皮質領域に局在すると考えられていたが，最近では大規模な神経ネットワークが担うと考えられている［Mesulam, 1998］。PFC に関しては，前頭前野-視床-淡蒼球-線条体をつなぐ並列ネットワークモデルが最も広く受け入れられている［Alexander et al., 1986］。このモデルによれば，ネットワークのどこが障害されても PFC 局所の障害と同様の障害が出現する。

PFC は，一般に 4 つの機能領域に分類される（表4.1）。いわゆる遂行機能のほかに，PFC の特定の部位の障害により，標準的な認知機能検査では検出できないような行動や社会的認知の変化を生じることがある。本症例のような前頭眼窩野の障害は好例で，診断には患者自身と周囲の人からの詳細な病歴情報が必須である。Neuropsychiatric Inventory（NPI），Frontal Behavioral Inventory（FBI）や Frontal Systems Behavioral Scale（FrSBe）などの適切な質問票の使用を考慮する［Cummings, 1997; Kertesz et al., 1997］。また，内側前頭前野や帯状皮質の障害により，自発性や意欲が低下する。患者は課題を適切にこなすが，処理速度が遅いために制限時間内に終えることができない。そうした場合には，NPI や

Apathy Evaluation Scale でも評価すべきである［Marin et al., 1991］。前頭極の損傷は，心の理論と呼ばれる自己認識や，他人の考えや感情を推し量る能力に障害を起こすことがある。bvFTD 患者においては，認知機能障害が出現する何年も前から行動異常が出現することがあり，行動の変化をとらえることが重要である［Gregory et al., 1999］。

診断

行動障害型前頭側頭型認知症（bvFTD）の疑い

Tip

たとえ神経心理学検査が正常であったとしても，徐々に行動変容が進行するような早期の神経変性疾患による認知症を除外できない。早期の bvFTD を診断するために，神経心理学検査と行動変容の評価の双方について，感度の高い検査などを用いて十分に評価すべきである。

文献

Alexander, G. E., DeLong, M. R. and Strick, P. L. 1986. Parallel organization of functionally segregated circuits linking basal ganglia and cortex. *Annu Rev Neurosci* 9 357-381.

Bettcher, B. M. et al. 2016. Neuroanatomical substrates of executive functions: beyond prefrontal structures. *Neuropsychologia* 85 100-109.

Cummings, J. L. 1997. The Neuropsychiatric Inventory: assessing psychopathology in dementia patients. *Neurology* 48(5 Suppl 6) S10-16.

Duff, K. 2010. Predicting premorbid memory functioning in older adults. *Appl Neuropsychol* 17(4) 278-282.

Gregory, C. A., Serra-Mestres, J. and Hodges, J. R. 1999. Early diagnosis of the frontal variant of frontotemporal dementia: how sensitive are standard neuroimaging and neuropsychologic tests? *Neuropsychiatry Neuropsychol Behav Neurol* 12(2) 128-135.

Kertesz, A., Davidson, W. and Fox, H. 1997. Frontal behavioral inventory: diagnostic criteria for frontal lobe dementia. *Can J Neurol Sci* 24(1) 29-36.

Krueger, C. E. et al. 2011. Double dissociation in the anatomy of socioemotional disinhibition and executive functioning in dementia. *Neuropsychology* 25(2) 249-259.

Marin, R. S., Biedrzycki, R. C. and Firinciogullari, S. 1991. Reliability and validity of the Apathy Evaluation Scale. *Psychiatry Res* 38(2) 143-162.

Mesulam, M. M. 1998. From sensation to cognition. *Brain* 121(6) 1013-1052.

Rascovsky, K. et al. 2011. Sensitivity of revised diagnostic criteria for the behavioural variant of frontotemporal dementia. *Brain* 134(Pt 9) 2456-2477.

Case 5 記憶は問題ないから認知症にならない!?

症例

80歳の女性。5年にわたる認知ならびに行動変化を主訴に受診した。最初は，気分の落ち込みを覚え，社会活動にも興味をもたなくなった。同時期より，忘れないように大量のメモを取るが，時々混乱していつもどおりにできない様子に娘が気づいた。正式な神経心理学検査が行われ，前頭葉皮質下型軽度認知障害〔記憶障害のない MCI (mild cognitive impairment)〕という結果だった。ルーチンの検査や脳 MRI は正常だった。息子と家業が絡む訴訟による急性うつ状態と心理士に診断され，認知機能の変化もうつによるものとされた[Alexopoulos et al., 2002]。

buspirone*1，セルトラリン，ブプロピオンなどの薬物治療や，認知行動療法（cognitive behavioral therapy : CBT）を受けた。心理セラピストは患者の感情が平坦で，話し方が単調である印象を受けた。患者自身はうつ気分はないと言うものの，ますます引きこもりがちになり，普段の仕事もできないため家業から引退せざるを得なくなった。フルタイムのヘルパーを雇って料理や掃除をしてもらうようになり，不注意や集中力の低下がみられたため運転免許も返納した。

最初の検査から13か月後に再度，神経心理学検査を行ったが，結果は変化なく，新たな事項を学んだり想起する能力は保持されていた。ただし検査中，作話の傾向や無関係な応答（人の話に割って入る,同じことを反復するなど）がみられた。Beck Depression Inventory (BDI)の点数では，うつ状態は否定的だった。認知機能は保たれているため，患者の問題は主にうつによる活動の低下であり，神経変性疾患による認知症ではないと評価された。メチルフェニデートとメマンチンが活力・気分・認知を改善する目的で処方されたものの，症状は悪化し続けた。母親が人に依存的になり，娘は不満だった。1日の大半を臥床またはテレビを見て過ごし，人から言われなければ動こうとしなかった。外向的・社交的な性格だったのに，今ではほとんど人と関わるようなことがなくなった。衝動的に食べるようになり（特に夜中），体重が増えた。

診察では，感情表現が抑制されており，不適切に高揚してふざける様子〔モリア (moria)〕がみられた。自発的な身振りは少なく，小声ではないが一本調子なしゃべり方で，話しかけられないと自分から何も話さなかった。応答内容は簡潔・具体的で，文法的な誤りはないが素っ気なかった。時折，衝動的に「いいえ」と言うところを「はい」と答えることや，「そのとおり」のような決まり文句で返答することがあった。時々，応答が反響言語になって，2択問題を与えられると必ず後者の選択肢を選んだ。「クッキー泥棒」の絵*2を見せると詳しく理路整然と説明できた。逡巡したり，喚語困難，錯語*3，文法を間違えるといったこともなかった。運動機能では，指タッピングは遅いが減衰はなく，筋強剛，右優位の非対称性の振戦を認めた。間欠的に自分の頬を手で叩いたり，唇をなめたりする。歩行は開脚位で，ゆっくりで小刻みだった。

神経心理学検査に変化がなく，行動変化が主であることから，精神疾患をメインと考えるべきだろうか？

たとえ認知機能障害が進行しなかったとしても，

50歳以降に発症する気分障害や行動変化は神経変性疾患の可能性があり，軽度行動障害（mild behavioral impairment：MBI）（**Box 5.1**）[Ismail et al., 2016]と呼ぶ。MCI患者での神経精神症状（neuro-

Box 5.1 軽度行動障害（MBI）の診断基準

1. 患者自身，周りの人，医療者からみて行動や性格の変化があり，高齢（50歳以降）になってから出現し，少なくとも間欠的に6か月以上持続する。その人の長年の行動や性格パターンから明らかに変化している場合で，以下の少なくとも1つが該当する
   a. やる気の低下（例：アパシー，自発性喪失，無関心）
   b. 感情の調節障害（例：不安，情動不安，気分が変わりやすい，高揚感，易怒性）
   c. 衝動の制御不能（例：興奮，脱抑制，賭博，強迫，行動保続，被影響性の亢進*A）
   d. 社会的に不適切（例：共感・洞察力・礼儀・分別の喪失，融通が利かない，以前の性格の癖が強くなる）
   e. 認知・思考の異常（例：妄想，幻覚）
2. 行動の障害により以下の領域のうち少なくとも1つ以上に，最低限の支障をきたす
   a. 対人関係
   b. 他の社会的機能
   c. 職場で仕事をこなす
3. 患者はほぼADLが自立している（補助や介助はほとんど不要）
4. 併存疾患があったとしても，行動変化や性格変化は別の精神疾患（例：全般性不安障害，大うつ病，躁病など精神疾患）や外傷，そのほかの内科疾患，薬物による精神的影響によるものではない
5. 患者は認知症の診断基準を満たさない（例：Alzheimer病，前頭側頭型認知症，Lewy小体型認知症，血管性認知症など）。軽度認知障害（MCI）はMBIと併存して診断してもよい

*A 訳注：外的刺激に誘発されて行動してしまうこと。例えば，目の前に櫛を提示すると，必要がないのに，そして使用しないように指示しても，手に取って髪をすいてしまう。

---

psychiatric symptom：NPS）はADLやQOLの低下と関連し，のちに認知症に転じるリスクも高い[Feldman et al., 2004]。行動変化は前頭側頭葉変性症の初発症状であることはよく知られるが，Alzheimer病，Lewy小体型認知症，血管性認知症でもみられる[Taragano et al., 2009]。気分障害や行動の変化を呈する患者で神経変性疾患を考えないと，この症例のように不適切な治療がされてしまう。

実際，問診時に患者自身もうつ症状は強くないと述べているし，BDIでもうつ症状は否定的であることから，うつ症状は有意なものではないだろう。ただしBDIの有用性には限界があり，包括的な行動の評価が必要である。引きこもり，自発性の低下はアパシーと関連する。アパシーはうつ病に合併するが，神経変性疾患でも高頻度でみられる。

家族が記載したNeuropsychiatric Inventory Questionnaire（NPI-Q）で，アパシー，脱抑制，行動異常があることが判明した。買いだめや，かつては見た目や体重に常に気をつけていたのに身だしなみを気にしないといった行動異常も認めた。過食で嘔吐するまで食べ続けていた。ジャガイモがお気に入りになった。

髄液中のAlzheimer病のバイオマーカーは陰性で，fluorodeoxyglucose positron emission tomography（FDG-PET）は両側の前頭葉・側頭葉の代謝低下（左優位）を認め，前頭側頭葉の変性を示唆した。アパシー，脱抑制，行動パターンの儀式化，食嗜好の変化もあり，前頭側頭葉代謝低下の所見と合わせて行動障害型前頭側頭型認知症（behavioral variant of frontotemporal dementia：bvFTD）疑いと診断した。

抑うつの治療をさらに考慮すべきだろうか？

抑うつ症状があると，障害の程度や依存度が高まり，QOLの低下，認知機能の低下を加速させる[Black and Almeida, 2004; Rapp et al., 2011]。Alzheimer病患者の少なくとも25%はうつ症状を呈する[Starkstein et al., 2011]。Lewy小体型認知症や前頭側頭型認知症患者では，うつの頻度はもっと高い[Ballard et al., 2004; Chakrabarty et al., 2015]。うつを呈するリスクは多数あり，うつ病の既往や家族歴，高齢，女性，認知症の重症度や罹患期間，コミュニケーション障害，併存疾患，洞察の欠如，もともと神経質な性格，などがある[Ford, 2014]。治療は難渋する。抗うつ薬が少しでも効くのは，薬物を色々変更したとしても約30%にとどまる。1剤目が奏効せず2剤目，3剤目を試すたびに効く確率は半分になっていく。[Rush et al., 2006]。認知症合併のうつの場合，治療法のエビデンスはさらに乏しくなる。抗うつ薬の効果については，特に抑うつ状態の気分変調に選択的セロトニン再取り込み阻害薬（SSRI）が有効とする報告があるものの，メタ解析の結果では認知症患者への抗うつ薬の長期的効果は疑問視されている[Dudas et al., 2018]。興味深いことにドネペジルや

メマンチンで行動が改善するとの報告がある[Cummings et al., 2016; McShane et al., 2006]。個々の研究の質にばらつきがあるが，心理療法(CBT，対人関係療法，カウンセリング)には中等度の効果があるとされる[Orgeta et al., 2014]。

解説

うつは独立した認知機能障害の原因と以前は考えられていたが，現在では神経病理学的変化の徴候であり，神経変性疾患の初発症状や前駆症状であるととらえられている。抑うつ，易怒性と軽度のアパシーはAlzheimer病理と関連することが多い。今日では，さまざまな気分・行動の変化が神経変性疾患の発症時の初期症状になることが明らかになった[Ismail et al., 2018]。単純に抑うつのスクリーニングをするだけでは，他の行動異常や気分障害を見落としてしまう。高齢発症の不安症状を伴う抑うつは，αシヌクレイノパチーの可能性がある[Goldman and Postuma, 2014]。早期から明確な妄想や幻視，「何かがいる」という感覚(実態意識性幻覚)は，Lewy小体関連疾患(つまりParkinson病，Parkinson病による認知症，Lewy小体型認知症)でしばしばみられる。Alzheimer患者の妄想は物盗られや浮気を非難することが多く，記銘障害など認知機能障害が中期まで進行した段階でみられる。顕著なアパシー，脱抑制，運動能異常，共感の喪失は前頭側頭葉の変性病理(タウ，TDP-43，FUS)を疑うべき症状である。本症例のように，行動の変化は前頭側頭型認知症の最も顕著な特徴であることが多い。認知機能検査だけに頼ると診断を見逃すことになりかねない。

認知症や精神疾患の診断ばかりにとらわれると，NPSの評価をおろそかにしてしまう。NPI-Q，Frontal Behavioral Inventory(FBI)のようなNPSの検査は，認知症が進んだ状態での症状に焦点を当てており，神経変性疾患の発症前，前駆段階，主観的認知機能障害や早期MCIの段階では検出できない。MBIに特化した指標であるMBIチェックリスト(MBI-C[*4])は，International Society to Advance Alzheimer's Research and Treatment(ISTAART)-AA MBI criteria[Ismail et al., 2017]に準拠している。MBI-Cは，高齢者のNPSの評価に有用であり，アパシー，情動の調節異常，衝動性と興奮，社会認知，妄想・幻覚の領域を探索する34項目について，家族など患者の周囲の者が答える。

診断

大脳皮質基底核症候群に移行過程の行動障害型前頭側頭型認知症(bvFTD)(病理なし)

Tip

神経変性疾患は，認知機能が低下する前に行動異常として発症することがある。抑うつや行動異常(アパシー，摂食障害，衝動制御障害など)が50歳以降に発症した場合は，たとえ認知機能スクリーニング検査が正常であっても，神経変性疾患の可能性を考えること。MBIの評価にはNPI-Q，FBI，MBI-Cといったスクリーニング検査が必要である。また，標準的抗うつ薬治療に反応しない場合は，行動障害の主座がうつではないことのヒントとなる。

文献

Alexopoulos, G. S. et al. 2002. Clinical presentation of the "depression-executive dysfunction syndrome" of late life. Am J Geriatr Psychiatry 10(1) 98-106.

Ballard, C. G. et al. 2004. Neuropathological substrates of psychiatric symptoms in prospectively studied patients with autopsy-confirmed dementia with Lewy bodies. Am J Psychiatry 161(5) 843-849.

Black, W. and Almeida, O. P. 2004. A systematic review of the association between the behavioral and psychological symptoms of dementia and burden of care. Int Psychogeriatr 16(3) 295-315.

Chakrabarty, T., Sepehry, A. A., Jacova, C. and Hsiung, G. Y. 2015. The prevalence of depressive symptoms in frontotemporal dementia: a meta-analysis. Dement Geriatr Cogn Disord 39(5-6) 257-271.

Cummings, J. et al. 2016. Role of donepezil in the management of neuropsychiatric symptoms in Alzheimer's disease and dementia with Lewy bodies. *CNS Neurosci Ther* 22（3）159-166.

Dudas, R., Malouf, R., McCleery, J. and Dening, T. 2018. Antidepressants for treating depression in dementia. *Cochrane Database Syst Rev* 8 Cd003944.

Feldman, H. et al. 2004. Behavioral symptoms in mild cognitive impairment. *Neurology* 62（7）1199-1201.

Ford, A. H. 2014. Neuropsychiatric aspects of dementia. *Maturitas* 79（2）209-215.

Goldman, J. G. and Postuma, R. 2014. Premotor and nonmotor features of Parkinson's disease. *Curr Opin Neurol* 27（4）434-441.

Ismail, Z. et al. 2016. Neuropsychiatric symptoms as early manifestations of emergent dementia: provisional diagnostic criteria for mild behavioral impairment. *Alzheimers Dement* 12（2）195-202.

Ismail, Z. et al. 2017. The Mild Behavioral Impairment Checklist（MBI-C）: a rating scale for neuropsychiatric symptoms in pre-dementia populations. *J Alzheimers Dis* 56（3）929-938.

Ismail, Z. et al. 2018. Affective and emotional dysregulation as pre-dementia risk markers: exploring the mild behavioral impairment symptoms of depression, anxiety, irritability, and euphoria. *Int Psychogeriatr* 30（2）185-196.

McShane, R., Areosa Sastre, A. and Minakaran, N. 2006. Memantine for dementia. *Cochrane Database Syst Rev* 2 Cd003154.

Orgeta, V., Qazi, A., Spector, A. E. and Orrell, M. 2014. Psychological treatments for depression and anxiety in dementia and mild cognitive impairment. *Cochrane Database Syst Rev* 1 Cd009125.

Rapp, M. A. et al. 2011. Cognitive decline in patients with dementia as a function of depression. *Am J Geriatr Psychiatry* 19（4）357-363.

Rush, A. J. et al. 2006. Bupropion-SR, sertraline, or venlafaxine-XR after failure of SSRIs for depression. *N Engl J Med* 354（12）1231-1242.

Starkstein, S. E. et al. 2011. Diagnostic criteria for depression in Alzheimer disease: a study of symptom patterns using latent class analysis. *Am J Geriatr Psychiatry* 19（6）551-558.

Taragano, F. E. et al. 2009. Mild behavioral impairment and risk of dementia: a prospective cohort study of 358 patients. *J Clin Psychiatry* 70（4）584-592.

＊1　訳注：抗不安薬

＊2　訳注：「クッキー泥棒」の絵とは，母親が見ていないうちに子供がクッキーを盗む線画を見せて説明させる課題のこと。Boston Diagnostic Aphasia Examination に含まれる。

＊3　錯語は失語による単語の言い誤り，すなわち目標語と異なる語を言ってしまう現象であるが，意味性錯語では意味的に関連のあるカテゴリーの単語と言い間違える場合を指し（例えば，「犬」を「猫」と言う場合），語性錯語ともいう。音韻性錯語は音の入れ違えによる錯語を指す（例えば「けしごむ」を「けしもむ」と言う場合）。名詞に限らず「もどりません」が「もろりません」のようになる場合もあり，品詞によらない。音素性錯語，字性錯語ともいう。

＊4　www.MBItest.org で自由に閲覧できる。

Part 2

障害された認知領域を見誤る

Case 6　物の名前がわかるということ

Case 7　忘れたことを覚えているか，覚えていないか

Case 8　"いつもの彼じゃない"

Case 9　"彼女はただやる気がないだけ"

Case 10　見ているのに見えてない

Case 6 物の名前がわかるということ

症例

63歳の右利きの女性。4年前からの"記憶力"低下を主訴に来院した。父親の病院受診の交通手段を手配したことを夫がメールで知らせたところ、「ありがとう。でも交通手段ってなに？」と返信したのが始まりだった。語彙は次第に単純になり、（例えば、ブルドッグを指して「犬」や「動物」と言うように）具体的でなくなり、ついにはほとんどすべての名詞を「あれ」という単語で代用するようになった。最近では、一般的な物の名前や（ネジ回しのような）道具の使い道を尋ねることが多くなった。その場の話題や雰囲気とは関係なく、いきなり定式化された言い回し（「あなたは幸せ、幸せ、幸せでなくては」など）を繰り返して話の腰を折った。以前は小説やノンフィクションを幅広く読んでいたが、現在は図書館の児童書コーナーから本を選ぶようになった。毎日家でマペット・ショー（子供向け人形劇のテレビ番組）を見たいと言うので、夫は放送時間に合わせて予定を組まなくてはならなくなった。このような状況であるにもかかわらず、よく自発的に話し、見知らぬ人に不適切に近づいて会話に入っていくこともあった。この1年間に、紙切れを集める癖がついた。食べ物の好みが頻繁に変わり、特定の食べ物にいくつか執着するようになった。

診察では、物覚えが悪くて困っていると言いながらもモリア（moria）（子供っぽくふざける状態）がみられた。問診では、自発語はためらいなく流暢で、プロソディー、声量、構音、単位時間あたりの語数は正常だった。話はしばしば脱線し、マペット・ショーがいかに面白いかということをずっと話し続けた。認知機能評価では、遂行機能〔数字の逆唱、時計描画、Trail Making Test Part B（TMT-B）〕、学習（10個の単語リストで5個を学習、4個を自由想起、同じ4個を再認）、言語（物品呼称で15個中5個正解）、音韻流暢性と意味流暢性課題（それぞれ1分間に4個と7個）で障害がみられた。その他、神経診察では特に異常はなかった。

この患者には記憶障害はあるのか？

臨床において、記憶に関する訴えは通常、宣言的記憶（意識的に想起できる記憶）の障害を意味する。宣言的記憶には、エピソード記憶（episodic memory：EM）と意味記憶（semantic memory：SM）という2つの記憶システムがある。EMとは、時間的・空間的な文脈での個人的な過去の経験の回想である。SMとは、特定の時間や場所にとらわれない、世界に関する事実や概念に関する一般的な知識のことである。EMの障害はAlzheimer型認知症の最初の徴候の1つであるのに対し、SM単独の障害は意味性認知症（semantic dementia：SD）の初期の徴候の1つである。SMの障害はEMの障害と誤認さ

れることがあり、両者を区別することは診断上重要である（表6.1）。

SDは、言語領域を超え複数の認知領域に影響を及ぼす連合型失認を呈する〔Hodges and Patterson, 2007〕。しかし、SDは近年、原発性進行性失語（primary progressive aphasia：PPA）の意味型（semantic variant of PPA：svPPA）として分類され、その診断基準は言語の障害に限定されている〔Gorno-Tempini et al., 2011〕。そのため、ほかの領域（例：視覚性連合）の評価がおざなりになって不完全な評価となるおそれがある。この点に留意しつつ、現在の文献での一般的な呼称に従って、SDをsvPPAと呼ぶことにする。

本症例の評価で、10個のうち4個しか想起でき

表6.1 エピソード記憶と意味記憶の特徴

特徴	エピソード記憶	意味記憶
記憶の種類	出来事，エピソード	事実，理念，概念
記憶の構成	時間軸に沿う	概念的
表現	「覚えている」	「知っている」
例	夕食に何を食べたか覚えている	アルゼンチンの首都を知っている
評価	想起と再認課題	物品呼称と物品の知識を問う課題
主な解剖学的領域*A	内側側頭葉	前部側頭葉

*A 近年の知見によれば，エピソード記憶と意味記憶が別々のネットワークによることに疑問が呈されている．両者はともに内側・外側側頭葉だけでなく前頭葉・頭頂葉の一部を含め，部分的に重複する大規模ネットワークが担っている可能性が提言されている．

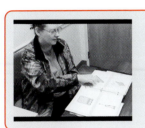

Video 6.1
診察では，流暢さと文法は正常である．一連の絵の説明を求められたときに，失名辞と，「ライオン」の代わりに「動物」や「犬」と言うなど上位概念を用いた単純化がみられる．物品の絵の説明を求められると，失名辞とその物品の機能に関する知識の欠如が認められる．文章の音読課題では，表層失読と単語理解の障害が明らかである．動画撮影中，終始，子供っぽい冗談がみられる．

なかったことには注目すべきである．ただし最初に5個しか覚えることができなかったので，EM単独の障害というよりは学習障害が示唆される．さらに総合的な言語評価において，物品呼称，単語理解，物品の知識に障害があり，表層失読*1を示し，復唱と流暢性は正常であった（**Video 6.1**）ことから，svPPAの基準を満たす（**表6.2**）［Gorno-Tempini et al., 2011］．脳MRIでみられた非対称の前部側頭葉の萎縮（**図6.1**）は臨床診断を支持する．

■ 行動障害型前頭側頭型認知症（bvFTD）の診断を考慮すべきか？

進行性の行動変化（すなわち，脱抑制，強迫行為，食嗜好の変化，遂行機能障害）は，行動障害型前頭

表6.2 意味型原発性進行性失語（svPPA）の診断基準

臨床診断
以下の2つの中核的特徴がみられる
1. 呼称障害 2. 単語理解障害
以下の診断的特徴のうち3つ以上が存在する
1. 対象物の知識の障害（特に頻度，親密度が低い物品） 2. 表層失読または失書 3. 復唱能力の保存 4. 発話面の保存（文法と運動面）
svPPAの画像診断
以下2つの基準を両方満たすこと
1. svPPAの臨床診断基準を満たすこと 2. 画像所見は以下のうち1つ以上が認められること 　a. 顕著な前部側頭葉の萎縮 　b. SPECTまたはPETでの顕著な前部側頭葉の灌流低下または代謝低下

PET：positron emission tomography，SPECT：single photon emission computed tomography
出典：Gorno-Tempini et al.（2011）より．

側頭型認知症（behavioral variant of frontotemporal dementia：bvFTD）の基準に適合する．しかし，最初の症状は言語領域であり，まずはPPAを考慮する必要がある．行動の変化はsvPPAの経過中にもみられるため，PPAの診断を除外すべきではない．

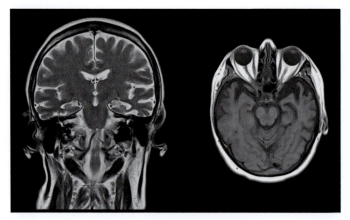

図6.1 本症例の頭部 MRI 画像：
T2 冠状断と T1 水平断

左側優位の両側前部側頭葉萎縮がみられる。

bvFTD と svPPA の区別をする意義はあるのか？

bvFTD の約半数は家族性であるが，純粋な svPPA では家族性はほとんどない [Rohrer et al., 2009]。したがって，bvFTD に対してのみ，診断を確定し，予後を予測し，患者や家族が遺伝カウンセリングを受けられるようにする目的で，遺伝子検査を施行することが正当化されるだろう。また，両疾患はマネジメントも異なり，svPPA ではコミュニケーションの仕方の工夫が大事であるが，行動様式の修正は bvFTD でより重要になる。最後に，神経病理学の観点からは，svPPA 患者の大多数は TDP-43 タイプ C 病理を示し，bvFTD はタウ，TDP-43（病理タイプ A，B，D），あるいは FUS (fused in sarcoma) 病理のいずれかと関連する [Mann and Snowden, 2017]。

解説

svPPA 症候群では，意味記憶のハブである側頭極が早期から変性する [Patterson et al., 2007]。左（優位半球）側頭極の変性が先行することが多く，意味言語の障害を呈する。右（非優位半球）側頭極の変性が先行すると，行動変化や相貌失認を呈する（Case 14 参照）[Thompson et al., 2003]。最初は片側性でも，側頭極の萎縮はやがて対側にも広がる。

発症当初は，語想起困難と単語理解困難を呈するのが典型である。発話は流暢で，他の PPA のように語想起に時間を要することはないが，迂回語，簡略化，意味性錯語が多く，内容は空虚である [Rohrer et al., 2008]。進行に伴い，物品の知識が失われるため，ヒントなしでは物の名前や機能を想起したり認識したりすることができなくなる [Karageorgiou and Miller, 2014]。また，不規則綴り（例：colonel, yacht）を正しく発音できない表層失読も観察される。遂行機能と視空間認知は，通常は初期には保たれる。萎縮が側頭葉から前頭前野に広がるにつれて，易怒性，保続*2，アパシー，共感性の喪失などの行動変化が起こる [Bang et al., 2015]。後期には，ほとんどの患者が限られた定型句を発するのみで基本的に無言となり，言語の理解力は完全に失われる [Landin-Romero et al., 2016]。

構造画像では，前部側頭葉に両側性だが非対称の萎縮を認め，ほとんどの場合，萎縮は左優位で，のちに下前頭部へ進展する。機能画像では，同様のパターンの代謝低下を認める。これらの所見は svPPA を支持する [Landin-Romero et al., 2016]。

診断

意味性認知症（SD）または
意味型原発性進行性失語（svPPA）

💡Tip

記憶に関する訴えがあるときは，エピソード記憶障害と意味記憶障害を区別することが重要である。行動異常からは bvFTD を考えるかもしれな

いが，失名辞と意味知識の喪失が早期から出現し持続する場合には，svPPAを鑑別の上位に挙げる。svPPAが疑われる場合は，言語以外の領域も評価する必要がある。

文献

Bang, J., Spina, S. and Miller, B. L. 2015. Frontotemporal dementia. *Lancet* 386(10004)1672-1682.

Gorno-Tempini, M. L. et al. 2011. Classification of primary progressive aphasia and its variants. *Neurology* 76(11)1006-1014.

Hodges, J. R. and Patterson, K. 2007. Semantic dementia: a unique clinicopathological syndrome. *Lancet Neurol* 6(11)1004-1014.

Karageorgiou, E. and Miller, B. L. 2014. Frontotemporal lobar degeneration: a clinical approach. *Semin Neurol* 34(2)189-201.

Landin-Romero, R., Tan, R., Hodges, J. R. and Kumfor, F. 2016. An update on semantic dementia: genetics, imaging, and pathology. *Alzheimers Res Ther* 8(1)52.

Mann, D. M. A. and Snowden, J. S. 2017. Frontotemporal lobar degeneration: pathogenesis, pathology and pathways to phenotype. *Brain Pathol* 27(6)723-736.

Patterson, K., Nestor, P. J. and Rogers, T. T. 2007. Where do you know what you know? The representation of semantic knowledge in the human brain. *Nat Rev Neurosci* 8(12)976-987.

Rohrer, J. D. et al. 2008. Word-finding difficulty: a clinical analysis of the progressive aphasias. *Brain* 131(Pt 1)8-38.

Rohrer, J. D. et al. 2009. The heritability and genetics of frontotemporal lobar degeneration. *Neurology* 73(18)1451-1456.

Thompson, S. A., Patterson, K. and Hodges, J. R. 2003. Left/right asymmetry of atrophy in semantic dementia: behavioral-cognitive implications. *Neurology* 61(9)1196-1203.

---

*1 訳注：表層失読（surface dyslexia）では規則的な綴りや非語の読みは保たれるが，不規則な綴りの音読が困難となり，読みの誤りは一般に規則化エラーとなる。ここでは英語の不規則語の例が挙げられているが（本文後出），日本語では「海老」「八百屋」といった語を「カイロウ」「ハッピャクヤ」と読むような誤りがみられる。

*2 訳注：少し前に行った行為，発言等が不適切に繰り返される現象。

Case 7 忘れたことを覚えているか，覚えていないか

症例
72歳の女性。18か月前から記憶障害が進行してきた。数時間前に頼まれたことを忘れたり，何度も日付を尋ねたりすることがあり，新しい機器の使い方も覚えられなくなった。認知機能の低下について，患者自身はほとんど自覚していない様子である。夫によれば，言語や人格に関して特に変わったことはないという。患者の亡母は70代後半から，詳細は不明ながら記憶障害がみられていた。患者には姉妹が7人いるが，1人は60代前半で言語障害，別の1人は60代後半で喚語困難[*1]を指摘され，さらに別の1人は50代半ばで認知機能障害を伴わないParkinson病が疑われている。診察時，意識は清明で見当識は保たれていた。会話での自発話は流暢で，口頭指示に対する従命も可能であった（Video 7.1）。Montreal Cognitive Assessment（MoCA）のスコアは14/30点で，注意，呼称，音韻流暢性[*2]，抽象概念，遅延再生（自由想起[*3]では単語を1つも想起できず，多肢選択では5つのうち2つを再認[*4]できた）で減点された。その他の有意な所見として，軽度の鏡像運動[*5]と，過剰驚愕反応として観察される刺激感受性の体幹のミオクローヌスを認めた。家族性Alzheimer病（AD）の診断にて，ドネペジルの投与が開始された。

この患者の認知機能低下と家族歴は，Alzheimer病の遺伝子変異と考えてよいか？

本症例は記憶障害を主訴としていたが，MoCAでは，注意をはじめとした他の認知ドメインにも低下を認めた。注意障害はほかのあらゆる認知機能に大きな影響を及ぼしうる。この患者は多彩な認知機能障害の家族歴に加え，Parkinson病の家族歴もある。このことをふまえると，AD疑いはあくまで暫定診断とすべきだろう。

この患者にどんな評価を行うべきか？

家族歴における多彩な表現型と，初診時の注意障害の所見から，前頭葉機能に関連する認知・行動領域の追加評価が必要と考えられる。行動面の評価には，問診から得られる情報だけでなく，客観的で標準化された検査も行うべきである。Frontal Behavioral Inventory（FBI）は，介護者の立場から回答する質問票であり，行動面や人格面での異常の有無や重症度をとらえることを目的としている。この検査のスコアは0〜72点の間で算出され，27点よりも高ければ異常と判断される。この質問票を患者の夫に回答してもらったところ，本症例の総スコアは13点であった。しかしこの質問票によって，本症例には中等度のアパシー，自発性の欠如，だらしなさ，軽度の柔軟性のなさ，身だしなみの無頓着さ，不注意，発話量の減少，洞察のなさ，加えてイライラとためこみ症を伴う軽度の脱抑制があることが明らかとなった。さらに聞いてみると，こうした行動上の変化は記憶の問題に先行してみられていたことがわかった。修正版Consortium to Establish a Registry

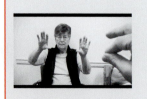

Video 7.1
診察では言語と運動に異常を認めない。自身の認知機能障害に対する自覚には乏しいようにみえる。

for Alzheimer's Disease（CERAD）を用いた検査では記憶力にばらつきがみられ（1回目で想起できた単語が5つ，2回目は7つ，3回目は6つ），注意力と集中力の障害が記憶に影響していると考えられた。これらの単語をあとから自由想起させた場合には1つも想起できなかったが，再認は比較的保たれていた。このことから，ヒントなしの自由想起の成績から想定されるよりも情報の記銘と把持の機能が保たれていると考えられた。言語機能の評価では，語流暢性で明らかな障害を示した。左前頭葉ネットワークおよび非AD病理との関連が強い音韻流暢性課題のほうが，後方ネットワークおよびAD病理との関連が強い意味流暢性課題[*6]よりも明らかに成績が悪かった。診察場面において，本症例には子供じみた冗談でふざけてはしゃぐような振る舞いがみられ，これはモリア（moria）とも呼ばれる。また，「いつになったら食事に行けるのか」と診察中に何度も尋ねるなど，不適切で礼節を欠いた振る舞いもみられた。

　FBIと診察時に認められた前頭葉性行動異常，注意力の不安定さが記憶力に強く干渉しているような想起障害，そして意味流暢性課題よりも音韻流暢性課題で顕著な障害を認めたが，これらはいずれも前頭葉の病理を示唆する所見であり，ADよりも行動障害型前頭側頭型認知症（behavioral variant of frontotemporal dementia：bvFTD）が疑われる。

　この臨床診断を支持するように，脳MRIでは，左前頭葉から側頭葉にかけての萎縮を反映した左側脳室前角の非対称な拡大が認められた（図7.1）。

診断を確定する方法は？

本症例の姉妹の1人は失文法型原発性進行性失語（agrammatic variant of primary progressive aphasia）の診断基準を満たし，症状出現から5年後に亡くなった。その剖検標本には，TDP-43タイプAによる前頭側頭葉変性症の所見が認められた。血中プログラニュリン濃度の低下も認め，遺伝子検査でプログラニュリン遺伝子（*GRN*）に病的変異が同定された。以上の情報をふまえ本症例にも遺伝子検査を行ったところ，同様の遺伝子異常が確認された。

解説

記憶障害を訴える患者に外来やベッドサイドで検査をした際に，想起が障害されている場合は，その健忘症が一次的なものなのか，他の認知機能障害や行動障害による二次的なものなのかは，関連するその他の認知機能を評価することで明らかになる。いかなる認知領域の評価も，「環境のなかの情報を選択的に処理する能力」として定義される注意のレベルの影響を大なり小なり受ける。外来で最も一般的に評価されている記憶能力は前向性の言語性エピソード記憶だが，この能力は患者が情報を記銘（形成）する能力，固定する能力，想起する能力に依存してい

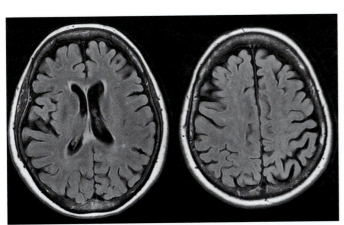

図7.1 FLAIR 水平断の MRI 画像

左側脳室前角が拡大した非対称な脳室系を認めることから，左優位の前頭葉萎縮が疑われる。より高位の水平断では，左優位の頭頂葉萎縮を認める。

表7.1 行動障害型前頭側頭型認知症(bvFTD)の臨床診断基準

I. 神経変性疾患：bvFTD の診断には以下の症候が存在することが必要

A. 進行性の認知機能低下または行動異常が，観察上あるいは病歴上（患者をよく知る情報提供者から）認められる

II. possible bvFTD

以下の行動・認知症状（A〜F）のうち 3 つを満たすことが必要。これらは単回あるいはまれな出来事ではなく，持続的あるいは反復的な症候でなければならない

A. 病初期からの行動の脱抑制〔以下の症状（A.1〜A.3）のうち 1 つを満たす〕
    A.1. 社会的に不適切な行動
    A.2. 礼節や礼儀作法の欠如
    A.3. 衝動的，無分別，あるいは不用意な行動
B. 病初期からのアパシーまたは無気力〔以下の症状（B.1〜B.2）のうち 1 つを満たす〕
    B.1. アパシー
    B.2. 無気力
C. 病初期からの共感や思いやりの欠如〔以下の症状（C.1〜C.2）のうち 1 つを満たす〕
    C.1. 他者の要望や感情に対する反応の鈍化
    C.2. 社会的関心や対人関係あるいは人間的温かみの低下
D. 病初期からの保続的，常同的，あるいは強迫的/儀式的行動〔以下の症状（D.1〜D.3）のうち 1 つを満たす〕
    D.1. 単純な動作の反復
    D.2. 複雑な強迫的/儀式的行動
    D.3. 常同言語
E. 口唇傾向と食行動変化〔以下の症状（E.1〜E.3）のうち 1 つを満たす〕
    E.1. 食嗜好の変化
    E.2. 過食や飲酒・喫煙の増加
    E.3. 何でも口へ入れる行動または異食症
F. 神経心理学的所見〔以下の症状（F.1〜F.3）のすべてを満たす〕
    F.1. 遂行機能障害
    F.2. エピソード記憶が比較的保たれている
    F.3. 視空間能力が比較的保たれている

III. probable bvFTD

以下の症状（A〜C）のすべてを満たすことが必要
A. possible bvFTD の基準を満たす
B. 有意な機能低下〔介護者からの報告または臨床認知症評価尺度（CDR）か Functional Activities Questionnaire (FAQ) に基づいた評価〕
C. bvFTD を支持する画像所見〔以下（C.1〜C.2）のうち 1 つを満たす〕
    C.1. CT または MRI での前頭葉または側頭葉前部の萎縮
    C.2. PET または SPECT での前頭葉または側頭葉前部の血流低下または代謝低下

IV. definite FTLD 病理をもつ bvFTD

以下の項目の A に加えて，B または C を満たすことが必要
A. possible または probable bvFTD の基準を満たす
B. 生検または剖検で FTLD の組織学的所見を認める
C. 既知の病的遺伝子変異をもつ

V. bvFTD を診断するうえでの除外基準

いずれの bvFTD の診断であっても，以下の項目の A と B に該当しないことが必要。項目 C は possible bvFTD の診断にあたっては該当してもよいが，probable bvFTD の診断においては該当しないことが必要
A. 障害のパターンが，変性疾患以外の神経疾患や内科疾患によってよりよく説明できる
B. 行動異常が，精神疾患によってよりよく説明できる
C. バイオマーカーから，Alzheimer 病やその他の神経変性が強く示唆される

注：一般的なガイドラインにおいて，"病初期"とは初発症状の出現から 3 年以内を指す。
FTLD：前頭側頭葉変性症
出典：Rascovsky et al.(2011)より。

る[Budson, 2009]．エピソード記憶のメカニズムはまだ十分に解明されていないが，海馬と内側側頭葉がその記銘と固定化に重要な役割を果たしており，それを想起するときには前頭前野が強く活動することは広く支持されている[Budson, 2009; Dickerson and Eichenbaum, 2010]．このため，側頭葉の損傷によって記銘力に障害を受けている記憶障害患者では，再認課題で成績が改善することはめったにない．逆に，Parkinson病でみられるような前頭前野の障害によって想起が障害を受けている記憶障害患者では，自由想起では思い出せないことも再認ならば思い出せるということがよくある[Hornberger et al., 2010]．

bvFTDの診断のためには，人格，社会行動，認知機能が進行性に悪化していることを明らかにする必要がある（表7.1）[Rascovsky et al., 2011]．bvFTD患者の多くは自身の症状について自覚が低下しているため，診断のためには情報提供者が非常に重要である[Mendez and Shapira, 2005]．初期の人格や行動の変容はしばしば見落とされていることがある．変容に気づかれているケースでも，それが個性の範囲での単なる"クセ"だと思われていたり，精神疾患によるものととらえられている場合がある[Pressman and Miller, 2014]．本症例では，夫は質問票に回答するまで患者の行動異常について述べていなかった．多くの患者は，認知機能の障害が顕在化して広範な影響を及ぼし始めてから神経内科を受診する．病初期からの行動変容が明らかとなりbvFTDが疑われる場合には，遺伝カウンセリングも考慮したほうがよい．bvFTD患者の約50％には，家族歴が認められるためである[Seelaar et al., 2011]．

GRN変異はFTD患者全体の10％，家族性FTDの22％を占める[Seelaar et al., 2011]．最も頻繁にみられる臨床像は，アパシーを主症状とするbvFTDである[Beck et al., 2008]．しかし，GRN変異は言語障害，視空間認知障害，失行など多彩な臨床症候に関与する[Le Ber et al., 2008]．エピソード記憶障害も頻繁にみられるため，健忘型軽度認知障害（mild cognitive impairment：MCI）やADと診断される

ことも少なくない[Kelley et al., 2010]．本症例でみられたように，同一の遺伝子異常をもつ同一家系のなかでも多様な臨床型を生じうる[Rademakers et al., 2007]．

画像所見からGRN変異が示唆される場合もある．非対称性の脳萎縮（本症例で認められた），および初期に頭頂葉領域で優位な白質病変（本症例では評価していない）は，非PGRN FTDよりもGRN変異のあるFTDで高頻度に認める所見である[Agosta et al., 2015; Whitwell et al., 2012]．

GRN変異による行動障害型前頭側頭型認知症（bvFTD）

Tip

"記憶"の障害をしっかり評価するためには，記銘と想起のいずれの障害なのかを考える必要があり，記憶の障害が注意障害による二次的なものでないかどうか，も考慮する必要がある．その他の重要な要素として，標準化された行動異常の評価，詳細な家族歴の聴取，そして脳MRIでの前頭葉萎縮や非対称性および白質障害の評価が挙げられる．GRN変異は多彩な表現型を生じる遺伝子異常であり，一見すると一次性の記憶障害にみえる場合もあるため，MRIで非対称な頭頂葉萎縮がみられるような例では鑑別疾患に挙がるだろう．

文献

Agosta, F. et al. 2015. MRI signatures of the frontotemporal lobar degeneration continuum. *Hum Brain Mapp* 7 2602-2614.

Beck, J. et al. 2008. A distinct clinical, neuropsychological and radiological phenotype is associated with progranulin gene mutations in a large UK series. *Brain* 131(Pt 3) 706-720.

Budson, A. E. 2009. Understanding memory dysfunction. *Neurologist* 15(2) 71-79.

Dickerson, B. C. and Eichenbaum, H. 2010. The episodic memory system: neurocircuitry and disorders. *Neuropsychopharmacology* 35(1) 86-104.

Hornberger, M. et al. 2010. How preserved is episodic memory in behavioral variant frontotemporal dementia? *Neurology* 74(6) 472-479.

Kelley, B. J. et al. 2010. Alzheimer disease-like phenotype associated with the c.154delA mutation in progranulin. *Arch Neurol* 67(2) 171-177.

Le Ber, I. et al. 2008. Phenotype variability in progranulin mutation carriers: a clinical, neuropsychological, imaging and genetic study. *Brain* 131(Pt 3) 732-746.

Mendez, M. F. and Shapira, J. S. 2005. Loss of insight and functional neuroimaging in frontotemporal dementia. *J Neuropsychiatry Clin Neurosci* 17(3) 413-416.

Pressman, P. S. and Miller, B. L. 2014. Diagnosis and management of behavioral variant frontotemporal dementia. *Biol Psychiatry* 75(7) 574-581.

Rademakers, R. et al. 2007. Phenotypic variability associated with progranulin haploinsufficiency in patients with the common 1477C-<T (Arg493X) mutation: an international initiative. *Lancet Neurol* 6(10) 857-868.

Rascovsky, K. et al. 2011. Sensitivity of revised diagnostic criteria for the behavioural variant of frontotemporal dementia. *Brain* 134(Pt 9) 2456-2477.

Seelaar, H. et al. 2011. Clinical, genetic and pathological heterogeneity of frontotemporal dementia: a review. *J Neurol Neurosurg Psychiatry* 82(5) 476-486.

Whitwell, J. L. et al. 2012. Neuroimaging signatures of frontotemporal dementia genetics: C9ORF72, tau, progranulin and sporadics. *Brain* 135(Pt 3) 794-806.

....

＊1　訳注：ある語を表出しようとする際に，即座に目標とする語を想起できない状態。

＊2　訳注：頭文字より語想起を促す課題で，例えば「か」で始まる名詞を1分間でいくつ言えるか，というもの。音韻性語流暢性課題ともいう。

＊3　訳注：記銘した対象をヒントなしで自発的に思い出すこと。自由想起の課題では，「先ほど提示された単語を答えてください」のように，検者は被験者に解答となるアイテムを直接提示しない。「動物の名前です」のようにヒント（cue）を与えて解答を促す場合には，手掛かり想起（cued recall）と呼ばれる。

＊4　訳注：記銘した対象を提示されたときに「以前に提示されたものだ」と認識できること。解答となるアイテムが直接提示されているという点で想起とは条件が異なる。再認の課題では，「このなかで先ほど提示された単語はどれでしょうか」のように多肢選択のテストが一般的である。

＊5　訳注：一側の（主に上肢の）随意運動に伴い，対側にみられる類似した意図しない運動。

＊6　訳注：1つの意味カテゴリー内からの語想起を促す課題で，例えば「動物」を1分間でいくつ挙げられるか，というもの。カテゴリー流暢性課題ともいう。

Case 8 "いつもの彼じゃない"

Part 2 障害された認知領域を見誤る

症例

73歳の男性。6か月前からの平衡感覚障害を伴う進行性の認知機能低下・行動障害を主訴に来院した。最初に家族が気づいたのは幻視・幻聴で，存在しない人物と話したり，いないはずの鳥に餌をやったりした。さらに，ふらつきが出現して，何度も転倒した。その後数か月で，記憶力とコミュニケーション能力が低下した。意識レベルが変動するようになり，時々混乱して，指示に従えなくなることもあった。苛立ちやすくなり，頻繁に拒絶するように腕を振るようになった。その後，発語が減少し，短い会話しかしなくなった。血液検査と髄液検査では，急速に進行する認知症の原因となる異常は認めなかった（Case 34参照）。リバスチグミン3 mg 1日2回内服が試されたが，明らかな効果はなかった。受診の時点ではすでに，日常生活のすべての動作に介助が必要で，自立して歩くことができず，嚥下も障害されていた。診察では，頸部後屈を伴う左右対称のパーキンソニズムが認められた。眼球運動は，垂直方向の可動域が制限されていた（Video 8.1）。しかし妻によると，このときの患者の様子は普段と異なるとのことであった。その他の診察は，指示に従うことができないため十分に施行できなかった。過去に抗精神病薬や制吐薬を投与されたことはなかった。頸部後屈，四肢の軽度筋強剛，体幹の著明な筋強剛，外眼筋麻痺を認め，急速に進行する進行性核上性麻痺（progressive supranuclear palsy：PSP）と診断された。5年後に再受診したときには無動性無言であった（Video 8.2）。家族によると，誤嚥性肺炎で何度も入退院を繰り返しているとのことだった。また，ドネペジル1日10 mgを内服すると幻覚がなくなったとのことだった。患者は7か月後に死亡した。剖検では，特に皮質領域に広範にLewy小体が認められ，びまん性Lewy小体病（diffuse Lewy body disease：DLBD）の病理診断となった。

もっと早く気づけたのでは？

最初の評価は，頸部後屈や体幹の筋強剛など，運動症状を主体に行われた。これらの症状はPSPと関連することが多い。しかし，幻覚や認知機能の変動は，タウオパチーよりもむしろシヌクレイノパチーと関連することが多いため（Case 23参照）［Bertram and Williams, 2012; Williams et al., 2008］，この点に注目すれば，早い段階でLewy小体型認知症（dementia with Lewy bodies：DLB）を疑うきっかけになったはずである。

眼球運動障害については？

パーキンソニズムと認知機能障害がある場合，眼球運動障害はPSPを強く示唆する。しかし，意識レベルや注意力の低下により患者が指示に従えない場合は，所見の信頼性が問題になる。そしてこの問題は，他の認知・運動領域の評価にも当てはまる。本症例では，妻が診察中に「普段と違う状態です」と言っていたが，これは以前に妻が認知機能の変動があると言っていたのと同じ症候，と解釈されるべきであった。この病歴を適切に解釈すれば，眼球運動障害よりも（Video 8.1では頭位変換眼球反射の手技で，垂直方向の眼球運動が改善されないことが確認できる），認知機能の変動に注目して評価することができただろう。

解説

覚醒度の変化や注意の持続性を認識するのは容易で

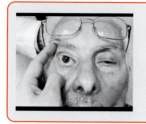

Video 8.1
診察では，顕著な頸部後屈と表情の乏しさ（hypomimia）が認められる。目を動かすように指示されても従うことができない。診察中，意味不明なことをつぶやいている。動画の最後に患者の妻が，いつもはこんな状態ではないと言っていることに注目すべきである。

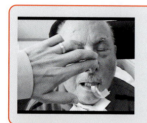

Video 8.2
5年後の評価でも，同様の結果が得られている。また，介護者が，患者の動ける能力が変動すると言っていることに注目すべきである。

表 8.1 覚醒度と持続的注意が変動する原因

カテゴリー	例
薬物	抗コリン薬（オキシブチニンなど） 鎮静薬（ベンゾジアゼピン，オピオイド，抗ヒスタミン薬など） 薬物乱用（アルコール，オピオイドなど） 離脱（アルコール，ベンゾジアゼピンなど）
感染	敗血症 脳炎/髄膜炎 尿路感染症
代謝異常	電解質異常（低ナトリウム血症，高カルシウム血症など） 内分泌異常（甲状腺機能低下症，副腎不全など） 高血糖，低血糖
臓器障害	心不全 腎不全 肝不全 肺疾患
その他	高血圧/低血圧 てんかん発作 睡眠時無呼吸

はないが，認知機能障害の評価において極めて重要である。覚醒度は，反応性と覚醒（wakefulness）の程度であり，他のすべての認知的行動のために必要な基盤である。注意は，「そのときの必要に応じて認知機能を優先的に配分すること」と定義できる［Mesulam, 2010］。これはさらに，持続的注意，選択的注意，分割的注意の3つに分類することができる。持続的注意（vigilance）は，長時間にわたって注意を維持する能力を指す。また選択的注意とは，1つの刺激に集中し，競合する他の刺激への意識を抑制する能力をいう。分割的注意とは，一度に複数の課題に対応する能力を意味する。選択的注意と分割的注意は，遂行機能と大きく重なる。

認知機能の評価では，対象者が完全に覚醒しており，正常に注意を持続できる状態であることが前提となっている。覚醒度や持続的注意が低下しているときには，検査の成績低下がそれぞれの認知領域の機能を反映しない可能性があり，認知機能検査の結果の信頼性が低くなる［Escandon et al., 2010］。臨床的には，診察中に患者が眠そうにしていたり，質問を何度も繰り返す必要があったりする場合に，覚醒度の低下を疑う。数字の順唱，抹消課題，Trail Making Test Part A（TMT-A）などの単純な注意力の検査に異常がある状況では，覚醒や持続的注意の障害が懸念される。

認知機能の変動は DLB でよくみられる特徴であり，日中の眠気，過度の昼寝，長時間の空間凝視（ぼんやりしている），無秩序な発言などがよくみられる。これらの変動は突然出現し，そのときに行っていたことが中断される。変動の周期，持続時間，重症度は，同じ患者であってもさまざまである［McKeith et al., 1996］。てんかん発作とは異なり，運動や感覚の変化はなく，介護者は患者に呼びかけることで状態を中断できることがある［Matar et al., 2019］。特に初期に認知機能の変動があることは，DLB を Alzheimer 病（AD）を含む他の神経変性疾患と鑑別するのに役立つ［Ferman et al., 2004］。血圧の低下や起立性低血圧は一過性の認知機能障害の原因となる

が，治療可能な病態である［Riley and Espay, 2018］。しかし，認知機能の変動を，あらゆるタイプの認知症患者によくみられる軽微な日内変動や日中・夜間変動（sundowning），あるいは認知機能の負荷が増すことによる認知機能障害の顕然化と混同してはならない。「ある時は思考がはっきりしているようだったのに，その後混乱するようなことがありますか？」という質問は，ADとDLB患者の介護者の75%が「はい」と答えてしまうため，認知機能の変動があるかどうかの判断には役立たない［Bradshaw et al., 2004］。変動の特徴を把握するために，複数の質問票や日記が開発されている。Clinician Assessment of Fluctuation（CAF），One Day Fluctuation Assessment Scale，Mayo Fluctuations Composite Scale などである［Ferman et al., 2004; Walker et al., 2000］。最後に，覚醒度や持続的注意の低下はせん妄の特徴でもあり，評価の初期段階で除外する必要がある。さらに，せん妄がなくても，他の病態が覚醒度や持続的注意の変動を引き起こしたり，これらに影響を及ぼしたりすることもある（表8.1）。

診断

Lewy 小体型認知症（DLB）

幻覚や認知機能の変動は，背景にあるシヌクレイノパチーを示唆する。診察中の覚醒や注意力の低下は，診察所見の解釈に影響する。

文献

Bertram, K. and Williams, D. R. 2012. Visual hallucinations in the differential diagnosis of parkinsonism. *J Neurol Neurosurg Psychiatry* 83(4)448-452.

Bradshaw, J. et al. 2004. Fluctuating cognition in dementia with Lewy bodies and Alzheimer's disease is qualitatively distinct. *J Neurol Neurosurg Psychiatry* 75(3)382-387.

Escandon, A., Al-Hammadi, N. and Galvin, J. E. 2010. Effect of cognitive fluctuation on neuropsychological performance in aging and dementia. *Neurology* 74(3)210-217.

Ferman, T. J. et al. 2004. DLB fluctuations: specific features that reliably differentiate DLB from AD and normal aging. *Neurology* 62(2)181-187.

Matar, E., Shine, J. M., Halliday, G. M. and Lewis, S. J. G. 2019. Cognitive fluctuations in Lewy body dementia: towards a pathophysiological framework. *Brain* 1 31-46.

McKeith, I. G. et al. 1996. Consensus guidelines for the clinical and pathologic diagnosis of dementia with Lewy bodies (DLB). *Neurology* 47(5)1113.

Mesulam, M. M. 2010. Attentional and confusional States. *Continuum* 16(4)128-139.

Riley, D. E. and Espay, A. J. 2018. Cognitive fluctuations in Parkinson's disease dementia: blood pressure lability as an underlying mechanism. *J Clin Mov Disord* 5 1.

Walker, M. P. et al. 2000. The clinician assessment of fluctuation and the one day fluctuation assessment scale: two methods to assess fluctuating confusion in dementia. *Br J Psychiatry* 177 252-256.

Williams, D. R., Warren, J. D. and Lees, A. J. 2008. Using the presence of visual hallucinations to differentiate Parkinson's disease from atypical parkinsonism. *J Neurol Neurosurg Psychiatry* 79(6)652-655.

Case 9 "彼女はただやる気がないだけ"

症例

61歳の右利きの女性。5年前から認知機能低下，行動異常，歩行障害が進行している。7年前に父親が亡くなったあと，内向的になり，気力や興味が低下したのが最初の徴候だった。以前は糖尿病のため飲酒を控え，きちんと食事制限をしていたが，1日に1本ワインを飲み，甘い物も食べるようになった。これは，父親の死によるうつへの対処行動なのだと思われていた。抗うつ薬治療 (citalopram 40 mg) を4年間受けていたが，行動異常は増悪した。1日の大半はテレビを見ており，以前の趣味 (ガーデニングと編み物) を楽しむことはもうなくなった。礼節を欠きイライラしやすくなり，また注意が散漫になり，物を散らかすようになり，簡単な作業でも促しや細かい指示を必要とするようになった。金銭管理ができず過度の買い物をしたため，クレジットカードを解約された。夫は，彼女が冷たくなり，家族に関心を示さなくなったと感じた。このような変化はうつ病とアルコール乱用のせいだと考え，家族がアルコールを入手できないようにしたため，突然飲酒を止めた。診察時までの2年間断酒したにもかかわらず，状態は悪化の一途をたどっていた。この1年間，平衡感覚障害を訴えていたが，転倒歴はなかった。彼女自身に発病前の精神病歴はなく，神経疾患の既往や家族歴もなかった。

診察では，感情の変化に乏しく，すぐに気が散る傾向がみられた。平衡感覚障害を訴えたが，認知機能や行動の問題は自分にはないと否定した。悲壮感は否定したが，趣味に興味を感じなくなったことは認めた。身体診察では動作緩慢がみられ，広基性歩行で腕振りがみられなかった。Montreal Cognitive Assessment (MoCA) スコアは21/30点であり，Trail Making，立方体模写と時計描画，数字の順唱・逆唱，音韻流暢性，遅延再生 (単語3つを自由想起でき，2つを多肢選択で再認) で減点された。

うつ病の治療が不十分であったことが原因だろうか？

この患者の症状はうつ病の基準を満たすものの，うつ病の診断にそぐわない部分がいくつかある。まず，悲しみや無価値感，罪責感がないにもかかわらず興味や自発性が失われていることは，うつ病よりもアパシーを示唆する。また，新しく出現した習慣 (例：アルコール乱用，衝動的な買い物) と，性格の変化 (例：無作法，共感の欠如) は通常，うつ病でみられることはない。さらに，認知機能障害のうち，遂行機能に重度の障害がみられ，うつ病で説明できる範疇を超えている (Case 2参照)。最後に，2年間にわたりパーキンソニズムによる歩行障害が進行していることは，神経変性疾患を示唆する。

本症例の進行性の行動と認知機能の変化は，行動障害型前頭側頭型認知症 (behavioral variant of frontotemporal dementia：bvFTD) として矛盾しない。パーキンソニズムは診断基準に入っていないが，病態の進行に伴ってしばしばみられる。脳MRIでは，前頭葉を中心に局所的な萎縮が認められ (図9.1)，bvFTDの臨床診断を支持する。

解説

アパシーは意欲の低下を特徴とする症候群であり，内外の刺激に対する反応の変化として現れる [Robert et al., 2009]。症候群としてのアパシーは，行動，認知，感情の領域に及ぶ (表9.1) [Robert et al., 2009]。アパシーは，神経変性疾患，脳卒中，頭部外傷の患者によくみられる [Lanctôt et al., 2017]。神経変性疾患では，アパシーは発症時から存在するこ

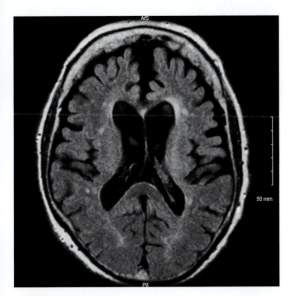

図 9.1 本症例の頭部 MRI 画像：FLAIR 水平断
前頭葉の萎縮を認める。

とが多く，うつ病と誤診されやすい。アパシーは介護の負担を増やすだけでなく，患者の安全，自立，QOL に大きな悪影響を及ぼす[Chow et al., 2009]。

患者はアパシーの病識が乏しいことが多い。介護者は，うつ病や動きにくいためととらえてしまうことがある。アパシーとうつ病は共存することもあるが，治療のうえでは両者を区別することが重要である（表 9.2）。意欲の低下を背景に，悲嘆（＝気分障害），絶望感，罪責感，希死念慮（＝うつ病の認知症状）がない場合は，うつ病よりもアパシーを疑うべきである[Stanton and Carson, 2016]。アパシーを伴わないうつ病，うつ病を伴わないアパシー，両者の併発（"apathetic depression"）でそれぞれ治療が異なる。セロトニン・ノルアドレナリン再取り込み阻害薬（SNRI）などの賦活系抗うつ薬はアパシーの第一選択薬となるが，選択的セロトニン再取り込み阻害薬（SSRI）はアパシーを悪化させる可能性がある[Wongpakaran et al., 2007]。治療用量で少なくとも 2 か月間試しても効果がない場合は，内服を中止するべきである。アパシーで障害される領域（行動，認知，感情）を特定することは，治療方針を決める助けとなるが，このアプローチのエビデンスは，ケースレポートやケースシリーズ（表 9.1）に限られている[Marin et al., 1995]。さらに非薬物療法としては，ルーチンの確立や促しなどが推奨されている。

診断

アパシーを呈する行動障害型前頭側頭型認知症（bvFTD）

表 9.1 アパシーで障害される領域：それぞれの臨床的特徴と治療

	行動	認知	感情
臨床的特徴	自発的行動の障害 ・会話を始められない ・基本的な日常的活動ができない 周囲の状況に応じた行動の障害 ・会話に応じない ・社会的活動に参加しない	認知の惰性 ・自発的な考えがない ・新しい刺激に興味がない ・好奇心がない	自発的な感情がない ・感情鈍麻 ・感情喪失の訴え 外界からの刺激に対する感情的反応がない ・身近な事柄への感情の欠如
薬物治療	ドパミン作動薬*A ・プラミペキソール ・ロピニロール ・ロチゴチン ・piribedil	コリンエステラーゼ阻害薬*B ・ドネペジル ・リバスチグミン ・ガランタミン	ドパミン作動薬*A ・プラミペキソール ・ロピニロール ・ロチゴチン ・piribedil メチルフェニデート amphetamine bupropion

＊A　ドパミン作動薬は衝動制御障害や精神症状のリスクがあるため，特に前頭側頭型認知症，認知症を伴う Parkinson 病・伴わない Parkinson 病，Lewy 小体型認知症においては注意して使う必要がある。
＊B　コリンエステラーゼ阻害薬は，前頭側頭型認知症には推奨されない。

表 9.2 うつ病・アパシーに特異的または共通する点とそれぞれの治療

うつ病	アパシー	両者共通
・悲嘆 ・罪責感 ・絶望感 ・厭世 ・自責 ・気分の日内変動 ・不安 ・希死念慮	・自発性の低下 ・活動参加に対する興味喪失 ・感情的無関心 ・感情的反応の低下 ・他者への関心の欠如	・精神運動遅滞 ・無快楽症(anhedonia) ・活力の欠如 ・興味の低下/一般的な事柄を追及しなくなる
治療		
・SSRI 　◦セルトラリン 　◦citalopram ・SNRI 　◦ベンラファキシン 　◦デュロキセチン ・bupropion	・ドパミン作動薬*A 　◦プラミペキソール 　◦ロピニロール 　◦ロチゴチン 　◦piribedil ・コリンエステラーゼ阻害薬*B 　◦ドネペジル 　◦リバスチグミン 　◦ガランタミン ・メチルフェニデート ・amphetamine ・bupropion	・SNRI 　◦ベンラファキシン ・複数の薬物の組み合わせ 　（左記の薬物のうち SSRI 以外）

SNRI：セロトニン・ノルアドレナリン再取り込み阻害薬，SSRI：選択的セロトニン再取り込み阻害薬
*A　ドパミン作動薬は衝動制御障害や精神症状のリスクがあるため，特に前頭側頭型認知症，認知症を伴う Parkinson 病・伴わない Parkinson 病，Lewy 小体型認知症においては注意して使う必要がある．
*B　コリンエステラーゼ阻害薬は，前頭側頭型認知症には推奨されない．

Tip
うつ病の悲嘆や認知症状がないにもかかわらず，興味や自発性がない場合，うつ病よりむしろアパシーを疑う必要がある．アパシーの領域を特定することは，マネジメントの指針になる．

文献

Chow, T. W. et al. 2009. Apathy symptom profile and behavioral associations in frontotemporal dementia vs dementia of Alzheimer type. *Arch Neurol* 66(7)888-893.

Lanctôt, K. L. et al. 2017. Apathy associated with neurocognitive disorders: recent progress and future directions. *Alzheimers Dement* 13(1)84-100.

Marin, R. S. et al. 1995. Apathy: a treatable syndrome. *J Neuropsychiatry Clin Neurosci* 7(1)23-30.

Robert, P. et al. 2009. Proposed diagnostic criteria for apathy in Alzheimer's disease and other neuropsychiatric disorders. *Eur Psychiatry* 24(2)98-104.

Stanton, B. R. and Carson, A. 2016. Apathy: a practical guide for neurologists. *Pract Neurol* 16(1)42-47.

Wongpakaran, N., van Reekum, R., Wongpakaran, T. and Clarke, D. 2007. Selective serotonin reuptake inhibitor use associates with apathy among depressed elderly: a case-control study. *Ann Gen Psychiatry* 6 7.

Case 10 見ているのに見えてない

症例

56歳の右利き男性。3年前から徐々に物が見えにくくなった。最初に気づいたのは，パソコン画面での読みにくさで，文字や単語の取り違いによるものだった。さらに，物をいったん下に置くと探すのが困難で，特に物と物の間に置いたときに顕著だった。家族によると服を着るのが難しそうだったが，自分では大したことはないと思っていた。物や顔を認識することにも問題を感じていなかった。本人も家族も，記憶には問題ないという。本人は言葉がちょっと出にくいことを認めたが，それを除けば言語については正常だと感じていた。患者自身は気分の不調は感じないと言い，家族もそれに同意した。視力障害のために運転をあきらめたので，息子と同居することになった。

診察では，視覚性運動失調（視覚的に上肢が対象物に到達する動作の障害），眼球運動失行（随意的に眼球運動を開始することの障害），同時失認（情景の細部の認知はよいが，全体を把握できない）が著明であった。四肢の失行はなかった。Montreal Cognitive Assessment（MoCA）のスコアは 19/30点で，Trail Making，立方体の模写，時計描画，数字の逆唱，シリアルセブン*1，遅延再生（単語3つを自由想起でき，2つを多肢選択で再認）で減点された。

眼科に紹介するべきか？

ほとんどの症状が視覚に関係しているが，これは眼科病変を意味しない。逆に，同時失認，視覚性運動失調，眼球運動失行は，両側頭頂後頭葉の損傷に伴うBalint症候群を示唆する。さらに，この患者には失算と着衣失行が認められ，これらも頭頂葉の病変を示唆する。

標準的な神経心理学的検査によって，視空間認知の障害が明らかになった。Visual Object Spatial Perceptual Batteryでは，断片化された文字10個すべてが見えず，立方体を数えることもできなかった。有名人の相貌認知は 9/10点であった。Sydney Language Batteryの物品呼称では 19/30点で，失名辞が示唆された。色名呼称と色識別能は保たれていた。一方，Auditory Verbal Learning Test（AVLT）では平均的な成績だった。

MRIでは両側頭頂葉の萎縮がみられ，FDG-PET（fluorodeoxyglucose positron emission tomography）では両側頭頂後頭葉の低代謝がやや右優位にみられた（**図10.1**）。臨床症状と後方領域での代謝の低下は，後部皮質萎縮症（posterior cortical atro-

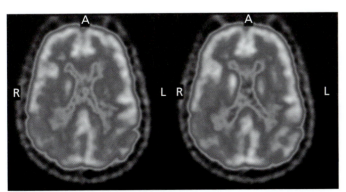

図10.1 本症例のFDG-PET画像
両側頭頂後頭葉の低代謝がやや右優位にみられる。カラー図は口絵（197ページ）を参照。

phy：PCA）を示唆する所見である。アミロイド PET では中等度のアミロイドβ沈着を認め，Alzheimer 病（AD）が示唆された。

解説

PCA は，後頭葉と頭頂葉の神経変性に関連した症候群である［Crutch et al., 2017］。PCA の背景病理と

しては AD が最も頻度が高く，Lewy 小体型認知症（dementia with Lewy bodies：DLB）（しばしば AD との混合病理），大脳皮質基底核変性症，プリオン病が続く［Renner et al., 2004］。診断は両側後頭頭頂葉の臨床画像所見による（**表 10.1**）［Crutch et al., 2017］。

視空間認知の障害は，一次視覚野と視覚の経路に

表 10.1 ▶ 後部皮質萎縮症（PCA）の中核的特徴

臨床的特徴
・潜行性の発症 ・緩徐進行性の経過 ・初期から重度の視覚機能障害があり，その他の後方皮質機能の障害はあってもなくてもよい

認知機能障害の特徴（以下のカテゴリーのいずれかの中から少なくとも 3 つが病初期に存在する）

・側頭–頭頂葉
  ◦ 物体失認
  ◦ 街並失認*A
  ◦ 統覚型相貌失認
  ◦ 失読
  ◦ 同名半盲
・頭頂葉
  ◦ 視空間認知障害
  ◦ 構成失行
  ◦ 四肢の失行
  ◦ 着衣失行
  ◦ Balint 症候群*B
    ▪ 同時失認
    ▪ 眼球運動失行
    ▪ 視覚性運動失調
  ◦ Gerstmann 症候群*B
    ▪ 左右失認
    ▪ 失算
    ▪ 手指失認

相対的に保たれる機能
・前向性の記憶機能 ・発話および非視覚性の言語機能 ・遂行機能 ・行動，パーソナリティー（性格）

神経画像

・後頭側頭部あるいは後後頭頂部の変性
  ◦ MRI での萎縮
  ◦ FDG–PET での代謝低下
  ◦ SPECT での低灌流

除外基準
・症状を説明するに足りる脳腫瘍あるいは局所の腫瘤病変 ・症状を説明するに足りる血管性病変（局在の脳卒中病果を含む） ・視覚入力系の要因（例：視神経，視交叉，視索） ・その他の認知機能障害をきたす原因として同定されるもの（例：腎不全）

FDG–PET：fluorodeoxyglucose positron emission tomography，MRI：magnetic resonance imaging，SPECT：single–photon emission computed tomography

＊A　訳注：原文は environmental agnosia で，よく見知った風景を認識できない症状を指す。近年では landmark agnosia（街並失認）と呼ばれ，限局病果では右海馬傍回，舌状回の損傷でみられることが多い。

＊B　症候群の各要素は独立に数える。失書は Gerstmann 症候群の 1 つであるが，PCA の診断基準には含まれない。

出典：Crutch et al. (2017) より。

関連する多くの障害を含む(Case 29 参照)。幻覚がある場合は，DLB の診断を考慮しなければならない[Josephs et al., 2006]。優位半球の角回が障害されると，失算，左右識別障害，手指失認，失書の組み合わせからなる Gerstmann 症候群がみられることがある[Rusconi, 2018]。しかし，失書は PCA の診断基準には含まれていない。そして，着衣など学習した複雑な動作の障害としてしばしばみられる失行は，優位半球の頭頂葉の変性を反映する。記憶，遂行機能，言語機能は PCA では初期には保たれる[McMonagle et al., 2006]。視覚処理の障害があると，対象物を視覚的に認知することができないのに，対象物を呼称することができないように見えてしまう場合がある(偽性失名辞)。PCA の患者は，普通そのような症状の自覚があり，行動や性格は初期には影響されない[Schott and Crutch, 2019]。

AD による PCA では，神経診察ではわずかなミオクローヌスがみられるくらいで，多くの場合は特記すべき所見はみられない。パーキンソニズムがあり，幻覚，嗅覚異常，REM 睡眠行動異常がみられる場合にはむしろ DLB が示唆される[Ryan et al., 2014]。ミオクローヌス，ジストニアや他人の手徴候などの運動症状に左右差が大きい場合には，大脳皮質基底核変性症が疑われる[Ryan et al., 2014]。進行が急速なときにはプリオン病，特に Heidenhain 変異型の Creutzfeldt-Jakob 病の可能性が浮上し，その場合はちょっと驚くような視覚の歪みを伴うことがある[Crutch et al., 2017]。

構造画像では頭頂後頭葉優位の萎縮がみられる一方で，海馬はしばしば保たれる。FDG-PET では頭頂後頭皮質の低代謝がみられる[Nestor et al., 2003]。アミロイド画像は，背景病理が AD であるかを決定するのに有用である。PCA は後方皮質領域の局所的な神経変性を反映すると考えられるが，AD 病理による PCA でもアミロイドの沈着は多くの場合びまん性にみられるため，アミロイド画像でアミロイド病理による臨床病型を区別することには限界がある[Rosenbloom et al., 2011]。これはタウ画像で臨

表 10.2　後部皮質萎縮症患者の自宅環境調整についての提案

環境を単純化する

- 適切な照明(特に夕暮れ時)
- 使わない物を取り除き，通路を片付ける
- 安全でない家具(背の低い椅子など)，ラグ，マットなどを取り除く
- 必要であれば鏡に覆いをする。視覚に問題のある患者はしばしば鏡を認識できない
- 洗剤など清掃用品を食材から遠ざける
- わかりやすい場所に携帯電話，鍵，ノート，大きなホワイトボード，黒のマーカーを置く

物品を見分けやすくする

- 部屋のドア，引き出し，棚に黄色の紙に黒字でラベルを付ける
- ドア枠や電灯のスイッチを壁紙の色と違う目立つ色にする
- トイレ，台所，リビング，洗面所など重要な場所へ行く廊下に，対比色を使ったテープを貼る
- 物品が背景から浮き出るように無地単色のものを使う(例：明るい色のテーブルマットに暗い色の皿)

配置を維持する

- 使用する物品の配置をきちんと決める(例：食事のときの食器や浴室の物品)

追加の安全対策

- 階段に手すりや安全柵を付ける
- 階段の各段の辺に，対比色のテープや塗装を施す
- 滑り止めのついたバスマット，浴室には目立つ手すり
- 数字が見やすい電話機，短縮ダイヤルの設定
- 緊急通報用番号とよくかける電話番号を短縮ダイヤルに設定し，わかりやすいよう触るだけでわかるマークを付ける

出典：Schott and Crutch(2019)より。

床症状に関連する領域に，より有意な信号がみられるのと対照的である[Ossenkoppele et al., 2015]。ADの髄液バイオマーカーは，アミロイドの背景病理を検出するのに有用である。しかし，総タウおよびリン酸化タウの値は，PCAでは典型的なADほど高くないことには注意が必要である。この差は神経変性の程度に起因する[Paterson et al., 2015]。

PCAのマネジメントは対症療法にとどまり，背景病理に依存する。ADかDLBが疑われる場合は，コリンエステラーゼ阻害薬とメマンチンによる治療が適切である。患者は自らの障害に対して自覚があるので，抑うつと不安を適切に評価し治療する必要がある。治療のほかに，罹患しているのがどのような病気で，これからどうなるのか，ということを患者と介護者に説明することが非常に重要である。患者の現在および将来予想される問題点に対して，安全を優先して適応する必要性を強調する必要がある（**表 10.2**）。ほとんどの患者は診断の時点では運転していないが，運転している場合には，評価を総合的かつ頻回に行う必要がある。

診断

Alzheimer 病（AD）による後部皮質萎縮症（PCA）

Tip

進行性の視空間認知障害と失認，失行，Gerstmann 症候群に遭遇したときには，後部皮質萎縮症を考慮しなければならない。Alzheimer 病の頻度が高いが，パーキンソニズムや著しい左右非対称の所見がある場合は，それぞれ Lewy 小体型認知症や大脳皮質基底核変性症を考慮する。

文献

Crutch, S. J. et al. 2017. Consensus classification of posterior cortical atrophy. *Alzheimers Dement* 13(8)870-884.

Josephs, K. A. et al. 2006. Visual hallucinations in posterior cortical atrophy. *Arch Neurol* 63(10)1427-1432.

McMonagle, P., Deering, F., Berliner, Y. and Kertesz, A. 2006. The cognitive profile of posterior cortical atrophy. *Neurology* 66(3)331-338.

Nestor, P. J. et al. 2003. The topography of metabolic deficits in posterior cortical atrophy (the visual variant of Alzheimer's disease) with FDG-PET. *J Neurol Neurosurg Psychiatry* 74(11)1521-1529.

Ossenkoppele, R. et al. 2015. Tau, amyloid, and hypometabolism in a patient with posterior cortical atrophy. *Ann Neurol* 77(2)338-342.

Paterson, R. W. et al. 2015. Dissecting IWG-2 typical and atypical Alzheimer's disease: insights from cerebrospinal fluid analysis. *J Neurol* 262(12)2722-2730.

Renner, J. A. et al. 2004. Progressive posterior cortical dysfunction: a clinicopathologic series. *Neurology* 63(7)1175-1180.

Rosenbloom, M. H. et al. 2011. Distinct clinical and metabolic deficits in PCA and AD are not related to amyloid distribution. *Neurology* 76(21)1789-1796.

Rusconi, E. 2018. Gerstmann syndrome: historic and current perspectives. *Handb Clin Neurol* 151 395-411.

Ryan, N. S. et al. 2014. Motor features in posterior cortical atrophy and their imaging correlates. *Neurobiol Aging* 35(12)2845-2857.

Schott, J. M. and Crutch, S. J. 2019. Posterior cortical atrophy. *Continuum* 25(1)52-75.

---

*1 訳注：100から7を引き算していく課題。MoCAでは100-93-86-79-72-65まで施行し，1問正答で1点，2～3問正答で2点，4～5問正答で3点となる。

Part 3

病歴にある重要な手掛かりを見逃す

Case 11　明白になるきっかけ

Case 12　知らぬ間におかしくなる？

Case 13　病気が急に進んだ

Case 14　記憶障害の正しい徴候を見抜く

Case 15　家族歴って大切

Case 11 明白になるきっかけ

症例 75歳の右利きの女性。9か月前からの進行性の認知機能障害を主訴に来院した。子供たちによると，最初の異変は突然左の視野が見えなくなったことであった。病院を受診して，右後頭葉の脳梗塞に伴う左同名半盲と診断された。入院中は混乱した様子で，母親の家にいると主張していた。画像検査を再度行ったが変化はみられず，代謝性・感染性の原因もなかった。意識レベルは退院までにはもとの状態に戻ったが，子供たちによると退院後は徐々に悪化した。最近の出来事を忘れることが多くなり，同じ質問や発言を繰り返すようになった。これらの症状と脳梗塞の発症が同時期であったため，脳梗塞後の認知症と診断された。

脳梗塞から9か月後の診察では，意識は清明で人と場所の見当識は保たれていたが，1段階命令にしか従うことができなかった。発話は流暢だったが，会話は迂遠であった。わずかな左下四分盲のほかは，特に異常所見はなかった。認知機能評価では記銘障害がみられた。10単語の記憶課題で，3回の試行のあとでも3単語しか想起できず，同じ3単語しか再認できなかった。呼称と語流暢性に障害があり，流暢性は音韻流暢性よりも意味流暢性が障害されていた。視空間認知は正常範囲内であった。脳MRIを再検したが視床病変（後大脳動脈領域の脳梗塞で起こることがある）を認めず，前回と変化はないとされたが，よく見ると海馬を含む全般性の萎縮が軽度に認められた（図11.1）。

脳梗塞の病変部位から認知機能の変化を説明できるか？

後頭葉の脳梗塞は，認知機能障害や行動障害ではなく，一次視覚障害をきたすことが多い。本症例の脳梗塞は四分盲を引き起こした。梗塞の再発がないにもかかわらず，認知機能障害が進行し，海馬の萎縮がみられていることからは，神経変性疾患が疑われ，おそらくAlzheimer病である。

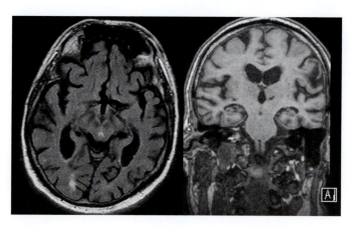

図11.1 本症例の脳MRI像：FLAIR水平断と冠状断

右後頭葉の脳梗塞後のグリオーシスとびまん性の皮質の萎縮が水平断でみられ，両側海馬の萎縮が冠状断でみられる。

■ 脳梗塞後に突然，認知機能が低下したことをどう説明するか？

認知機能が以前から緩徐に低下していて，たまたま起こった急な出来事をきっかけに，その症状が顕在化したという可能性は常に考える必要がある。緩徐に進行する神経変性疾患で，患者の家族が，突然または急速に認知機能が低下したと表現することは珍しいことではない。感染症や代謝異常など関連のない病態が，神経変性疾患の症状が顕在化する閾値を下げることがある。ただし，ある時期以前には認知機能が正常だったと判断する前に，いくつか考慮すべきことがある。1つ目は，発症前の活動や普段の様子である。認知機能障害がある人は，新しい活動に取り組むよりも，より容易で面倒の少ない，決まったルーチンを好む傾向がある。社交行事や転居などの新しい環境や，新しい携帯電話の使用といった作業に適応するのが困難ということが，認知機能障害の最初の徴候であることがある。2つ目は，家族や介護者が患者の能力の変化にどの段階でどのように気づくか，ということである。この症例では，脳梗塞を契機に子供たちが患者の普段の行動に注意するようになったため，患者の認知機能の変化に気づいた。

本症例では，子供たちは脳梗塞前には母親の微妙な変化には気づいていなかったが，彼女の認知機能障害が進行しており，日常の基本的な活動に影響を及ぼしていることに気づいた。おそらく，脳梗塞になる前の数年間，患者の認知機能障害は見過ごされていたのだろう。社会的に孤立し，単純なルーチンだけの生活をしていたために認知機能障害が目立たなかったのである。患者が脳梗塞をきっかけに入院したことで，子供たちがより注意深く観察するようになり，脳梗塞が原因とは考えにくい変化に家族が気づくようになったということだ。

解説

認知機能障害は，急性脳卒中後によくみられる[Godefroy and Bogousslavsky, 2007]。しかし，脳血管障害の程度によって認知機能障害が説明できるかどうかの判断は，かなり難しい[Smith, 2016]。

脳卒中後に認知機能障害が現れると，両者に関連があるように思える。しかし，脳卒中の前から進行していた認知機能の低下を見逃すことはよくあることで，誤診につながる。神経変性疾患の診断を遅らせないためには，患者のもともとの認知機能についてしっかり聴取することが常に重要である。急な出来事の前の認知機能は，本当に正常だったのだろうか。何でも自分でできていたのか，それとも決まったルーチンのみを繰り返していたのではないか。Informant Questionnaire on Cognitive Decline in the Elderly（IQCODE）といった質問票は，このようなときに有用だろう[Jorm, 1994]。簡略版は自由に利用できる（表11.1*1）[Jorm, 1994]。

脳卒中の数，大きさ，部位は，脳卒中後の認知機能障害のリスクに影響する。単一の"戦略的な"部位の脳梗塞*2により，特定の認知機能障害がみられることが知られている。大脳皮質の脳卒中でより明確に病巣と機能障害との関連がみられるが[Godefroy and Bogousslavsky, 2007]，皮質下の脳卒中でも，種々の認知・行動障害を呈することがある（表11.2）[Ferro, 2001; Godefroy and Bogousslavsky, 2007; Mori, 2002]。脳卒中のあと，認知障害は改善または不変であることが多いが，視床梗塞では，注意や認知機能が変動することが報告されている[Schmahmann, 2003]。また，視床梗塞は記銘だけでなく，想起も含めた記憶障害（すなわち，前向性健忘と逆向性健忘）を呈することがある。乳頭体視床路の障害により，作話を伴う症例もある[Schmahmann, 2003]。

診断

関連のない急な出来事のあとに顕在化したAlzheimer型認知症

認知機能と関連しない脳部位の障害では，認知機能障害は起こりにくい。急な出来事のあとに，認

表 11.1 日本版 16-Item Informant Questionnaire on Cognitive Decline for the Elderly（J-IQCODE 16）

ご友人やご家族の 10 年前を思い出していただき，それと現在の様子と比べてください。10 年前というのは，＿＿＿＿年です。以下にはご本人の記憶力や生活上の能力が必要な場面が挙げられています。それぞれの場面でご本人の能力が過去 10 年間で改善しているか，変わらないか，悪化しているかをご回答ください。現在と 10 年前の状態の比較が重要であることに気をつけてください。たとえば 10 年前，『本人がものをどこに置いたかをいつも覚えておらず』，かつ『現在でもそう』である場合には，この質問に対する回答は「あまり変わらない」となります。あなたから見た変化について，あてはまる回答に丸をつけて示してください。

ご本人の 10 年前と比較して：		1	2	3	4	5
1	家族や友達の職業，誕生日，住所などを覚えている能力	大きく改善	少し改善	あまり変わらない	少し悪化	大きく悪化
2	最近の出来事を覚えている能力	大きく改善	少し改善	あまり変わらない	少し悪化	大きく悪化
3	会話の内容を数日経っても覚えていて思い出す能力	大きく改善	少し改善	あまり変わらない	少し悪化	大きく悪化
4	自分の住所・電話番号を覚えている能力	大きく改善	少し改善	あまり変わらない	少し悪化	大きく悪化
5	今日が何月何日かを覚えている能力	大きく改善	少し改善	あまり変わらない	少し悪化	大きく悪化
6	普段使う物の定位置を覚えている能力	大きく改善	少し改善	あまり変わらない	少し悪化	大きく悪化
7	物を定位置と違う場所に置いても，置いた場所を覚えている能力	大きく改善	少し改善	あまり変わらない	少し悪化	大きく悪化
8	使い慣れた家庭用機器の使い方がわかる能力	大きく改善	少し改善	あまり変わらない	少し悪化	大きく悪化
9	使い慣れていない，新しい家庭用機器の使い方を覚える能力	大きく改善	少し改善	あまり変わらない	少し悪化	大きく悪化
10	全般的に見た際に，新しいことを学ぶ能力	大きく改善	少し改善	あまり変わらない	少し悪化	大きく悪化
11	本やテレビの内容を追う能力	大きく改善	少し改善	あまり変わらない	少し悪化	大きく悪化
12	日常的な事柄についての決定を行う能力	大きく改善	少し改善	あまり変わらない	少し悪化	大きく悪化
13	買い物のお金を扱う能力	大きく改善	少し改善	あまり変わらない	少し悪化	大きく悪化
14	年金，銀行との取引などの財産管理上の問題を処理する能力	大きく改善	少し改善	あまり変わらない	少し悪化	大きく悪化
15	どのくらい食べ物を買えばいいか，家族や友人が訪ねて来た際にどれくらい久しぶりに再会したかなどの，日常生活上の数的問題を処理する能力	大きく改善	少し改善	あまり変わらない	少し悪化	大きく悪化
16	自分の頭で考えて周りで何が起こっているかを理解し，物事を推測する能力	大きく改善	少し改善	あまり変わらない	少し悪化	大きく悪化

J-IQCODE 16 score（　　）＝質問項目の合計点数/16

出典：江頭柊平 ほか．脳卒中発症前認知症を診断するための日本版 16-Item Informant Questionnaire on Cognitive Decline for the Elderly（J-IQCODE 16）開発．臨神経 2023; 63: 279 より許可を得て転載．

表 11.2 脳卒中による皮質下病変の部位ごとの認知機能・行動障害のパターン

脳卒中の病変部位	認知機能・行動障害
視床-前方	健忘，無為，無視，非流暢性失語
視床-傍正中	意識レベル低下，健忘，無為，作話
視床-後方	流暢性失語，無視
尾状核	遂行機能障害症候群，注意維持障害，アパシー，不穏
被殻	失語，無視，アパシー
淡蒼球	無為
内包膝下部	意識レベル低下，無為，遂行機能障害症候群

知機能障害が進行性であることを確認し，その出来事以前の認知機能，その前後の生活状況，介護者の状況把握の度合いなどを慎重に確かめることが，正しい診断のために重要である。

文献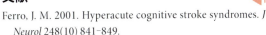

Ferro, J. M. 2001. Hyperacute cognitive stroke syndromes. *J Neurol* 248(10) 841-849.

Godefroy, O. and Bogousslavsky, J. 2007. *The Behavioral and Cognitive Neurology of Stroke*. Cambridge, UK: Cambridge University Press.

Jorm, A. F. 1994. A short form of the Informant Questionnaire on Cognitive Decline in the Elderly (IQCODE): development and cross-validation. *Psychol Med* 24(1) 145-153.

Mori, E. 2002. Impact of subcortical ischemic lesions on behavior and cognition. *Ann N Y Acad Sci* 977 141-148.

Schmahmann, J. D. 2003. Vascular syndromes of the thalamus. *Stroke* 34(9) 2264-2278.

Smith, E. 2016. Vascular cognitive impairment. *Continuum* 22(2) 490-509.

---

*1 語注：IQCODEの簡略版として，ここでは日本版(J-IQCODE)を示す。

*2 訳注：単一の限局した脳梗塞で認知症が出現するようなものは，戦略的脳梗塞 (strategic infarct) と呼ばれている。

Case 12 知らぬ間におかしくなる？

症例 57歳の右利きの女性。記憶がなくなる発作を4回起こしたため外来を受診した。最初は6か月前で，娘の家にいるときだった。突然，自分のいる場所と状況がわからなくなったのである。自分が誰であるかはわかっており，娘のことも認識できた。娘が何度も居場所を教えたが，それでも「ここはどこ？」と繰り返し尋ねた。救急外来を受診したが，その45分後に意識は元通りになり，見当識障害があったことも覚えていた。神経学的所見，血液検査，脳MRI，脳波には特に異常はなかった。一過性全健忘(transient global amnesia：TGA)の診断で帰宅となった。その後，2か月間に同様のエピソードを3回も繰り返した。患者は高血圧に対してアムロジピンを内服していた。外来受診時の診察でも，特に異常はなかった。

この病歴は一過性全健忘に矛盾しないか？

TGAの再発はまれであり，特に数か月以内に再発することはかなり珍しい。これだけでも，別の診断を考える必要がある。さらに，今回のエピソードの持続時間は，通常TGAで観察されるよりも短い。また，TGA患者は記憶が完全に途切れていると訴えることが普通であり，発作中のことを思い出せるのは，TGAの診断におけるもう1つのレッドフラッグである。これらの特徴は，TGAではなく一過性てんかん性健忘(transient epileptic amnesia：TEA)を示唆する[Butler et al., 2007]。前兆(例：嗅覚性幻覚)，自動症(例：舌なめずりや口をもぐもぐさせる)，目が覚めたときに症状が起こるかなど，てんかんを示唆する病歴をさらに問診する必要がある。脳MRIと脳波検査は繰り返す必要がある。異常の検出率を上げるために，脳波検査はできれば睡眠不足の状態で行うべきである。

　本症例の場合脳MRIでは形態上の異常はなく，断眠時の脳波検査でてんかんを示唆する側頭葉の棘波が認められた。ラモトリギンの投与を開始し，125mg1日2回まで漸増した。6か月の経過観察の間，同様の発作はなかった。

解説

TGAは一過性健忘症候群の古典的な例であり，典型的には50〜70歳で発症する[Bartsch and Butler, 2013]。病態生理はよくわかっていないが，海馬のCA1領域が関与するという点ではコンセンサスが得られている[Bartsch and Deuschl, 2010]。突然発症の記銘(新しい記憶の形成)障害が大きな特徴である。通常，自伝的記憶も障害され，古い記憶よりも最近の記憶のほうが影響を受けやすい。意味記憶と手続き記憶は一般に保たれる。患者は，自身が誰のかは理解しているが，場所と状況の見当識を失う。それゆえ，「ここはどこ？」「ここで何をしているんだろう」と何度も問いかけて，場所と状況を思い出そうとする。患者は何かがおかしいと感じても，自分の障害には気づいていないため，大きな不安と興奮に襲われる。頭痛，嘔気，めまいがみられることもある。それ以外には，認知・身体症状はない。エピソードは(24時間後までに)自然消失し，ほとんどの症例では4〜8時間で消失する。回復は完全で症状は残らない。しかし，患者は発作中に起こったことや，発作が始まった瞬間を思い出すことができない。目撃者に聞くと，発作前に身体的(例：冷たい水に飛び込む)または感情的(例：悲しい知らせを受ける)なストレスがあったことが確認される場合がある。再発はまれで，2，3回目の発作を起こ

表 12.1 一過性健忘症候群の鑑別疾患の臨床的特徴

	一過性全健忘（TGA）	一過性てんかん性健忘（TEA）	機能性健忘
前向性記憶	障害される	障害される	正常またはわずかに障害される
逆向性記憶	古い記憶よりも最近の記憶が障害される	古い記憶よりも最近の記憶が障害される	特定の期間の記憶が特に障害される
他の記憶モダリティ（意味記憶，手続き記憶）	保たれる	保たれる	障害されることがある
自己認識	保たれる	保たれる	障害される
持続時間	24時間以内（通常4～8時間）	60分以内	数分～数日
再発	まれ	多い	症例によりさまざま

すのは多くて10％である。通常は，発作中の画像所見に異常はみられないが，エピソードの2～4日後に拡散強調画像およびT2強調画像で海馬のCA1領域に病変が検出されることがあり，14日後には消失する［Lee et al., 2007］。脳波は通常，正常である。

突然発症の健忘症候群を評価するときには，急性期であろうと，症状の改善後であろうと，TGAに類似する病態を考慮する必要がある。最も頻度が高い鑑別診断は，機能性健忘（DSM-5では「解離性健忘」といわれる）とTEAである（**表12.1**）。前者では，逆行性記憶が強く障害される（特定の出来事に対して選択的であることがある）が，一方で新しい記憶を形成する能力は保たれ，患者は本人のアイデンティティーに関する知識も失う（自分が誰であるかわからない，あるいは生年月日などの個人情報を思い出せない）［Markowitsch and Staniloiu, 2016］。手続き記憶（携帯電話の使い方など）の障害や発作持続時間が長いことも，機能性健忘を示唆する大事な手掛かりとなる［Markowitsch and Staniloiu, 2016］。前述したようにTEAの症例では，健忘が目立つことからAlzheimer型認知症と当初は診断されることがある。しかし，健忘のエピソードが発作的・間欠的で，発作間の認知機能が正常であること，海馬の有意な萎縮がないことは，Alzheimer型認知症よりもTEAを示唆する。そのほかTGAの鑑別として，海馬や視床前部の戦略的脳梗塞[*1]では，健忘以外

の症状（失語，麻痺など）を呈し，脳MRIで虚血所見を認める［Giannantoni et al., 2015］。中毒・代謝性の病態（鎮静薬，低血糖など）ではTGAと異なり，覚醒度や注意力の低下（せん妄の特徴）を伴うことが多い。一過性の健忘は，頭部外傷や電気けいれん療法（ECT）後にも起こることがある。辺縁系脳炎で健忘を発症することはあるが，発症形式は亜急性であることが多く，健忘以外の行動・認知機能の変化と，MRIで辺縁系の病変がみられるのが一般的である［Bartsch and Butler, 2013］。

診断

一過性てんかん性健忘（TEA）

 Tip

一過性健忘症候群の評価で確認すべき有用な項目は，健忘のパターン（例：前向性，逆向性，意味性），持続時間，再発の有無，本人のアイデンティティーが保たれているかどうかである。すべての症例において，脳MRIと脳波検査を行う意義がある。

文献

Bartsch, T. and Butler, C. 2013. Transient amnesic syndromes. *Nat Rev Neurol* 9(2) 86-97.

Bartsch, T. and Deuschl, G. 2010. Transient global amnesia: functional anatomy and clinical implications. *Lancet Neurol* 9(2) 205-214.

Butler, C. R. et al. 2007. The syndrome of transient epileptic amnesia. *Ann Neurol* 61(6) 587-598.

Giannantoni, N. M. et al. 2015. Thalamic amnesia mimicking transient global amnesia. *Neurologist* 19(6) 149-152.

Lee, H. Y. et al. 2007. Diffusion-weighted imaging in transient global amnesia exposes the CA1 region of the hippocampus. *Neuroradiology* 49(6) 481-487.

Markowitsch, H. J. and Staniloiu, A. 2016. Functional (dissociative) retrograde amnesia. *Handb Clin Neurol* 139 419-445.

＊1 訳注：strategic single infarct dementia という概念があり，脳梗塞による限局病巣により認知症が発症することを指す。本症例で取り上げられている海馬，視床前核群のほか，尾状核，脳弓，内包膝部などが知られる。脳血管障害の病巣がこれらの部位に限局していれば，一般に記憶障害，遂行機能障害など認知機能障害のみで発症するが，ここではある程度広範な脳血管障害病巣により，失語や麻痺を合併する可能性が指摘されている。

Case 13 病気が急に進んだ

症例

75歳の右利きの女性。亜急性の言語障害を主訴に，予約日よりも早く外来を受診した。6年前から進行性の記憶障害があり，2年前にAlzheimer型認知症と診断されている。それまで症状は安定していたが，外来受診の3週間前から徐々に普段より口数が少なくなり，呂律が回らなくなった。初めは疲れのせい（連休で忙しかった）だと思っていたが，さらに症状が悪化したため，かかりつけ医を受診し感染症や代謝異常は除外された。結局，症状の悪化は止まり，以前よりもコミュニケーション能力は低下したものの，家族はそれを新たなベースラインとして受け入れた。受診の3日前に転倒して頭部を打撲して以降，発語はさらに低下し，右手の細かい作業が不自由になった。家族は患者が以前にも転倒したことは認識していたが，頭を打ったのは今回が初めて，と述べている。

診察では疲弊した様子で，発語は非流暢で構音障害があった。その他の所見には変化はなかった。

この症状は，Alzheimer型認知症の進行によるものなのか？

Alzheimer型認知症の後期では進行が速くなることがあるが，この患者の症状の変化は，神経変性疾患の進行では説明できないほど急速である。亜急性に症状が悪化した場合には，別の病態が重なっている可能性を疑うべきである。せん妄の原因となるような尿路感染や肺炎等の感染症，代謝異常，薬物変更などを，ADLが急に低下した際には考慮する。また，転倒歴がある場合，たとえ軽微な頭部外傷もしくは頭は打っていないとしても，硬膜下血腫（subdural hematoma：SDH）や脳血管障害の可能性を考慮する必要がある。

本症例では救急外来でCTを撮像したところ，大きなSDH（慢性血腫に急性出血が加わった）を認めた（図13.1）。緊急ドレナージ術が行われ，術後には覚醒度と発語が改善した。

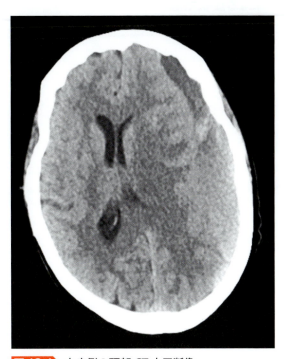

図13.1 本症例の頭部CT水平断像
ミッドラインシフトを伴う大きな左硬膜下血腫（慢性血腫に急性出血が加わった）を認める。

解説

亜急性に状態が悪化する場合，感染症，代謝異常，医原性などの要因を除外し，とりわけ転倒歴があるときには，SDHおよび他の頭蓋内出血を検索すべきである。抗血小板薬や抗凝固薬は，SDHのリスクを高める［Baechli et al., 2004］。SDHを疑うべき所見としては，新規発症の頭痛，痙攣のほか，失語，片麻痺，非対称性の深部腱反射などの局所神経症候

がある。SDHによる症候が出現する時期は，血腫の拡大の速さや脳の萎縮の程度により，転倒後数日〜数週間と幅がある［Starkstein et al., 2005］。認知機能障害のために転倒した記憶がないことや，目撃者がいないことがあるため，転倒歴が聴取できない場合でも血腫の可能性を考える必要がある。

　脳室腹腔シャントを留置している患者では，頭痛の悪化や認知機能の低下がみられたら，転倒歴がなくてもSDHを考慮することが重要である。シャントによる過剰排液でも，SDHが起こりうるからである［Marmarou et al., 2005］。

診断

Alzheimer型認知症，慢性の硬膜下血腫（SDH）に急性出血も加わったことによる症状増悪

 Tip

神経変性疾患において症状が著しく速く進行する場合，感染症，代謝異常，薬物変更，頭蓋内出血などの他の要因を検索する必要がある。

文献

Baechli, H., Nordmann, A., Bucher, H. C. and Gratzl, O. 2004. Demographics and prevalent risk factors of chronic subdural haematoma: results of a large single-center cohort study. *Neurosurg Rev* 27(4) 263-266.

Marmarou, A. et al. 2005. Diagnosis and management of idiopathic normal-pressure hydrocephalus: a prospective study in 151 patients. *J Neurosurg* 102(6) 987-997.

Starkstein, S. E., Jorge, R. and Capizzano, A. A. 2005. Uncommon causes of cerebrovascular dementia. *Int Psychogeriatr* 17(Suppl 1) S51-64.

Case 14 記憶障害の正しい徴候を見抜く

症例

67歳の右利きの女性。3年前から記憶障害の病歴がある。夫によると，まず人の顔がわからなくなり，孫など近親者の見分けがつかなくなった。また，言葉の意味が理解できず困っている様子もみられた。例えば，食材の名前を読んでも意味がわからず，レシピを見て料理をしなくなった。また，会話で同じことの繰り返しや忘れっぽさがみられるようになった。それでも，自分で家計簿をつけ，内服薬を管理し，ほとんどの家事をこなすことができた。1年前の評価では，Montreal Cognitive Assessment（MoCA）のスコアは20/30点で，時計描画，呼称，音韻流暢性，抽象化，遅延再生（自由想起では単語を1つも想起できず，多肢選択で4つを再認）に障害があった。神経心理学検査では言語障害が優位であり，脳MRIでは両側側頭葉の萎縮を認めた（図14.1参照）。早期発症のAlzheimer病と診断され，ドネペジルの投与が始まり，その後メマンチンの投与も開始された。

検査では，歴代と現在の大統領を含む10人の有名人の顔を認識することができなかった。診察では重度の失名辞が認められ，それは呼称課題でより顕著だった。また，言葉の意味や対象物の知識が失われていた（道具の名称や使い方を説明することができない）。復唱と文法は保たれていた。

Alzheimer病で合っている？

人の顔や物品の使い方がわからないため，記憶障害として扱われたが，これらの所見はエピソード記憶の固定の障害というよりも，むしろ意味記憶の障害

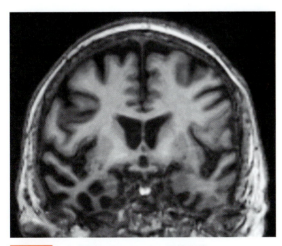

図14.1　本症例の脳MRI T1冠状断像
非対称性の側頭葉萎縮があり，右側頭葉の内側・外側面で左より萎縮が強い。

を示唆するものである。意味記憶の障害は前部および内側側頭葉の萎縮を伴う意味性認知症（semantic dementia：SD）の典型であり，多くの場合，背景病理はTDP-43プロテイノパチーである。一方，エピソード記憶の障害は，海馬の前方および後方の萎縮を伴うAlzheimer病による古典的な健忘症候群（すなわち，記憶の固定障害）の典型である。さらに，この患者の意味記憶障害は，顔の知識〔相貌失認（prosopagnosia）〕などの領域に限局しているが，これは非優位側（右）の側頭葉に局在する症候である。一方，言語特異的な障害は優位側（左）の側頭葉に局在する［Josephs et al., 2008］。この症例が右利きであることを考慮すると，相貌失認で発症したことは，非優位半球である右半球から始まったSDであることが示唆され，画像所見では非対称性（右側頭葉優位）の萎縮がMRIでみられる。物品の知識や相貌認知の障害は，Alzheimer型認知症でも進行期にみられることがあるが，この患者は自立した生活を送っており，進行期のAlzheimer型認知症には当てはまらない。最後に，手掛りの提示が有効であ

ることから，病歴上の物忘れや反復性は，学習の障害や想起の方略の問題である可能性があり，記憶の固定障害というよりは，遂行機能障害と考えられる。このことも，Alzheimer病よりも，前頭側頭葉変性症の1つであるSDであることに合致する。

解説

症候と解剖学的病巣を関連づけて理解することは，認知・行動神経学において最重要事項の1つである。神経変性疾患によって障害される神経細胞に違いがあることから，認知機能障害と脳萎縮の局在パターンを知ることは，背景病理を推定するのに役立つ。また，大脳半球の側性化も重要である。大脳半球機能の特異性に関連して，利き手と言語の症状は重要な項目で，どちらも容易に評価できる。一方，非優位半球(通常は右)の役割である非言語性コミュニケーションや視空間認知は，一般に認識されにくい(表14.1)。このことは，病理学的なプロセスが大脳半球ではなく，(両側の側頭葉など)脳部位に選択的な場合もあるため重要である。

SDの場合，臨床症状は最初に影響を受けた半球に依存する。早期には障害されている側の半球の症状が目立ちやすいが，進行すると両側頭葉が障害され，症状の差は目立たなくなる[Seeley et al., 2005]。優位半球(左)型のSDは，意味型原発性進行性失語(Case 6 参照)そのものであり，家族からみても症候は明らかで発見しやすい[Gorno-Tempini et al., 2011]。一方，神経変性が非優位半球(右)の側頭葉に強い場合，顔の情報処理や行動の変化が出現する[Hodges and Patterson, 2007]。顔の情報処理の障害には，相貌失認，顔を思い出せない，表情を読めない，などがある[Josephs et al., 2008]。行動の変化としては，脱抑制，興奮性，固執や常同性などの特徴がみられる[Kamminga et al., 2015]。社会規範への配慮や共感の欠如があり，これは表情から感情内容を読み取ることができないのと関連している可能性がある[Rosen et al., 2002]。さらに，言葉に関して強迫的になり，しばしばダジャレを言う[Olney et al., 2017]。これらの行動の変化により，非優位半球

表14.1 認知・行動に関する機能の半球側性化

認知領域(部位)	非優位側(右)	優位側(左)
言語(前頭葉，側頭葉)	プロソディー*A 産生と理解	音韻，構文，意味 読み書き
記憶(側頭葉)	視覚性記憶	言語性記憶
認知(側頭葉)	相貌	単語
行為(頭頂葉)	運動の空間的制御	運動スキル学習
視空間(頭頂葉，後頭側頭葉)	両側視野に対する意識 視空間の認知と構成能力	対側視野に対する意識
計算(頭頂葉)	量の推定	計算
遂行機能(前頭葉)	行動の抑制	行動の促進
感情(前頭葉)	抑うつ	高揚

*A 訳注：その言語に特有な速度，リズム，抑揚のことを指す。

型のSDは，行動障害型前頭側頭型認知症(behavioral variant of frontotemporal dementia：bvFTD)との区別が困難である(表14.2)[Kamminga et al., 2015]。しかし，これらは背景の病理が異なるため，区別することは重要である。SDはTDP-43病理と関連することが多く，孤発性のbvFTDはタウ病理と関連することが多い[Josephs et al., 2009]。認知機能や行動の変化の初期症状に焦点を当てた徹底的な病歴聴取が，両者の鑑別に役立つ。さらに，構造画像(MRIなど)および機能画像(FDG-PETなど)により変性パターンの違いを評価することができ，SDでは前部・内側側頭葉の病変が，bvFTDでは前頭葉，特に眼窩面の病変，および外側側頭部の病変がみられる。

診断

初期に右側頭葉が障害された意味性認知症(SD)

Tip

認知機能障害や行動障害の診断では，大脳半球の

表 14.2 右半球型意味性認知症(SD)と行動障害型前頭側頭型認知症(bvFTD)の鑑別点

	右半球型 SD	bvFTD	共通点
初期症状	相貌失認*A 地誌的失認*A 喚語困難	アパシー 遂行機能障害*A	脱抑制 共感の喪失
経過中に出現する症状	相貌失認*A 言語性の意味理解障害*A 強迫的	アパシー ひきこもり 甘いものを好む*A 記憶障害 パーキンソニズム*A	食物の嗜好の変化 セルフケア能力の低下
心理検査で異常がみられる領域	言語 相貌認知*A 視覚性記憶	注意 作業記憶 遂行機能	音韻流暢性 処理速度

＊A 強く示唆する。

側性化を考慮する。優位半球（左）に関連する言語障害や行為の障害は気づきやすく，評価が比較的容易であるが，非優位半球（右）の障害による視空間認知やプロソディーの変化は見落とされがちである。

文献

Gorno-Tempini, M. L. et al. 2011. Classification of primary progressive aphasia and its variants. *Neurology* 76(11) 1006-1014.

Hodges, J. R. and Patterson, K. 2007. Semantic dementia: a unique clinicopathological syndrome. *Lancet Neurol* 6(11) 1004-1014.

Josephs, K. A. et al. 2008. The anatomic correlate of prosopagnosia in semantic dementia. *Neurology* 71(20) 1628-1633.

Josephs, K. A. et al. 2009. Two distinct subtypes of right temporal variant frontotemporal dementia. *Neurology* 73(18) 1443-1450.

Kamminga, J. et al. 2015. Differentiating between right-lateralised semantic dementia and behavioural-variant frontotemporal dementia: an examination of clinical characteristics and emotion processing. *J Neurol Neurosurg Psychiatry* 86(10) 1082-1088.

Olney, N. T., Spina, S. and Miller, B. L. 2017. Frontotemporal dementia. *Neurol Clin* 35(2) 339-374.

Rosen, H. J. et al. 2002. Emotion comprehension in the temporal variant of frontotemporal dementia. *Brain* 125(10) 22862295.

Seeley, W. W. et al. 2005. The natural history of temporal variant frontotemporal dementia. *Neurology* 64(8) 1384-1390.

Case 15　家族歴って大切

症例

58歳の右利きの男性。3年前からの性格変化と平衡感覚の低下のために受診した。社交を避け，身なりを気にかけないようになったことに家族がまず気づいた。さらに以前ほど愛想がなくなり，不適切な発言（例えば，人に面と向かって太っていると言う）が増えた。親族が亡くなったときも無感情な様子であった。最近は整理整頓ができず，仕事にも影響するようになった。歩行が遅くなり，頻繁に転倒するようにもなった。これらの症状にもかかわらず，患者自身は気にかけていない様子だった。神経診察では，左下肢の静止時振戦，両側の左右差のない動作緩慢と上方への眼球運動の制限を認めた。軽度開脚歩行で，素早く方向転換しようとするとふらつく動きがみられた（Video 15.1）。神経疾患の家族歴について尋ねると，父親が最近Parkinson病で亡くなり，5人きょうだいのうち，兄2人が認知症，妹1人が遅発性統合失調症と診断されたという。神経心理学検査を行うと，脱抑制（不適切な応答を抑える能力），流暢性（限られた時間内に単語を挙げる），セットシフティング（異なるタスク間の切り替え）といった遂行機能の顕著な低下を認めた。

■ この患者の経過の特徴は？

進行性にアパシー，共感の欠如，脱抑制，遂行機能障害を呈していることから，行動障害型前頭側頭型認知症（behavioral variant of frontotemporal dementia：bvFTD）が考えられる。パーキンソニズムや眼球運動障害といった運動障害から，進行性核上性麻痺の亜型であるRichardson症候群（Richardson syndrome variant of progressive supranuclear palsy：PSP-RS）も考えられる。これら2つの症候群は前頭側頭型認知症（frontotemporal dementia：FTD）の範疇に含まれ，前頭側頭葉変性症（frontotemporal lobar degeneration：FTLD）を伴う。PSP-RSの背景病理の多くはタウオパチーであるが，TDP-43プロテイノパチーなども除外できない。bvFTDの背景病理には，タウオパチーとTDP-43プロテイノパチーがほぼ同じ頻度でみられる[Josephs et al., 2011]。

■ この症例で，家族歴は何らかのヒントになるか？

一見，家族歴はこの患者の経過とは関連ないようにみえるが，FTDを疑うなら遺伝性の病因も考える必要がある。それゆえ，神経・精神症状の家族歴を詳細に聴取することが重要である。FTLDの場合，同じ遺伝子変異をもっている家族内で多彩な臨床症状がみられることがあるため，特に難しい[Deleon and Miller, 2018]。また，FTLDに関連する症候群はしばしば誤診される。本症例では，患者によると父親がParkinson病，妹が統合失調症ということだが，両者とも正式な評価や剖検による確定診断だったわけではない。つまり，父親と妹では，

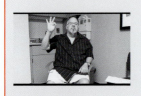

Video 15.1
患者の診察時の様子。両側の左右差のない動作緩慢と左下肢の静止時振戦，上方への眼球運動制限があることに着目。加えて，軽度の開脚歩行と，方向転換時に体全体を使って回転してふらつく動きがみられる。

表 15.1 前頭側頭葉変性症の分子学的分類と関連遺伝子

	FTLD-tau (約40%)	FTLD-TDP (約50%)	FTLD-FET (約9%)	FTLD-UPS (約1%)
沈着蛋白	タウ	TDP-43	FUS EWS TAF15	未同定*A
病理亜型	Pick 病 CBD PSP GGT AGD	サブタイプ A サブタイプ B サブタイプ C サブタイプ D サブタイプ E	aFTLD-U BIBD NIFID	
関連遺伝子	*MAPT*	*C9orf72*(B と A) *GRN*(A) *VCP*(D) *TARDBP*(すべて) *SQSTM1*(A と B) *TBK1*(B) *DCTN1*	*FUS*	*CHMP2B* *UBQLN2*

注：*DCTN1* 変異の TDP-43 病理は，TDP-43 の 4 つの典型的なサブタイプのいずれにも該当しない。
＊A　ユビキチン/プロテアソーム系では陽性となるが，TDP-43 や PET のマーカーでは陰性となる。
aFTLD-U：atypical frontotemporal lobar degeneration with ubiquitin-positive inclusions，AGD：嗜銀顆粒性認知症，BIBD：好塩基性封入体病，*C9orf72*：chromosome 9 open reading frame 72 gene，CBD：大脳皮質基底核変性症，*CHMP2B*：charged multivesicular body protein 2B gene，*DCTN1*：dynactin subunit 1 protein gene，EWS：Ewing's sarcoma protein，FTLD：前頭側頭葉変性症，*FUS*：fused in sarcoma protein gene，GGT：globular glial tauopathy，*GRN*：progranulin gene，*MAPT*：microtubule associated protein tau gene，NIFID：神経細胞性中間径フィラメント封入体病，PSP：進行性核上性麻痺，*SQSTM1*: sequestosome-1 gene，TAF15：TATA-box binding protein-associated factor 15，*TARDBP*：transactivation response element DNA binding protein gene，*TBK1*：TANK-binding kinase 1 gene，TDP-43：transactive response DNA binding protein 43，*UBQLN2*：ubiquilin-2 gene，UPS：ubiquitin/proteasome system，*VCP*：valosin-containing protein gene
出典：Neumann and Mackenzie(2019)より。

bvFTD の診断が見落とされていた可能性がある。パーキンソニズムと認知・行動異常の家族歴から遺伝性の病因を疑う。bvFTD と PSP 両者の特徴がある経過をふまえると，この症例はタウオパチーの可能性，特に *MAPT* 変異が最も考えられる。

　MAPT，*GRN*，*C9orf72* を含む遺伝子パネル検査をしたところ，病的な *MAPT* 変異があることがわかった。

解説

FTD は，前頭葉と側頭葉の変性を伴う臨床症候群である。bvFTD，意味性認知症(semantic dementia：SD)，非流暢/失文法型原発性進行性失語(non-fluent/agrammatic variant of primary progressive aphasia：nfvPPA)が含まれる。中心症状である認知・行動障害に加えて，FTD では筋萎縮性側索硬化症(ALS)，パーキンソニズム，PSP，大脳皮質基底核症候群(CBS)といった運動症状を伴うことがある。FTD の臨床診断によって，皮質の障害部位を同定し，完全ではないが背景病理を予想できる。FTLD という用語は，肉眼解剖・病理組織学上の特徴を指す。FTLD は現在，異常集積する蛋白により 4 群に分類される(**表 15.1**)。

　FTD の 10％は常染色体顕性遺伝で，患者の 40％で認知機能障害の家族歴がある[Goldman et al., 2005; Rademakers et al., 2012; Rohrer et al., 2009]。bvFTD は遺伝性が最も多く，次いで nfvPPA が，SD は孤発例が最も多い[Deleon and Miller, 2018]。FTD に関連する遺伝子変異で最も多いのが *C9orf72* リピート伸長，*MAPT*，*GRN* であり，*FUS* のような他の変異は頻度が低い。遺伝子変異の報告は今後も増えるだろう。同じ遺伝子異常であっても，同胞

内で異なる表現型を呈するため遺伝子変異を同定するのは困難で，診断過程が複雑になる。さらに，家系の上の世代にFTDがあったとしても精神疾患とされたり，認知症が目立つ場合にはAlzheimer病とされることが多い。

FTDに関連する遺伝子変異は，ALS，PSP，CBSなど認知症以外の臨床像をとることがある（FTDに合併する，もしくはFTDを欠くこともある）。それゆえ，遺伝子検査を行う際には，3世代までさかのぼってFTD，ALS，その他の認知症，精神疾患，パーキンソニズム，自殺の既往がないかの家族歴を聴取することが第一歩である。とはいえ，FTD関連の症候性変異キャリアの約5％で家族歴のない場合がある。明らかな家族歴のない患者でも，他の臨床像や画像所見が遺伝子検査の方向づけに役立つことがある（**表15.2**）

表15.2 前頭側頭葉変性症に関連する遺伝子変異と臨床像・画像所見の相関（抜粋）

	臨床像と画像所見	関連する遺伝子変異
遺伝形式	常染色体顕性	*MAPT, C9orf72, GRN, FUS, VCP, CHMP2B, TARDBP, SQSTM1, TBK1, DCTN1*
	X連鎖顕性	*UBQLN2*
	常染色体潜性	*TREM2*
	表現促進現象	*C9orf72*
FTDの病型	bvFTD	すべて
	nfvPPA	*MAPT, C9orf72, GRN, TARDBP*, SQSTM1*, TBK1*, CHCHD10**
	svPPA	*MAPT*, C9orf72*, VCP*, TARDBP, TBK1*, TREM2*, CHCHD10**
神経学的特徴	精神病	*C9orf72, GRN*, VCP*, FUS*, TREM2*, CHCHD10**
	筋萎縮性側索硬化症	*C9orf72, VCP, CHMP2B, TARDBP, SQSTM1, UBQLN2, TBK1, CHCHD10*
	パーキンソニズム	*MAPT, GRN, TARDBP, TREM2, CHCHD10*
	大脳皮質基底核変性症	*GRN, C9orf72*, CHMP2B**
	PSP様症候群	*MAPT, GRN*, CHMP2B*, SQSTM1*, UBQLN2**
	舞踏運動	*C9orf72*
	小脳症候	*C9orf72, TBK1*
	Perry症候群	*DCTN1*
神経学的以外の特徴	Paget病	*VCP, SQSTM1*
	ミオパチー	*VCP, CHCHD10*
	那須・ハコラ病（骨嚢胞）	*TREM2*
	自己免疫疾患	*GRN*
画像所見の特徴	非対称性萎縮	*GRN, SQSTM1, TBK1*
	頭頂-後頭葉萎縮	*GRN, CHMP2B*
	小脳萎縮	*C9orf72*
	尾状核萎縮	*FUS*
	海馬硬化	*FUS, TREM2*
	白質変化	*GRN, TREM2*

注：＊印のある遺伝子は，孤発例の報告があるもの。
bvFTD：行動障害型前頭側頭型認知症，*C9orf72*：chromosome 9 open reading frame 72 gene，*CHCHD10*：coiled-coil-helix coiled-coil-helix domain-containing protein 10 gene，*CHMP2B*：charged multivesicular body protein 2B gene，*DCTN1*：dynactin subunit 1 protein gene，FTD：前頭側頭型認知症，*FUS*：fused in sarcoma protein gene，*GRN*：progranulin gene，*MAPT*：microtubule associated protein tau gene，nfvPPA：非流暢/失文法型原発性進行性失語，PSP：進行性核上性麻痺，*SQSTM1*：sequestosome-1 gene，svPPA：意味型原発性進行性失語，*TARDBP*：transactivation response element DNA binding protein gene，*TBK1*：TANK-binding kinase 1 gene，*TREM2*：triggering receptor expressed on myeloid cells 2 gene，*UBQLN2*：ubiquilin-2 gene，*VCP*：valosin-containing protein gene

診断

MAPT 変異による行動障害型前頭側頭型認知症（bvFTD）

Tip

FTLD に関連する遺伝子変異は，同じ家族内であっても，FTD，パーキンソニズム，ALS といったさまざまな臨床像をとりうる．

文献

Deleon, J. and Miller, B. L. 2018. Frontotemporal dementia. *Handb Clin Neurol* 148 409-430.

Goldman, J. S. et al. 2005. Comparison of family histories in FTLD subtypes and related tauopathies. *Neurology* 65(11) 1817-1819.

Josephs, K. A. et al. 2011. Neuropathological background of phenotypical variability in frontotemporal dementia. *Acta Neuropathol* 122(2) 137-153.

Neumann, M. and Mackenzie, I. R. A. 2019. Review: neuropathology of non-tau frontotemporal lobar degeneration. *Neuropathol Appl Neurobiol* 45(1) 19-40.

Rademakers, R., Neumann, M. and Mackenzie, I. R. 2012. Advances in understanding the molecular basis of frontotemporal dementia. *Nat Rev Neurol* 8(8) 423-434.

Rohrer, J. D. et al. 2009. The heritability and genetics of frontotemporal lobar degeneration. *Neurology* 73(18) 1451-1456.

Part **4**

パターーン認識の失敗

Case 16　**Alzheimer 病にしては行動上の問題が多すぎ？**

Case 17　**表面（脳波）より深いところを見る**

Case 18　**"ここにいるには若すぎる"**

Case 19　**ゆれる不安な心**

Case 20　**偽者に気がつかない**

Case 16 Alzheimer病にしては行動上の問題が多すぎ？

症例

79歳の男性。6年前から歩行時にふらつくようになった。最初は足が重いと訴えていたが、その後は忘れっぽくなり、つまずいて転ぶようになった。はじめは前方へ転んでいたが、次第に後方へ転倒するようになった。また、単語が出てこなかったり、目的地にたどり着けなかったりするようになった。症状が現れて4年後には、Parkinson病の暫定診断のもとにレボドパによる治療が試されたが、効果はみられず、その間に被害妄想や不安症が出現した。数か月後には、より攻撃的、脱抑制的で短気になり、以前はそのようなことはしなかったのに相手をさげすむようなことを言うようになった。泣き出すことも多く、うつ病の診断を受けた。語想起の障害（喚語困難）と、（「戸棚」と言うかわりに「車庫」と言うような）意味性錯語がみられた。食事のときには皿の上の食べ物を見つけるのが難しく、特に食べ物が皿の左側にあるときにそれが目立った。移動には車椅子が必要になった。彼の母親は、70代後半に認知症を発症している。診察時、患者の意識は清明であったが、発語は少なく、言いよどみ、中断、意味性および音韻性の錯語[*1]、反復言語[*2]（palilalia）がみられた。表情が乏しく、運動緩慢と筋強剛があるが、振戦はみられなかった（Video 16.1）。行動障害型前頭側頭型認知症（behavioral variant of frontotemporal dementia：bvFTD）と診断された。

病歴のどの辺りが、下された診断と合わないか？

まず、行動異常に対して、認知機能障害が少なくとも4年先行していることから、最終的には行動異常を呈するが、bvFTDとは異なるタイプの認知症であることが示唆される。bvFTDの診断基準では、早期から行動異常を認めることが求められる。加えて、この患者の行動の変化は興奮性と攻撃性に限局しており、アパシー、共感の喪失、保続[*3]、食べ物の好みの変化はみられていない。興奮性と攻撃性は、変性疾患、非変性疾患を含め認知症全般でみられるものであり、これらだけではbvFTDの診断は支持しない。さらに、うつがあることは、患者が自身の認知機能障害を自覚していることを示しており、アパシーと病態失認が一般的なbvFTDでは、そのようなことはあまりない。最後に、晩期でもこの患者は、行動異常よりも認知機能障害が目立ったことも、bvFTDとは合致しない。運動症状と精神症状があることから、Lewy小体型認知症（dementia with Lewy bodies：DLB）も考慮される。しかし、幻覚と認知機能の変動がないことから、DLBの可能性は低い。

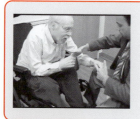

Video 16.1
診察では口頭指示に従うことができず、パーキンソニズムを認めるが振戦はなく、両側の把握反射を認める。

認知機能障害のどの辺りに注目すれば、より適切に診断できたか？

進行期に至った状態で、初めて認知症の評価をするのは難しい。そのような場合には、発症以降の認知機能と行動の障害に関わる病歴を、時系列で取得することが重要である。この患者の場合、語想起や記憶、見当識の障害に妻が早期に気づいており、その

後は典型的な bvFTD とは異なり，言語や視空間認知が強く障害されている。Alzheimer 病（AD）では，早期から記憶障害を認めることが最も多い。語想起の障害は，ロゴペニック型原発性進行性失語（logopenic variant of primary progressive aphasia：lvPPA）の臨床的特徴であり，lvPPA の背景病理としては AD が最も多い。さらに，半側空間無視の存在は，AD でしばしば障害される頭頂葉病変を示唆する。これらの点から，AD の診断を考慮するべきだった。

この患者は引き続き症状が進行し，受診から 1 年以内に死亡した。剖検の結果，高度の AD 病理が見つかり，TDP-43 プロテイノパチーや Lewy 小体は認めず，タウ蛋白の沈着によって示唆されるタウオパチーの合併もなかった。

解説

行動異常が二次的な症状なのに，一次的な症状と誤解されることがある。bvFTD の診断の基本となる行動異常の種類は数多くあるが[Rascovsky et al., 2011]，現在の診断基準では，この症候群をきたす背景病理はタウオパチー，TDP-43 プロテイノパチー，AD などさまざまである[Forman et al., 2006; Josephs et al., 2011]。行動異常と認知機能障害をよりよく理解することが，病理過程をより正確に予測することに役立つ。

AD は認知機能だけでなく，気分や行動にも影響を与える。ほとんどの AD 患者で経過中に神経精神症状がみられる[Steinberg et al., 2008]。神経精神症状は日常生活動作を損ない，介護者の負担を増やすのみならず，進行の速さと余命が短いことを予測する因子である[Peters et al., 2015]。緩徐に進行するエピソード記憶障害は AD の初期症状として最も多く，ほとんどの症例で最も目立つ症状である。しかし，AD には複数の表現型があることが近年わかってきており，そのような変異表現型はしばしば誤診される[Warren et al., 2012]。

特に，前頭葉型 AD（frontal variant of Alzheimer disease：fvAD）は一見，行動・遂行機能障害が目立つ症候群で，AD が背景病理である。この AD の

表16.1 ▶ fvAD と bvFTD の主な臨床所見の違い

	fvAD	bvFTD
認知機能障害の発症時期	早期から	遅れて出現
行動異常の重症度	重度でない	重度
幻覚・妄想*A	一般的だが軽度	まれ
エピソード記憶	古典的 AD と同様に障害される	晩期まで保たれる
遂行機能	重度障害	中等度障害

*A 非常に重度の精神症状がみられる場合は，シヌクレイノパチーを背景とする診断を考慮する（多くは Lewy 小体型認知症）。

fvAD：前頭葉型 Alzheimer 病，bvFTD：行動障害型前頭側頭型認知症

変異型（あるいは変異型の一群）は，bvFTD の診断基準を満たすため誤診されやすい[Alladi et al., 2007; Forman et al., 2006]。しかし，fvAD は bvFTD と比較して，より早期からより重度の認知機能障害を呈する[Ossenkoppele et al., 2015]。fvAD では，記憶は古典的 AD と同程度に障害されるが，bvFTD では保たれる傾向にある[Ossenkoppele et al., 2015]。反対に，fvAD では典型的な早期 AD や bvFTD と比べて，遂行機能は通常よりも重度に障害される（表16.1）。ただし，fvAD の遂行機能障害は，介護者には当初は記憶障害と間違われることがある[Ossenkoppele et al., 2015]。実は fvAD では，遂行機能障害が中核症状となることもある[Ossenkoppele et al., 2015]。

行動異常と性格変化は，bvFTD で最も多い症状である[Mendez et al., 2013]。これらの症状は，認知機能障害よりも重度の傾向がある[Ossenkoppele et al., 2015]。逆に fvAD の行動異常はそれほど重度ではなく，普通は認知機能障害のあとから出現する[Ossenkoppele et al., 2015]。最後に，幻覚，妄想，興奮は，前頭側頭葉変性症よりも Lewy 小体病や AD 病理を示唆する[Leger and Banks, 2014; Mendez et al., 2013]。

診断

前頭葉型 Alzheimer 病（fvAD）

Tip

行動に変化を生じた患者を評価する際には，認知機能の評価を十分に行う必要がある．認知機能障害が先行したり重度であったりする場合には，fvAD の疑いが浮上する．幻覚，妄想，興奮がみられるときには，bvFTD よりも AD 病理が背景にあることが示唆される．

文献

Alladi, S. et al. 2007. Focal cortical presentations of Alzheimer's disease. *Brain* 130(Pt 10) 2636-2645.

Forman, M. S. et al. 2006. Frontotemporal dementia: clinico-pathological correlations. *Ann Neurol* 59(6) 952-962.

Josephs, K. A. et al. 2011. Neuropathological background of phenotypical variability in frontotemporal dementia. *Acta Neuropathol* 122(2) 137-153.

Leger, G. C. and Banks, S. J. 2014. Neuropsychiatric symptom profile differs based on pathology in patients with clinically diagnosed behavioral variant frontotemporal dementia. *Dement Geriatr Cogn Disord* 37(1-2) 104-112.

Mendez, M. F. et al. 2013. Clinicopathologic differences among patients with behavioral variant frontotemporal dementia. *Neurology* 80(6) 561-568.

Ossenkoppele, R. et al. 2015. The behavioural/dysexecutive variant of Alzheimer's disease: clinical, neuroimaging and pathological features. *Brain* 138(Pt 9) 2732-2749.

Peters, M. E. et al. 2015. Neuropsychiatric symptoms as predictors of progression to severe Alzheimer's dementia and death: the cache county dementia progression study. *Am J Psychiatry* 172(5) 460-465.

Rascovsky, K. et al. 2011. Sensitivity of revised diagnostic criteria for the behavioural variant of frontotemporal dementia. *Brain* 134(Pt 9) 2456-2477.

Steinberg, M. et al. 2008. Point and 5-year period prevalence of neuropsychiatric symptoms in dementia: the Cache County Study. *Int J Geriatr Psychiatry* 23(2) 170-177.

Warren, J. D., Fletcher, P. D. and Golden, H. L. 2012. The paradox of syndromic diversity in Alzheimer disease. *Nat Rev Neurol* 8(8) 451-464.

＊1　訳注：錯語は失語による単語の言い誤り，すなわち目標語と異なる語を言ってしまう現象であるが，意味性錯語では意味的に関連のあるカテゴリーの単語と言い間違える場合を指し（例えば，「犬」を「猫」と言う場合），語性錯語ともいう．音韻性錯語は音の入れ違いによる錯語を指す（例えば「けしごむ」を「けしもむ」と言う場合）．名詞に限らず「もどりません」が「もろりません」のようになる場合もあり，品詞によらない．音素性錯語，字性錯語ともいう．

＊2　訳注：同じ語を何度も反復する現象を指す．例えば，「これは何ですか」という質問に対して，「机です，机です，机です」のように同じフレーズの繰り返しが起こり，典型的には次第に速度を増すとともに声量が低下する．

＊3　訳注：少し前に行った行為，発言等が不適切に繰り返される現象．

Case 17 表面（脳波）より深いところを見る

症例

57歳の男性。6か月前から顎を引き，腕を曲げる発作を繰り返し，認知機能も低下してきたため救急搬送された。発作は当初はまれだったが，頻回となり，入院時には20〜30分ごとにみられるようになった。発作の持続時間は短く（3〜5秒），多くは片側性だが左右どちらにもみられた。発作のたびに一過性の見当識障害があり，発作が収まったあとに最長1分程度続いた。入院までの半年間にフェニトイン，バルプロ酸，クロナゼパムが投与されたが効果はなかった。最初は発作の間欠期の障害はなかったが，入院の約3か月前から，思考緩慢と支離滅裂がみられるようになった。最近の出来事が思い出せず，同じ話を繰り返したり何度も尋ねたりするようになった。気分が落ち込み，引きこもりがちとなり，すぐにイライラするようになった。入院中，画一的な発作が何度も観察された（Video 17.1）。ベッドサイドで施行したMontreal Cognitive Assessment（MoCA）のスコアは，22/30点だった。数字の逆唱，シリアルセブン[*1]，音韻流暢性，遅延再生〔単語5つのうち3つを覚えたが，自由想起では1つも想起できず，ヒント（多肢選択）で1つのみ再認〕で減点された。その他の神経診察は正常だった。血液検査では低ナトリウム血症（123 mEq/L）がみられ，MRI画像の所見は正常だった（図17.1）。髄液検査では，軽度の細胞増加（リンパ球）と蛋白上昇を認め，糖は正常，オリゴクローナルバンドは陰性だった。脳波は徐波化を認めるが，運動発作中でも発作性放電はなかったため，発作はミオクローヌスと解釈された。片側性ミオクローヌスを伴う急速進行性の認知機能障害から，Creutzfeldt-Jakob病（CJD）が初期暫定診断となった。

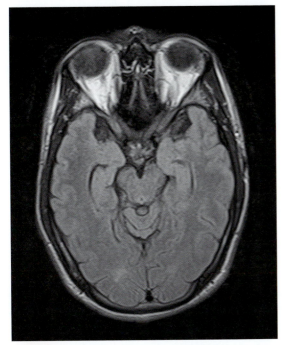

図 17.1 本症例のMRI FLAIR水平断像

この経過はCreutzfeldt-Jakob病と矛盾しないか？

急速進行性認知症の評価は難しい。多くの場合，受診時点ですでに患者の認知機能は相当低下してしまっており，正確な病歴（どのような順番で，何が低下したか？）を聴取し，包括的な認知機能評価による障害のパターンを明確に把握することは難し

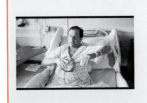

Video 17.1
短時間，腕の姿位異常と同側の顔をしかめる発作が2回みられており，faciobrachial dystoniaに合致する。

い。この症例では，CJD の診断と合致しない臨床像がいくつかある。まず，CJD は進行性の疾患であり，症状の変動があったとしても，間欠期に認知機能が正常だというのは合わない。さらに上肢や顎の持続的収縮は，たとえ脳波が正常であっても，ミオクローヌスではなく痙攣発作であろう。CJD では痙攣は少なく，みられるとしても病期が進行してからが多い［Edler et al., 2009］。MRI の拡散強調画像で，大脳皮質や基底核に変化を認めないのも CJD には合致しない［Vitali et al., 2011］。最後に，髄液の所見からは炎症性疾患が示唆される。

本症例では，脳波や MRI で異常はないものの，亜急性に認知機能が低下し（特に記憶障害が目立つ），神経精神症状と痙攣発作を伴うことから自己免疫性辺縁系脳炎（limbic encephalitis：LE）が疑われる。さらに, faciobrachial dystonic seizure（FBDS）は，抗電位依存性カリウムチャネル（VGKC）複合体抗体のなかの，抗 leucine-rich glioma inactivated 1（LGI1）抗体に関連する LE の特徴的な発作であることも診断根拠である。

急速な認知機能低下を呈する患者を診療する際に最も重要なのは，まずは感染症，毒物，代謝性，自己免疫性などの治療可能な病因を評価することである。この症例では，自己免疫疾患である LE の検査を優先的に行うのが妥当だが，類似する疾患も鑑別すべきである（表17.1）。

本症例では，ヒト免疫不全ウイルス（HIV）と Whipple 病は陰性で，ヘルペス・水痘帯状疱疹脳炎は髄液で除外され，14-3-3 蛋白も陰性であった。血清の傍腫瘍性神経症候群関連抗体パネルで，抗 VGKC 複合体抗体の上昇（4.11 nmol/L）がみられ，抗 LGI1 抗体サブタイプも陽性となった。

解説

抗神経抗体関連脳炎は，中枢神経系の複合的な自己免疫疾患群である。多くの自己抗体と関連症候群が

表17.1 自己免疫性辺縁系脳炎（LE）の鑑別診断

疾患	特徴
単純ヘルペス脳炎	発熱（>38 ℃），MRI で側頭葉内側あるいはその周囲に及ぶ出血性病変
ヒトヘルペスウイルス 6 型脳炎	免疫不全患者で多い
Whipple 病	全身症状（多発性関節痛，間欠的下痢），oculomasticatory myorhythmia*A
神経梅毒	髄膜刺激症状，ぶどう膜炎，ミエロパチー，MRI では側頭葉内側を超える病変
代謝性脳症	神経症候で特異的なものはない。MRI・髄液検査は正常
Wernicke 脳症	アルコール乱用歴，眼筋麻痺，失調，MRI で脳室周囲の高信号，髄液検査は正常
神経膠腫	MRI で造影効果を伴う病変，通常は片側性
リンパ腫	免疫抑制状態の患者に多い，MRI で造影効果を伴う病変，血沈・LDH・β_2 ミクログロブリン上昇
アミロイド β 関連血管炎	MRI GRE/SWI で微小出血病変，FLAIR 画像で炎症性浮腫による高信号。軟膜の造影効果を認めることもある。髄液検査は正常もしくは軽度細胞増加
全身性エリテマトーデス	皮疹，関節痛
Sjögren 症候群	乾燥症候群
Behçet 病	再発性潰瘍，ぶどう膜炎，多発性軟骨炎
痙攣重積	小児や若年に多い。MRI で側頭葉を超える異常を認めることがある

＊A　訳注：水平方向の輻輳・開散が 3 Hz 以下の周期で連続し，顔面や顎の運動が同期する Whipple 病に特異的にみられる不随意運動。

同定され，一部は非常に特異的な臨床像を呈する（**表17.2**）。免疫抑制薬が奏効する可能性があり，背景に癌（悪性腫瘍）の可能性があることから迅速な診断が重要である。これらの症候群は，自己抗体が細胞内または細胞表面を標的にしているかにより，大きく2つの群に分けられる。細胞内を標的とする自己抗体は，抗体自体に病的意義はなく付随的なものと考えられ，癌の合併が多く免疫抑制薬への反応も悪い。一方，細胞表面に対する自己抗体による症候群では，癌の合併はまれで免疫抑制薬への反応も良好であることが多い[Gastaldi et al., 2016]。

VGKC複合体に対する自己抗体は，当初は電位依存性カリウムチャネル自体を標的にすると考えられた。しかしその後の研究により，チャネル自体ではなく複合体の中の蛋白に結合することが判明した。結合部位には，LGI1，contactin-associated

表 17.2 自己免疫性脳症

抗体	臨床像	抗体の標的	背景の悪性腫瘍
辺縁系脳炎として発症することの多い脳症関連抗体			
Hu	脳脊髄炎，感覚性ニューロパチー	細胞内	>95%（SCLC）
Ma2	視床下部機能不全，ナルコレプシー・カタプレクシー，重度の筋強剛と寡動	細胞内	>95%（精巣セミノーマ）
VGKC複合体（LGI1）	痙攣（顔腕，立毛，徐脈），低ナトリウム血症	細胞表面	5〜10%（胸腺腫）
GABA_B 受容体	痙攣，失調	細胞表面	50%（SCLC）
AMPA 受容体	精神症状	細胞表面	65%（胸腺腫，SCLC）
GAD	スティッフパーソン症候群，失調，糖尿病	細胞表面と細胞内	25%（胸腺腫，SCLC）
辺縁系脳炎として発症することはまれな脳症関連抗体			
CV2（CRMP5）	ぶどう膜炎，網膜症，舞踏運動，末梢神経障害	細胞内	>95%（SCLC，胸腺腫）
VGKC複合体（CASPR2）	PNH，Morvan症候群	細胞表面	20〜50%（胸腺腫）
DPPX	下痢，筋強剛，ミオクローヌス，反射亢進，眼振	細胞表面	<10%（リンパ腫）
GABA_A 受容体	難治性痙攣，MRIで多巣性変化	細胞表面	<5%（胸腺腫）
mGluR5	記憶障害，うつ，幻覚，奇異な行動	細胞表面	70%（Hodgkinリンパ腫）
グリシン受容体	全身強直症候群，PERM，小脳変性，視神経炎	細胞表面	<20%（胸腺腫）
他の脳症と関連する抗体			
NMDA 受容体	若年女性や小児，精神症状，痙攣，口腔顔面ジスキネジア，カタトニア，自律神経不全，昏睡	細胞表面	50%（卵巣，奇形腫）
ドパミン2受容体	ジストニア，パーキンソニズム，眼球回転発作，舞踏運動，MRIでは基底核に異常を認める	細胞表面	0%
GQ1b	脳症，失調，眼筋麻痺	細胞表面	0%
IgLON5	RBD，OSA，構音障害，失調，舞踏運動	細胞表面	0%

OSA：閉塞性睡眠時無呼吸，PERM：筋硬直とミオクローヌスを伴う進行性脳脊髄炎，PNH：末梢神経過剰興奮，RBD：REM睡眠行動異常，SCLC：肺小細胞癌

protein 2（CASPR2），contactin 2 がある［Irani et al., 2014］。臨床像や癌の合併率が異なるため，自己抗体を同定することは有用である。

VGKC 複合体に対する自己抗体と関連する病型としては，通常抗 LGI1 抗体と関連する LE と痙攣，末梢神経過剰興奮（peripheral nerve hyperexcitability），抗 CASPR2 抗体と関連する Morvan 症候群がある（**表 17.3**）［Irani and Vincent, 2016］。まれに CJD と類似した急速進行性認知症を呈したり，前頭側頭型認知症のような緩徐進行性の認知機能低下や，うつ病のみを呈する報告がある［Geschwind et al., 2008; McKeon et al., 2007; Somers et al., 2011］。

抗 LGI1 抗体関連の脳症では，LE が最も多い臨床像で，50 歳以上の男性に多く，急速進行性の認知機能低下と神経精神症状を呈する。急性期には顕著な健忘（前向性，逆行性ともに）がみられ，次いで遂行機能や言語機能が障害される［Bettcher et al., 2014; Butler et al., 2014］。アパシー，うつ，不安といった神経精神症状は経過の後半に出現することが多いが，まれに初発症状となることがある［Somers et al., 2011］。多汗症や腸管運動障害など軽度の自律神経機能障害や，不眠症や REM 睡眠行動異常などの睡眠障害がみられることもある［Irani and Vincent,

2016; Iranzo et al., 2006］。抗利尿ホルモン不適切分泌症候群（SIADH）による低ナトリウム血症があれば，抗 VGKC 複合体抗体による LE の診断の手掛かりとなる。

（抗 VGKC 複合体抗体である）抗 LGI1 抗体関連 LE では，認知機能障害がなくても 90％の症例に痙攣を認める。発作型は，部分発作から痙攣重積まである。抗 LGI1 抗体と強く関連する発作症候として，発作徐脈症候群（ictal bradycardia），立毛（piloerection），FBDS の 3 つがある［Irani and Vincent, 2016］。約 60％の患者が認知機能障害の前に FBDS を発症し，30％の患者では認知機能障害と同時に FBDS がみられる［Irani and Vincent, 2016］。発作は短時間，腕を硬直させ同側の顔をしかめ，ときに脚にも発作を伴うことがある。発作は 1 日に何回も起き，左右どちらでもみられるが，通常は同時に両側の発作が起こることはない。感覚性前兆，発作後錯乱や興奮がみられることがある。一部の患者では，頭皮脳波で発作性放電を認めないことがあり，皮質下に焦点があるという仮説が提唱されている［Irani et al., 2011］。発作は抗てんかん薬に抵抗性のことが多いが，免疫抑制薬で消退する。

画像所見では，T2 強調画像または FLAIR 画像

表 17.3 ▶ 抗 VGKC 複合体抗体関連の症候群

	辺縁系脳炎	Morvan 症候群	ニューロミオトニア
関連抗体	LGI1	CASPR2	CASPR2
見当識障害	＋＋＋＋	＋＋	－
健忘	＋＋＋＋	＋＋	－
痙攣	＋＋＋＋	＋	－
不眠	＋	＋＋＋＋	－
自律神経障害	＋	＋＋＋＋	＋＋
ニューロミオトニア	－	＋＋＋＋	＋＋＋＋
MRI 異常	＋＋＋	＋	－
髄液異常	＋＋	＋＋	＋＋
腫瘍合併	－	＋＋	＋＋

で高信号がみられるが，約 1/4 の症例で正常である［van Sonderen et al., 2016］。FDG-PET で側頭葉（多くは両側）の内側に代謝亢進を認め，FBDS を伴う症例では大脳基底核に同様の所見を認める［Irani and Vincent, 2016］。他の LE と違い，抗 LGI1 抗体関連 LE では髄液は正常もしくは軽度の変化のみのことが多い［Leypoldt et al., 2015］。とはいえ，他の類似疾患を除外するのに髄液検査は重要である［Irani and Vincent, 2016］。臨床像が合致する患者において，抗体を血清もしくは髄液に認めれば診断は確定する。抗 VGKC 複体抗体は，健常者の 3 〜 6.9% で低力価陽性になることがあり，結果の解釈には注意が必要である［Dahm et al., 2014］。さらに，CJD など他の疾患でも抗 VGKC 複体抗体が検出されることがある［Newey et al., 2013］。

免疫抑制薬治療は非常に有効であることが多く，一部では症状が完全に消失することもある［Irani et al., 2014］。処理速度と遂行機能は正常化しても，前向性記憶の障害が後遺症として残ることが最も多い［Butler et al., 2014］。早期治療により認知機能の後遺症が少なくなるため，早期診断が重要である［Irani and Vincent, 2016］。抗 VGKC 複体抗体である抗 LGI1 抗体と癌との関連はないことが多いが，癌のスクリーニング検査は行うべきである。

本症例ではメチルプレドニゾロンの投与後，免疫グロブリン静注療法を 5 日間実施したところ，発作はなくなり，認知機能もかなり改善した。MoCA（version 2）を再検したところ，スコアは 28/30 点だった（自由想起で 2 点減点されたが，ヒントを与えると思い出すことができた）。全身 PET スキャンによる癌スクリーニング検査を行ったが，正常であった。

> **診断**
>
> 抗電位依存性カリウムチャネル（VGKC）複体抗体のサブタイプである抗 LGI1 抗体関連の辺縁系脳炎（LE）

Tip

急速進行性認知症の診療では，まず治療可能な病態を評価する。たとえ脳波が正常であっても，FBDS は抗 LGI1 抗体関連脳症にほぼ特異的な発作である。

文献

Bettcher, B. M. et al. 2014. More than memory impairment in voltage-gated potassium channel complex encephalopathy. *Eur J Neurol* 21(10) 1301-1310.

Butler, C. R. et al. 2014. Persistent anterograde amnesia following limbic encephalitis associated with antibodies to the voltage-gated potassium channel complex. *J Neurol Neurosurg Psychiatry* 85(4) 387-391.

Dahm, L. et al. 2014. Seroprevalence of autoantibodies against brain antigens in health and disease. *Ann Neurol* 76(1) 82-94.

Edler, J. et al. 2009. Movement disturbances in the differential diagnosis of Creutzfeldt-Jakob disease. *Mov Disord* 24(3) 350-356.

Gastaldi, M., Thouin, A. and Vincent, A. 2016. Antibody-mediated autoimmune encephalopathies and immunotherapies. *Neurotherapeutics* 13(1) 147-162.

Geschwind, M. D. et al. 2008. Voltage-gated potassium channel autoimmunity mimicking Creutzfeldt-Jakob disease. *Arch Neurol* 65(10) 1341-1346.

Irani, S. R. et al. 2011. Faciobrachial dystonic seizures precede Lgi1 antibody limbic encephalitis. *Ann Neurol* 69(5) 892-900.

Irani, S. R., Gelfand, J. M., Al-Diwani, A. and Vincent, A. 2014. Cell-surface central nervous system autoantibodies: clinical relevance and emerging paradigms. *Ann Neurol* 76(2) 168-184.

Irani, S. R. and Vincent, A. 2016. Voltage-gated potassium channel-complex autoimmunity and associated clinical syndromes. *Handb Clin Neurol* 133 185-197.

Iranzo, A. et al. 2006. Rapid eye movement sleep behavior disorder and potassium channel antibody-associated limbic encephalitis. *Ann Neurol* 59(1) 178-181.

Leypoldt, F., Armangue, T. and Dalmau, J. 2015. Autoimmune encephalopathies. *Ann N Y Acad Sci* 1338 94-114.

McKeon, A. et al. 2007. Potassium channel antibody associated encephalopathy presenting with a frontotemporal dementia like syndrome. *Arch Neurol* 64(10) 1528-1530.

Newey, C. R., Appleby, B. S., Shook, S. and Sarwal, A. 2013. Patient with voltage-gated potassium-channel (VGKC) limbic encephalitis found to have Creutzfeldt-Jakob disease (CJD) at autopsy. *J Neuropsychiatry Clin Neurosci* 25(3)

E05-07.

Somers, K. J. et al. 2011. Psychiatric manifestations of voltage-gated potassium-channel complex autoimmunity. *J Neuropsychiatry Clin Neurosci* 23(4) 425-433.

van Sonderen, A. et al. 2016. Anti-LGI1 encephalitis: clinical syndrome and long-term follow-up. *Neurology* 87(14) 1449-1456.

Vitali, P. et al. 2011. Diffusion-weighted MRI hyperintensity patterns differentiate CJD from other rapid dementias. *Neurology* 76(20) 1711-1719.

....

＊1　訳注：100 から 7 を引き算していく課題。MoCA では 100-93-86-79-72-65 まで施行し，1 問正答で 1 点，2 〜 3 問正答で 2 点，4 〜 5 問正答で 3 点となる。

Case 18 "ここにいるには若すぎる"

症例

21歳時に統合失調症と診断された29歳の右利きの女性。受診の3年前から認知機能が低下してきた。はじめに自覚したのは集中して勉強できないことであり，その後に忘れっぽさも出てきた。患者は医学生だったが，これらの症状は医学生としての学業成績に影響を及ぼし，最終的には退学することになった。発症3年目には，家族は彼女のことをいい加減で衝動的であると言った。こうした変化に加え，進行性の構音障害と平衡障害も出現し，ときに転倒もみられた。

以前，医学生のときに診断された統合失調症は，幻視・幻聴を伴う急性発症の被害妄想が診断根拠で，入院加療を要した。入院中に一度，全身痙攣があったが，その後は発作の再発はなかった。抗精神病薬が投与されたが，リスペリドン，クエチアピン，ziprasidoneは奏効せず，その後に投与されたクロザピンで軽度から中等度の改善が得られた。神経疾患や精神疾患の家族歴はない。診察に対しては消極的な様子で，軽度の顔面ジストニアがみられ，明らかな構音障害と，垂直性核上性注視麻痺を認め，小脳性失調の症候が顕著であった(Video 18.1)。Montreal Cognitive Assessment (MoCA)のスコアは，21/30点で，Trail Making，立方体模写，数字の逆唱，Aのタッピング[*1]，シリアルセブン，音韻流暢性，遅延再生（単語5つのうち2つを自由想起でき，残り3つは多肢選択ですべて再認）で減点された。脳MRI所見は正常であった。

この患者の症状は，統合失調症の自然経過あるいは薬物の副作用として説明できるか？ それとも，ほかの可能性を考えるべきか？

統合失調症と抗精神病薬はともに，前頭葉-皮質下系の障害による認知機能障害と運動障害に独立して関連する。しかし，統合症失調症では精神症状発症前に認知機能の低下がみられてもよく，その後は数年単位でおおむね安定して経過することが多い[Eyler Zorrilla et al., 2000; Harvey, 2012]。非定型抗精神病薬は，統合失調症患者の認知機能低下とは関連せず，むしろ一部の薬物治療（クエチアピン，リスペリドン，オランザピンなど）では認知機能が改善するとの報告もある[Harvey, 2012; Karson et al., 2016]。また，抗精神病薬はジストニア，アカシジア，パーキンソニズム，遅発性ジスキネジアと関連するが，このうちパーキンソニズムと遅発性ジスキネジアは統合失調症でみられることがある。一方，この症例でみられたような進行性の運動失調は，統合失調症と抗精神病薬のいずれにおいてもみられない[Gervin and Barnes, 2000; Whitty et al., 2009]。特に重要なのは，全身痙攣の既往，幻視を伴い初期から薬剤抵抗性を示す精神病，そして診察所見の核上性注視麻痺と構音障害である。これらは統合失調症以外の疾患を強く示唆するものである。

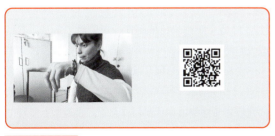

Video 18.1
診察では，軽度の顔面ジストニアに加え測定障害と失調性歩行を認める。

表 18.1 若年発症型認知症を呈する先天性代謝異常の疾患と症状

疾患	小児期に出現する症状	成人期に出現する症状
尿素サイクル異常症	発育不全，昏睡	嘔吐，頭痛，錯乱，脳卒中様発作，失調，行動変容
神経伝達物質欠損症（ドパミン合成）	知的障害，眼球上転発作，てんかん発作，運動障害	局所性または全身性のドパ反応性ジストニア，パーキンソニズム
Wilson 病	肝不全	精神症状，振戦，パーキンソニズム，ジストニア
脳グルコーストランスポーター（GLUT1）欠損症	小頭症，精神運動発達遅滞，てんかん，ジストニア，失調	運動誘発性ジストニア，孤発発作
ミトコンドリア病	嗜眠，筋緊張低下，発育不全，難聴，てんかん発作	外眼筋麻痺，脳卒中様発作，ニューロパチー
副腎白質ジストロフィー	早発性認知症，視聴覚障害，四肢麻痺，小脳失調，白質脳症は顕著	精神症状，脊髄症，末梢神経障害，白質脳症は軽度または認められない
脳腱黄色腫症	知的障害，自閉症，てんかん，側弯症	認知症，精神異常，小脳失調，腱黄色腫

■ この年齢で発症する認知症として考えるべき疾患は？

本症例は，若年発症型認知症（young-onset dementia：YOD）に該当する*2。YOD は 17 ～ 45 歳で発症した進行性の認知機能障害または行動異常と定義される[Kelley et al., 2008]。YOD の鑑別は大きく分けると，若年発症の神経変性疾患，成人発症の先天性代謝異常（inborn errors of metabolism：IEM），年齢と無関係な二次性の（治療可能な）認知症の，3 つに整理できる[Kuruppu and Matthews, 2013]。なかでも 30 歳未満の YOD の原因として最もよくみられるのは IEM である[Kelley et al., 2008]。

　この患者は，薬毒物検査と一般的採血検査では異常を認めなかった。症候（失調と垂直性核上性注視麻痺を伴う進行性の認知機能障害）と症状経過に加え，身体診察で脾腫も認めたことから，IEM，具体的にはライソゾーム病の 1 つである Niemann-Pick 病 C 型（NPC）が示唆された。線維芽細胞のフィリピン（filipin）染色が陽性で，遺伝子検査で *NPC1* 遺伝子の複合ヘテロ接合性変異（R978C と N1137S）を認めたことから診断が確定した。その後，ミグルスタット 600 mg/日が投与され，認知機能，行動，運動症状に改善がみられた。

表 18.2 先天性代謝異常による若年発症型認知症でみられる身体所見

系統	疾患
皮膚 　被角血管腫 　黄色腫 　魚鱗癬	Fabry 病 脳腱黄色腫症 Refsum 病
眼科 　外眼筋麻痺 　核上性注視麻痺 　黄斑部の cherry red spot	ミトコンドリア病 Niemann-Pick 病 C 型（垂直性），Gaucher 病（水平性） シアリドーシス，Tay-Sachs 病
その他 　脾腫 　動静脈血栓症	ライソゾーム病 ホモシスチン尿症

> **解説**

IEM は多くが常染色体潜性の疾患群であり，若年成人の認知機能障害や行動障害においては常に鑑別すべき疾患だが，しばしば見逃されている。多くの IEM は幼児期に重篤な症状で発症するが，成人期に発症する症例は症状が目立たず，表現型も多様である（**表 18.1**）[Sedel, 2012]。成人発症で神経症状・精神症状を主とする IEM は，全身症状が目立たなければ見逃されやすい[Nia, 2014]。IEM を疑うべ

認知機能障害のパターン	一過性の脳炎/精神病〔日常的な出来事が契機となる（例：空腹，運動，感染症，薬物）〕		亜急性の経過＆精神症状	緩徐進行性
MRI所見	脳卒中様の所見，両側性の基底核病変	U-fiber病変を伴う白質脳症	基底核への金属沈着	U-fiber病変を伴わない白質脳症
神経学的所見＆身体所見	脳卒中様発作，視神経症，けいれん，ミオクローヌス，ミオパチー，心筋症	一過性エピソードに伴う消化器症状（例：嘔気，嘔吐，腹痛）	ジストニア，パーキンソニズム，失調，舞踏アテトーシス	けいれん，パーキンソニズム，失調，ニューロパチー，脾腫
先天性代謝異常	エネルギー代謝異常症 ミトコンドリア異常症 ・MELAS ・MERRF ・KSS グルコース輸送異常症 ・GLUT1欠損症	代謝性中毒症候群 有機酸代謝異常症 ・グルタル酸血症 ・プロピオン酸血症 尿素サイクル異常症 ・OTC欠損症 ポルフィリン症 ・AIP	金属代謝異常症 銅代謝異常症 ・Wilson病 鉄代謝異常症 ・PKAN ・MPAN	脂質代謝異常症 ライソゾーム病 ・Niemann-Pick病C型 ・Gaucher病 ・MLD ・Krabbe病 ペルオキシソーム病 ・X-ALD

図 18.1 認知機能障害とMRI所見のパターンに基づく先天性代謝異常の分類

本図は，成人の先天性代謝異常を網羅したものではない。また，神経伝達物質の代謝異常は，通常は成人発症の認知機能障害としてみられることはないため，それらもこの図には含まれていない。
AIP：急性間欠性ポルフィリン症，KSS：Kearns-Sayre症候群，MELAS：ミトコンドリア脳筋症・乳酸アシドーシス・脳卒中様発作症候群，MERRF：赤色ぼろ線維・ミオクローヌスてんかん症候群，MLD：異染性白質ジストロフィー，MPAN：ミトコンドリア膜蛋白関連神経変性症，OTC：オルニチントランスカルバミラーゼ，PKAN：パントテン酸キナーゼ関連神経変性症，X-ALD：X連鎖性副腎白質ジストロフィー

き症候として，空腹時・運動時・発熱時・食後における症状の変動，全身症状（例：眼症状や皮膚症状，臓器腫大），多発性の神経系異常（例：視神経，小脳，白質脳症，多発神経炎）がある[Gray et al., 2000]。いくつかの臨床症候は，特に強く特定のIEMを疑う根拠となる（表18.2）。本症例では，過去に精神科で適切な治療をしたにもかかわらずカタトニア，幻視，精神・認知機能の増悪が認められていたが，これらはいずれもIEMを示唆する所見であった[Demily and Sedel, 2014]。

ひとたびIEMが疑われたら，多岐にわたる鑑別診断を検討する必要が出てくる。これらを診断するために，異常が起きている代謝過程によってIEMを分類し，それぞれのグループごとに臨床的特徴を整理する，という考え方が提案されている（図18.1）[Sedel, 2012]。神経系には脂質が広範かつ豊富に含まれているため，脂質蓄積症は，小脳失調，認知症，精神異常，てんかん，痙性対麻痺，多発神経炎，白質脳症など，広範な臨床表現型のスペクトラムを呈する[Pastores and Maegawa, 2013; Sedel et al., 2008; Sedel et al., 2008; Staretz-Chacham et al., 2010]。これらの症状はいずれも緩徐進行性で，その発症や経過に関して外的要因の関与はない。脾腫のような身体的症状は，脂質代謝に関連するIEMを強く示

唆するものである。脂質代謝関連のIEMのなかでも特に頻繁にみられる疾患群がライソゾーム病であり，NPCもここに含まれる。

NPCは，コレステロールのエステル化と細胞内脂質輸送に関わる遺伝子の変異によって起きる常染色体潜性遺伝の疾患であり，脳や内臓に脂質が蓄積する[Vanier, 2010]。脳病理では，神経細胞とグリア細胞への脂質およびタウ線維の蓄積を特徴とする[Love et al., 1995]。成人では，進行性の神経症状または行動変化として顕在化するのが一般的である。精神異常が初発症状となることもあり，数年にわたって他の症状が出てこないこともありうる。精神症状の表現型としては，薬剤抵抗性の精神病が最も一般的で，被害妄想や，幻聴・幻視，攻撃性を伴う行動異常が含まれる[Josephs et al., 2003; Sedel et al., 2007]。多くのNPC患者は，精神症状が出現した時点では神経学的所見は正常だが，進行すると徐々に神経学的異常も呈するようになる。認知機能低下はほぼ必発であり，はじめに遂行機能障害，次いで記憶障害（はじめは想起障害，のちに記銘障害も伴ってくる）がみられ，進行期にはアパシーや緘黙（mutism）が重畳してくる[Klarner et al., 2007; Mengel et al., 2013; Yanjanin et al., 2010]。運動障害としては，垂直性核上性注視麻痺，構音障害，嚥下障害を生じうる[Mengel et al., 2013]。小児期にみられる，笑ったときに起きる脱力発作（gelastic cataplexy）は，NPCを強く示唆する。運動障害として最も多いのは失調で，多くは全身性である。そのほかよくみられるのは，ジストニア（多くは口舌・顔面），舞踏運動，ミオクローヌス，パーキンソニズムである[Sevin et al., 2007]。肝脾腫は，軽度かもしれないが診断の糸口となりうる重要な所見である。臨床でNPCを疑う患者を評価するのに，NPC Suspicion Index toolも有用である[Wijburg et al., 2012]。

NPCの診断は，皮膚生検から培養した線維芽細胞のフィリピン染色で，遊離型コレステロールの蓄積を示すことでなされる[Vanier, 2010]。遺伝子検査によって，*NPC1*（18q11）または*NPC2*（14q24.3）の遺伝子変異を示すことでも診断可能である[Vani-

er, 2010]。スフィンゴ糖脂質の合成阻害薬であるミグルスタットは，NPCの神経症状の進行を逓減させ，症状を安定させる可能性があることが示されている[Vanier, 2010]。

Niemann-Pick病C型（NPC）による若年発症型認知症（YOD）と精神病

💡**Tip**

"一次性"の精神疾患が，成人期発症の先天性代謝異常（IEM）のような認知症性神経疾患の表現型の1つである場合がある。漏れのない身体診察と神経学的診察が，診断を見直すための手掛かりとなりうる。

文献

Demily, C. and Sedel, F. 2014. Psychiatric manifestations of treatable hereditary metabolic disorders in adults. *Ann Gen Psychiatry* 13 27.

Eyler Zorrilla, L. T. et al. 2000. Cross-sectional study of older outpatients with schizophrenia and healthy comparison subjects: no differences in age-related cognitive decline. *Am J Psychiatry* 157(8) 1324-1326.

Gervin, M. and Barnes, T. R. E. 2000. Assessment of drug-related movement disorders in schizophrenia. *Adv Psychiatr Treatment* 6(5) 332-341.

Gray, R. G. et al. 2000. Inborn errors of metabolism as a cause of neurological disease in adults: an approach to investigation. *J Neurol Neurosurg Psychiatry* 69(1) 5-12.

Harvey, P. D. 2012. Cognitive impairment in schizophrenia: profile, course, and neurobiological determinants. *Handb Clin Neurol* 106 433-445.

Josephs, K. A., Van Gerpen, M. W. and Van Gerpen, J. A. 2003. Adult onset Niemann-Pick disease type C presenting with psychosis. *J Neurol Neurosurg Psychiatry* 74(4) 528-529.

Karson, C. et al. 2016. Long-term outcomes of antipsychotic treatment in patients with first-episode schizophrenia: a systematic review. *Neuropsychiatr Dis Treat* 12 57-67.

Kelley, B. J., Boeve, B. F. and Josephs, K. A. 2008. Young-onset dementia: demographic and etiologic characteristics of 235 patients. *Arch Neurol* 65(11) 1502-1508.

Klarner, B. et al. 2007. Neuropsychological profile of adult patients with Niemann-Pick C1 (NPC1) mutations. *J Inherit Metab Dis* 30(1) 60-67.

Kuruppu, D. K. and Matthews, B. R. 2013. Young-onset dementia. *Semin Neurol* 33(4) 365-385.

Love, S., Bridges, L. R. and Case, C. P. 1995. Neurofibrillary tangles in Niemann-Pick disease type C. *Brain* 118 (Pt 1) 119-129.

Mengel, E. et al. 2013. Niemann-Pick disease type C symptomatology: an expert-based clinical description. *Orphanet J Rare Dis* 8 166.

Nia, S. 2014. Psychiatric signs and symptoms in treatable inborn errors of metabolism. *J Neurol* 261(Suppl 2) S559-568.

Pastores, G. M. and Maegawa, G. H. B. 2013. Clinical neurogenetics: neuropathic lysosomal storage disorders. *Neurol Clin* 31(4) 1051-1071.

Sedel, F. 2012. Inborn errors of metabolism in adults: a diagnostic approach to neurological and psychiatric presentations. In J.-M. Saudubray, G. van den Berghe, and J. H. Walter, eds., *Inborn Metabolic Diseases: Diagnosis and Treatment.* Berlin: Springer, pp. 55-74.

Sedel, F. et al. 2007. Psychiatric manifestations revealing inborn errors of metabolism in adolescents and adults. *J Inherit Metab Dis* 30(5) 631-641.

Sedel, F. et al. 2008. Movement disorders and inborn errors of metabolism in adults: a diagnostic approach. *J Inherit Metab Dis* 31(3) 308-318.

Sedel, F. et al. 2008. Leukoencephalopathies associated with inborn errors of metabolism in adults. *J Inherit Metab Dis* 31(3) 295-307.

Sevin, M. et al. 2007. The adult form of Niemann-Pick disease type C. *Brain* 130(Pt 1) 120-133.

Staretz-Chacham, O. et al. 2010. Psychiatric and behavioral manifestations of lysosomal storage disorders. *Am J Med Genet B Neuropsychiatr Genet* 153B(7) 1253-1265.

Vanier, M. T. 2010. Niemann-Pick disease type C. *Orphanet J Rare Dis* 5 16.

Whitty, P. F., Owoeye, O. and Waddington, J. L. 2009. Neurological signs and involuntary movements in schizophrenia: intrinsic to and informative on systems pathobiology. *Schizophr Bull* 35(2) 415-424.

Wijburg, F. A. et al. 2012. Development of a suspicion index to aid diagnosis of Niemann-Pick disease type C. *Neurology* 78(20) 1560-1567.

Yanjanin, N. M. et al. 2010. Linear clinical progression, independent of age of onset, in Niemann-Pick disease, type C. *Am J Med Genet B Neuropsychiatr Genet* 153B(1) 132-140.

＊1 訳注：タッピングは，検者が問題用紙に書かれた文字列（原著ではアルファベット，日本語版ではひらがな）を読み上げ，被験者は特定の文字（原著では「A」，日本語版では「あ」）が読まれたときにだけ，手で机などを軽く叩く（タップする）という課題。「A（あ）」が読まれて叩き忘れた場合，または「A（あ）」以外の文字で叩いてしまった場合にはエラーと判定される。エラーの合計が1回以下であれば1/1点が与えられ，エラーが2回以上あった場合には0点となる。

＊2 訳注：認知症を発症年齢で分ける場合，65歳未満のものを early-onset，65歳以上発症のものを late-onset と二分することが多い。日本で厚生労働省の用いる「若年性認知症」は65歳未満発症の認知症を指しており，上記の early-onset dementia に対応する。こうした区分は Alzheimer 病の研究で慣習的に用いられてきた発症年齢区分を踏襲している側面が強いと思われる。young-onset は，early-onset とほぼ同義である場合と，本稿のように，特に40歳未満ないし45歳未満の年齢帯を指す場合がある。後者のような狭い意味で young-onset を使う場合には，40歳以上ないし45歳以上の若年性認知症は presenile と呼び分けることが多いようである。日本で公的に用いられる用語でこれに対応するものとしては，18歳以上45歳未満発症の認知症を指す「若年期認知症」と，45歳以上65歳未満発症の認知症を指す「初老期認知症」がある。本稿で定義されている young-onset dementia は，日本で通常用いられる年齢区分のいずれとも完全には一致しないため，こうした呼称と重ならない訳語を当てた。

Case 19 ゆれる不安な心

> **症例**
> 66歳の右利きの女性。9年前にParkinson病（PD）と診断されているが，最近，不安症状が悪化したため受診した。この1年，特段，理由もなく，孫の安全や家族の財産など，さまざまなことを過剰に心配するようになった。悲嘆，疲労感といったうつ症状も認められた。運動症状の悪化はないがPDについても，とても心配している。fluoxetine[*1]を投与したところ，不安症状は多少和らいだ。注意や認知機能の変動はみられなかった。
> 　身体診察時には，不安な気分はないとのことである。レボドパ（200 mg 1日4回）を診察の30分前に服用していて，ジスキネジアを呈していた。

不安症状に対してどのような対応をすべきか？

PD患者が神経精神症状を訴えたときは，まずは症状が持続的なのか，変動するのか，パターンを把握する。PD自体の進行による神経精神症状は両方のパターンを取りうるが，症状が変動する場合は，長期間内服している抗Parkinson病薬によるドパミンレベルの変動が原因の場合がある。神経精神症状

表 19.1 ドパミン関連の神経精神症状の変動とオン-オフ状態の関係

領域と症状	症状の起こりやすい状態
認知	
全般性注意の低下	主にオフ
忘れやすさ	主にオフ
精神緩慢	主にオフ
錯乱	主にオン
衝動性	主にオン
気分	
うつ	主にオフ
不安	主にオフ
パニック発作	主にオフ
気分の高揚	主にオン
アパシー	主にオフ
易刺激性	主にオフ
精神症状	
幻覚	主にオン
妄想	主にオン
その他	
易疲労感	主にオフ

の詳細な問診で，症状の種類，重症度，レボドパの投与タイミングとの関連を聞き取る。身体症状（例：動悸）と精神症状（例：過度のこだわり）とでは症状の性質が異なる。服用後早期に悪化する症状はオン現象（peak-dose），服用後しばらく経過して次の服用時間直前に悪化するのはウェアリングオフ現象であろう。オン現象はレボドパの用量を減らす，オフ現象は投与量や投与回数を増やすことが有用である。他の対処法としては，カテコール-O-メチル基転移酵素（COMT）阻害薬，レボドパ持続経腸療法，脳深部刺激療法などがある。

この患者に不安症状のパターンとレボドパ服用のタイミングの関係を問診したところ，レボドパを服用する30分前から不安症状が悪化し，服用後30分程度で落ち着くという。

> **解説**

ドパミン関連非運動症状の変動（nonmotor fluctuation：NMF）は，精神症状や認知症状を呈することが多いが，しばしば見過ごされたり，運動症状の変動やドパミン以外の神経変性のせいにされてしまう［Martinez-Fernandez et al., 2016; Witjas et al., 2002］。NMFはPDの非運動症状の変動のなかで最も多く，認知，気分，精神病的症状に分けられる（**表19.1**）。

NMFは運動症状の変動がある患者で多いが，症

状が現れる時間が一定しない場合や，運動症状と連動しないこともある[Storch et al.,2013]．運動症状の変動がなく，NMFだけ呈する患者もいる[Chaudhuri and Schapira, 2009]．ドパミン関連NMFはオフ時にみられやすく，不安や頭の回転が遅いという訴えが最多である[Stacy et al., 2005]．一方，衝動性，多動性，多幸感（場合によっては躁状態に達することもある）がオンに多くなる患者，もしくはオンのときだけ症状を呈する患者もいる[Martinez-Fernandez et al., 2016]．幻覚のような精神症状の一部も，NMF（通常はオン現象）である可能性がある[Bayulkem and Lopez, 2010]．認知機能の変動はやや複雑で，オフ時に精神緩慢や集中力の低下を呈し，オンになると症状が減る，あるいは消失する場合もあれば，オンのときだけ調子を崩す患者もいる[Martinez-Fernandez et al., 2016]．

易疲労感，自律神経障害（例：起立性低血圧），感覚・疼痛，睡眠障害（例：不眠）など，他の非運動症状の変動がドパミン関連NMFの発症や重症度に影響することがあり，評価することが重要である[Chaudhuri and Schapira, 2009]．

診断

Parkinson病（PD），ウェアリングオフ現象に関連する不安症状

Tip

Lewy小体型認知症患者の認知機能・行動症状の変動は，運動症状の変動と関連する場合と関連しない場合とがある．レボドパの投与タイミングと症状の関係を吟味し，用量や投与回数を調整することなどにより，症状の改善を図ることができる．

文献

Bayulkem, K. and Lopez, G. 2010. Nonmotor fluctuations in Parkinson's disease: clinical spectrum and classification. *J Neurol Sci* 289(1-2) 89-92.

Chaudhuri, K. R. and Schapira, A. H. 2009. Non-motor symptoms of Parkinson's disease: dopaminergic pathophysiology and treatment. *Lancet Neurol* 8(5) 464-474.

Martinez-Fernandez, R., Schmitt, E., Martinez-Martin, P. and Krack, P. 2016. The hidden sister of motor fluctuations in Parkinson's disease: a review on nonmotor fluctuations. *Mov Disord* 31(8) 1080-1094.

Stacy, M. et al. 2005. Identification of motor and nonmotor wearing-off in Parkinson's disease: comparison of a patient questionnaire versus a clinician assessment. *Mov Disord* 20(6) 726-733.

Storch, A. et al. 2013. Nonmotor fluctuations in Parkinson disease: severity and correlation with motor complications. *Neurology* 80(9) 800-809.

Witjas, T. et al. 2002. Nonmotor fluctuations in Parkinson's disease: frequent and disabling. *Neurology* 59(3) 408-413.

*1 訳注：選択的セロトニン再取り込み阻害薬（SSRI）

Case 20 偽者に気がつかない

症例

68歳の右利きの女性。パーキンソニズムの評価のために受診した。9か月前，45年間連れ添った夫に対してよそよそしくなった。はじめは，夫が部屋に入って来るとたびたび驚いた様子を見せるようになった。その後，別々のベッドで寝るようになり，夫の前で着替えるのを避けるようになった。何か理由があるのかと夫が尋ねても何の説明もなく，夫を避けるばかりだった。夫に対する言動は徐々に攻撃的になり，子供たちが止めに入るほどだった。夫との間に何か不和があったのかと子供たちが尋ねると，そこにいるのは自分の夫ではない，姿形は確かに似ているが偽物であると主張した。子供たちがいくら誤解を訂正しようとしても聞き入れず，患者は怒り出すばかりだった。救急外来を受診し，感染症，中毒や脳卒中は除外され，精神病性疾患の診断で抗精神病薬のリスペリドン2 mg/日が開始された。投薬によって興奮は軽減されたが，思考が緩慢になった。注意力の変動がみられ，ときにぼーっとしている様子がみられた。さらに，両手のふるえと，すり足もみられるようになってきた。

　診察では，場所の見当識だけ保たれていた。小声で話し，会話は脱線しやすかった。左右対称性の運動緩慢，筋強剛，静止時振戦を認めた。Montreal Cognitive Assessment（MoCA）のスコアは12/30点で，Trail Making，立方体模写，時計描画，数字の逆唱，文字のタッピング[*1]，シリアルセブン，復唱，音韻流暢性，抽象概念，時間見当識，遅延再生で減点された。遅延再生の自由想起では単語を1つも想起できず，多肢選択で2つだけしか再認できなかった。

この症状はリスペリドンが原因と考えてよいか？

リスペリドン投与後に思考緩慢とパーキンソニズムを認めたことから，薬剤性パーキンソニズムは考えられる。しかし，遅発性精神病の病歴がある場合には，神経変性疾患も常に念頭に置く必要がある。本症例では，認知変動とパーキンソニズムから，Lewy小体型認知症（dementia with Lewy bodies：DLB）が鑑別に挙がる。たとえ薬物投与後に症状が出現したようにみえても，顕著な症状が出現する以前から何らかの認知機能の変化がなかったかどうか，よく吟味すべきである。加えて，この症例でみられた抗精神病薬に対する薬剤感受性もまたDLBを示唆するものである。

　患者の家族に追加で問診したところ，この1年間で忘れっぽさと注意の散漫さが目立ってきたこと，同時に複数のことを処理するのが難しくなり，料理をしなくなったことが明らかとなった。さらに

システムレビューの問診で，夢体験の行動化（dream enactment）がみられていたこともわかった。

相貌失認も鑑別に挙げるべきか？

親しい人がそっくりな偽物（ドッペルゲンガー）に取って代わられているという妄想は，Capgras症候群として知られ，特にDLBの経過中に多くみられる。この偽物は，外見こそ似ているが，特定の名前や正体はもたないことが多い。患者はしばしば偽物を恐ろしいものと感じ，そのため暴力を振るったり"本物"を探しにいったりすることがある。Capgras症候群には，場所に関する妄想も付随することが多い。例えば自宅など，よく知った場所までもが偽物であるように感じ，"本物"の家を探そうとすることがある。親しい人の誤認が顕著な症状であるため，相貌失認が鑑別になる。しかし，（知覚型）相貌失認であれば，その人が喋ったときの声など，ほかの方

表 20.1 妄想のタイプとその内容

被害妄想	妄想の内容
物盗られ妄想	誰かが自分の物を盗んでいる
被害妄想	誰かが自分のことを監視したり，危害を加えようとしている
嫉妬妄想	自分の配偶者が不貞を行っている
関係妄想	自分の周囲で起こった些細なことが重大な意味をもっている
身体妄想	自分の身体に異常が起こっている（例：病気がある，寄生虫がいる，妊娠している）
誇大妄想	自分は偉大な存在である（例：卓越した能力，富，名声がある）
被影響妄想	自分の意思・思考・感情が外部の力によって操作されている
誤認症候群	**妄想の内容**
Capgras 症候群	親しい人や場所がそっくりな偽物とすり替わっている
Fregoli 症候群	知らない人や場所を，自分の知っている人や場所であると思い込む
Cotard 症候群	自分が死んでいる，あるいは自身の身体が腐敗していると信じる
幻の同居人	招かれざる何者かが自分の家に住んでいる
テレビ徴候	テレビで見た場面が自分の身に起こった出来事であると思い込む
鏡現象	鏡に映った自分を見ても，自分であることがわからない

法で人物を認識することが通常は可能であり，ドッペルゲンガーや偽物といった思い込みを抱くこともまずない。一方で Capgras 症候群の患者は，相手の顔を認識できているにもかかわらず，相手が自分の知っているその人ではないと思い込むのだ。

解説

妄想とは，物的証拠や合理的論証によって否定されても修正されることのない固定的な信念，と定義されている［American Psychological Association, 2013］。妄想は，幻覚，せん妄や作話とは概念上区別される。幻覚とは，視覚，嗅覚などのいずれかの知覚モダリティにおける誤った知覚のことである。せん妄は，覚醒度や意識水準の低下に伴って生じるものである。作話は，自発的に作り事の話をするが，固定的な信念は伴わない。作話は聞くたびに内容が変わることがしばしばあるが，妄想は同じ内容を一貫して繰り返す。さらに，妄想のなかにも古典的な2種類のグループがある。1つ目は被害妄想で，被害妄想をもつ患者は，誰かに狙われているという考えに取り憑かれ，たいていはその誰かが自分に危害を加えようとしていると信じている。2つ目は誤認症候群であり，知覚の異常が妄想に発展するグループである（表20.1）。ただし，これら2種の症候が合併する例も少なくない。

新規発症の妄想を評価する際には，幻覚（幻視，幻聴，その他）や気分の変調といった他の精神症状も考慮して，慎重な評価を行う必要がある。純粋な精神疾患と診断する前に，その他の内科的疾患は除外しておくべきであり，特に高齢発症の場合には重要である。除外すべきものとしては，せん妄，薬物の使用および離脱（処方薬・違法薬物ともに），基礎疾患の増悪，局在性の脳病変（特に右前頭葉），そして妄想性障害を呈しうる認知障害・感情障害（例えば，DLB や，精神病症状を伴う大うつ病など）が含まれる［Reinhardt and Cohen, 2015］。

認知機能障害をきたす神経変性疾患はすべて，経過中に妄想を生じる可能性がある。しかし，妄想の

発症時期や随伴症状が鑑別診断に有用な場合がある。統合失調症でみられるような奇妙な妄想は，神経変性疾患においてはまれである。妄想はDLBにおいては初期から，Parkinson病（PD）やAlzheimer病（AD）であれば進行してから発症しやすい［Ffytche et al., 2017; Josephs, 2007］。被害妄想も誤認症候群も，DLBの初発の行動症状としてみられることがあり，経過中ではDLB患者の約50％にみられる［Perini et al., 2016］。一方で，PDやADでは初発症状が妄想であることはまれで，家族がすでに認知機能障害に気づいている中等症〜重症の患者に認められることが多い［Reeves et al., 2012］。ADでは，誤認症候群よりも被害妄想（例えば，物盗られ妄想や嫉妬妄想）のほうが早く出現し，認知症が進行すると両方とも出現率は高くなる［Lanctôt et al., 2017］。前頭側頭葉変性症では一般的に妄想はみられないが，C9orf72遺伝子異常をもつ症例では妄想（あるいは他の精神病症状）が，典型的な前頭側頭型認知症の臨床症候や画像所見の出現より5年も先行することがある［Ducharme et al., 2017］。最後に，精神疾患の家族歴があると，純粋な精神疾患を考えがちになり，神経変性疾患が軽視されやすくなるというバイアスも指摘しておく。

本症例ではリスペリドンを中止したところ，認知機能障害とパーキンソニズムに軽快がみられたが，完全に消失はしなかった。リバスチグミンを追加投与したところ，認知機能が改善し，妄想も顕著に減少した。

> **診断**
>
> Lewy小体型認知症（DLB）による Capgras症候群

Tip

妄想，誤認症候群，幻覚はいずれも神経変性疾患で生じうる症状であり，DLBでは初期から，ADでは進行してから出現しやすい。

文献

American Psychological Association. 2013. *Diagnostic and Statistical Manual of Mental Disorders.* Washington, DC: American Psychological Association.

Ducharme, S., Bajestan, S., Dickerson, B. C. and Voon, V. 2017. Psychiatric presentations of C9orf72 mutation: what are the diagnostic implications for clinicians? *J Neuropsychiatry Clin Neurosci* 29(3) 195-205.

Ffytche, D. H. et al. 2017. The psychosis spectrum in Parkinson disease. *Nat Rev Neurol* 13(2) 81-95.

Josephs, K. A. 2007. Capgras syndrome and its relationship to neurodegenerative disease. *Arch Neurol* 64(12) 1762-1766.

Lanctôt, K. L. et al. 2017. Neuropsychiatric signs and symptoms of Alzheimer's disease: new treatment paradigms. *Alzheimers Dement* 3(3) 440-449.

Perini, G. et al. 2016. Misidentification delusions: prevalence in different types of dementia and validation of a structured questionnaire. *Alzheimer Dis Assoc Disord* 30(4) 331-337.

Reeves, S. J., Gould, R. L., Powell, J. F. and Howard, R. J. 2012. Origins of delusions in Alzheimer's disease. *Neurosci Biobehav Rev* 36(10) 2274-2287.

Reinhardt, M. M. and Cohen, C. I. 2015. Late-life psychosis: diagnosis and treatment. *Curr Psychiatry Rep* 17(2) 1.

＊1　訳注：タッピングは，検者が問題用紙に書かれた文字列（原著ではアルファベット，日本語版ではひらがな）を読み上げ，被験者は特定の文字（原著では「A」，日本語版では「あ」）が読まれたときにだけ，手で机などを軽く叩く（タップする）という課題。「A（あ）」が読まれて叩き忘れた場合，または「A（あ）」以外の文字で叩いてしまった場合にはエラーと判定される。エラーの合計が1回以下であれば1/1点が与えられ，エラーが2回以上あった場合には0点となる。

Part **5**

難しい認知・行動障害の特徴的な症状

Case 21 **言語の障害：どんな場合に失語ではない？**

Case 22 **前頭葉，頭頂葉，あるいはどちらでもない？**

Case 23 **予想外の認知症**

Case 24 **パンチドランカー**

Case 25 **知らずに覚えている**

Case 21 言語の障害：どんな場合に失語ではない？

症例

18か月前から発話に異常が目立ってきた70歳男性。言葉を口に出すのに努力を要するようになってきた。妻によれば，話し声の調子が平坦になり，発話の速度が全体的に遅くなってきたという。語と語の間や語の途中に頻繁に休止が入り，特に長い文や複雑な文を話すときにはそれが顕著だった。言葉を思い出すことや，文章を作ることや，話し言葉・書き言葉を理解することについては，特に困難を生じていなかった。発話同様に書字も遅かったが，文字の形や綴りには問題がなかった。診察では，語の間に間隙の目立つ発話があり，プロソディー[*1]の異常もみられた。音の歪みは認められず，言葉の詰まり(flase starts)が1回あっただけだった。面談のはじめに軽微な失文法がみられたが，その後の検査では文法能力は正常に保たれていた(Video 21.1)。そのほかに，言語の評価と神経学的診察で目立った所見は認められなかった。脳MRIでは非対称性の萎縮が認められ，特に左運動前野で萎縮が顕著であった。

流暢性の低下があれば，非流暢性失語と考えてよいか？

流暢性とは発話の流れのスムーズさのことであり，さまざまな要因の影響を受ける。この要因のなかには，喚語の困難，文法の単純化による発話長の短縮，構音の異常などが含まれる。発話の流暢性を定量評価する方法に関して統一された見解はないが，発話1回あたりに含まれる語数は，臨床的によく使われる指標(7語以上なら正常)の1つである。しかし，このような流暢性の指標よりも，発話障害の性状を明らかにするほうがずっと診断に役立つことがある。

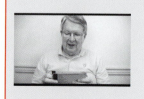

Video 21.1
診察では，ゆっくりで単調な発話で，語の途中と語間の両方に停止がある。冒頭では軽微な失文法(「have speaking slowly」や「I would like to know your opinion, what's wrong」など)も認められる。「クッキー泥棒」の絵の説明では，「キッチン(kitchen)」と言おうとして「キッチング(kitching)」と言っている。

失語とは，感覚や運動の障害(例えば，聴覚障害や構音障害)に由来しない言語の産生や理解の障害を指す。本症例では，軽微な失文法は時折みられることもあったが，症状の主体は発話の運動面の障害であった。しかし，その構音や声量の異常は，構音障害(dysarthria)で認められるパターンとは異なるものだった。症候学的には，この患者の障害は発話の"運動プログラム"の異常，いわゆる発語失行(apraxia of speech：AOS)であるといえる。他の言語症状を伴わずに，AOSのみが単独で緩徐に進行していく場合には，原発性進行性発語失行(primary progressive apraxia of speech：PPAOS)と呼ばれる。

解説

発話の生成のためには，認知と運動を含む一連のプロセスが必要となる(図21.1)。最初に，表現すべき概念(例えば，ある状況で嬉しく思うこと)が選び出される。次に，その概念に関連する単語あるいは見出し語(例えば，「幸せ」)が想起される。単語が引き出されたら，その単語で言いたいことを言うために適切な形(例えば，「不幸せ」「無上の幸せ」「幸福」)に調整する。この処理過程は，形態素符号化(mor-

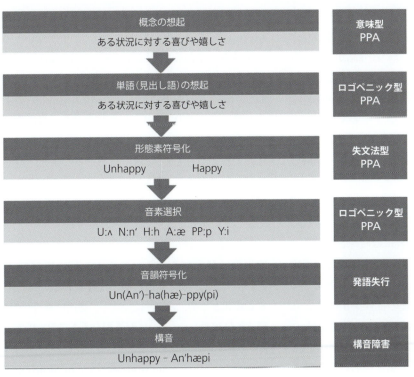

図21.1 Leveltらのモデル(1999)に基づいた発話産生の段階と，その障害を示した概略図

訳注：音韻符号化における音節表記は，正しくはUn-hap-pyである。なお，本文ではわかりやすいように日本語で例示している。
PPA：原発性進行性失語

phological encoding)と呼ばれる。そして，次に音素(phoneme)(例えば，s, i, a, wなど)を呼び出してくる。音素は言語を構成する最小単位である。音素がいくつか連なることで，音節(syllable)(例えば，si-a-wa-seからなる)と呼ばれる意味のある音のまとまりとなり，この音節が発話における基本単位となる。それぞれの音節を正しく発音するためには，100以上の筋群を協調的かつ系列的に上手く動作させる精密な運動プログラムが必要である。ひとたび運動プログラムが生成されたら，あとはそれぞれの筋群の動作によってそれが実現される。

　AOSとは，運動プログラムの異常による発話障害である(失行とは，特定の目的を伴った動作が行えない障害を指す)。これは言い換えれば，随意的に音節を発声するための構音運動の系列や，発語のために必要な筋運動の系列を，準備し調整する機能に障害があるということである。症候としては，構音，発話の区切り，プロソディーの変化として現れる。休止もまた発話の重要な要素であり，音声部だけでなく非音声部も含めて運動プログラムを構成し

ている。AOSは，言語機能そのものが保たれているという点で失語とは区別され，発声に関与する個別の運動機能が保たれているという点で構音障害とも異なる[Jung et al., 2013]。

　AOSの特徴は，緩慢で努力性の発話と構音の誤りである[Josephs et al., 2012]。運動プログラムの異常によって，一貫しない音の歪み・付加・脱落が生じる[Josephs et al., 2012]。音の歪みは，ときに別の音(別の音節，あるいは無意味な音)に置き換わったように聞こえる。音の表出がうまくいかず自己修正を繰り返し試みるために，発話開始時の言い損ないや，吃音，試行錯誤が聞かれることもある。AOSの特徴の1つは，長い文や複雑な語になるほど顕著になることである[Gleichgerrcht et al., 2015]。簡単な語で正しく発音できる患者でも，もっと複雑な語や文ではAOSが顕在化しやすい。"単音節"反復発声(「パパパ」を繰り返す)では正常にみえるAOS患者でも，"複数音節"反復発声(「パタカ」を繰り返す)では音の連なりが乱れたり，毎回異なるパターンのような不正確さがみられたりする[Josephs et al.,

79

2012]。したがって，ゆっくりおそるおそる話すのは，このような音の誤りを避けるための代償機構と考えることができるかもしれない。発話が不適切な位置で途切れ，単語の途中，単語の間，さらには母音や子音の途中の間隙が延長する[Josephs et al., 2012]。各音節に同等にアクセントをおく傾向により，プロソディーの異常がみられることもある[Josephs et al., 2012]。統語[*2]・意味・形態[*3]・理解といった言語能力は保たれる。

しかしながら，純粋な AOS は比較的まれで，構音障害や失語の要素を伴って出現することも少なくないので，これらの区分の境界には曖昧さが残る。実際のところ，AOS には構音障害や失語と共通する特徴が数多くあり，これらを区別することはしばしば困難である(表 21.1)。この症候を正確にとらえるためには，包括的かつ専門的な言語診察がとりわけ有効な手段となる[Strand et al., 2014]。加えて，AOS における音の歪みを，失語症における音韻性

錯語と取り違えないよう注意が必要である。音韻性錯語は，音素の選択の誤りによって語形が変わってしまうものである(例えば，「テーブル(table)」と言おうとして「ケーブル(cable)」と置換されるのが音韻性錯語だが，AOS では「フューブル(fuble)」のような音になったりする)。しかしながら，音韻性錯語では通常は構音・発話量・プロソディーの異常は伴わず，この点でも AOS とは異なる。また，AOS は同一患者内でも，毎回音の歪み方に変化があり，構音障害では音の歪みが障害を受ける筋群によって一定しているのと比べると対照的である。

AOS は，左運動前野および運動野皮質の脳卒中で急性に発症することがある[Graff-Radford et al., 2014]。また，神経変性疾患の主症状あるいは付随する症状として，潜行性に発症し，緩徐に進行して，最終的に緘黙(mutism)に至る場合もある[Duffy and Josephs, 2012]。AOS は非流暢/失文法型原発性進行性失語(nonfluent/agrammatic variant of primary

---

表 21.1 ▶ 発語失行(AOS)だけにみられる発話特徴と，失語症や痙性構音障害にも共通する発話特徴

AOS だけにみられる発話特徴
・歪んだ音による置換
・歪んだ音の付加
・発話する文の長さや語/音節の複雑さが増すことで，音の歪み・歪んだ音の置換が増える[*A]
・速く話すことで，音の歪み・歪んだ音の置換が増える
・最長発声持続時間に比して，ひと息で発することができる語数が少ない

AOS と痙性構音障害にみられる発話特徴
・全体的な発話速度の低下[*A]
・複数音節からなる語において音節が分離する[*A]
・語句/文中の語の並びにおいて音節が分離する
・発話間隙の延長(音素間，音節間，語間，句間のいずれもありうる)[*A]
・母音や子音の引き延ばし
・音の歪み[*A]

AOS と失語症にみられる発話特徴
・慎重にゆっくりと言葉を連ねるような途切れ・歪み(歪んだ音への置換を含む)のある発話異常が，単音節反復発声に比して複数音節反復発声で多くみられる
・視覚上あるいは聴覚上に認められる構音探索。発話開始困難。発話開始時の言い損ない・言い直し
・単音節反復発声(反復発声「パパパ」を素早く繰り返し唱える)における不正確(タイミングや発音が適切でない)な発音

AOS，失語症，痙性構音障害に共通してみられる発話特徴
・音素や音節を繰り返す
・音の引き延ばし(全体の引き延ばしと比べても不相応なもの)

*A　原発性進行性発語失行で特に高頻度に認められる特徴 (Josephs et al., 2012)。

progressive aphasia：nfvPPA）の中核症状の1つではあるが，言語障害を伴わない場合にはPPAの診断からは除外される（Video 21.2）［Gorno-Tempini et al., 2011］。本症例のように，AOSを初発症状または主症状とする神経変性疾患は，"原発性進行性発語失行（PPAOS）"と呼ぶのが適切である［Josephs et al., 2012］。失文法が付随している場合でも，AOSが主症状として前景に立つような症例は典型的なnfvPPAとは別個の症候群と見なす考えもあり，近年ではこれを支持する研究結果が増えている［Josephs et al., 2013］。

PPAOSはタウオパチーを背景にもつ可能性が高く，たいていは左半球の運動前野・補足運動野の背外側にタウの分布を認める［Josephs et al., 2012; Josephs et al., 2006］。進行様式は大きく2つのタイプに分類できる。1つ目は，歪んだ音への置換および付加が目立ち，言語症状が徐々に出現してくるタイプである。2つ目は，失語症の特徴がみられないままパーキンソニズムが出現してくるタイプで，AOS発症から5年程度で進行性核上性麻痺（progressive supranuclear palsy：PSP）の診断基準を満たすことが多い［Josephs et al., 2014］。

本症例は，初診から5か月後の再診で発話には大きな変化を認めなかった。このときの診察で，矩形波眼球運動，滑動性追跡眼球運動の障害（saccadic pursuit），および下方への視運動性反射の軽度障害が認められ，軽度の頸部筋強剛もみられたことから，PSPへ進行しつつある状態と考えられた。

診断

原発性進行性発語失行（PPAOS）〔タウオパチーによる進行性核上性麻痺（PSP）の疑い〕

💡 **Tip**

AOSは，失語症とも構音障害とも区別される症候であり，ゆっくりとした努力性の発話があり，特に複雑で長い語や文で発話間隙の増加や音韻の誤りを伴うことが特徴である。

文献

Duffy, J. R. and Josephs, K. A. 2012. The diagnosis and understanding of apraxia of speech: why including neurodegenerative etiologies may be important. *J Speech Lang Hear Res* 55(5) S1518-1522.

Gleichgerrcht, E., Fridriksson, J. and Bonilha, L. 2015. Neuroanatomical foundations of naming impairments across different neurologic conditions. *Neurology* 85(3) 284-292.

Gorno-Tempini, M. L. et al. 2011. Classification of primary progressive aphasia and its variants. *Neurology* 76(11) 1006-1014.

Graff-Radford, J. et al. 2014. The neuroanatomy of pure apraxia of speech in stroke. *Brain Lang* 129 43-46.

Josephs, K. A. et al. 2014. The evolution of primary progressive apraxia of speech. *Brain* 137(Pt 10) 2783-2795.

Josephs, K. A. et al. 2013. Syndromes dominated by apraxia of speech show distinct characteristics from agrammatic PPA. *Neurology* 81(4) 337-345.

Josephs, K. A. et al. 2012. Characterizing a neurodegenerative syndrome: primary progressive apraxia of speech. *Brain* 135(Pt 5) 1522-1536.

Josephs, K. A. et al. 2006. Clinicopathological and imaging correlates of progressive aphasia and apraxia of speech. *Brain* 129(Pt 6) 1385-1398.

Jung, Y., Duffy, J. R. and Josephs, K. A. 2013. Primary progressive aphasia and apraxia of speech. *Semin Neurol* 33(4) 342-347.

Levelt, W. J., Roelofs, A. and Meyer, A. S. 1999. A theory of lexical access in speech production. *Behav Brain Sci* 22(1) 1-38; discussion 38-75.

Strand, E. A., Duffy, J. R., Clark, H. M. and Josephs, K. 2014. The apraxia of speech rating scale: a tool for diagnosis and description of apraxia of speech. *J Commun Disord* 51 43-50.

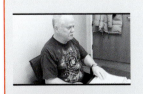

Video 21.2
非流暢型原発性進行性失語の症例。努力性の発話が認められる。

＊1 　訳注：発話の流れ，速度，リズム，抑揚，強勢など韻律のこと。

＊2 　訳注：文章の文法構造のこと。

＊3 　訳注：語の文中での役割（文法機能）に応じた語形変化のこと。

Case 22 前頭葉, 頭頂葉, あるいはどちらでもない?

症例

23歳の女性。4週間前からのバランス障害, 短期記憶障害, 易怒性を主訴に来院した。受診6週間前に, Epstein-Barrウイルス(EBV)による伝染性単核球症に罹患し, 重度の頸部リンパ節腫脹と扁桃炎があった。アモキシシリン/クラブラン酸が投与され, その後にプレドニゾン(1日60 mg 3日間, その後10日間の漸減を経て中止)で治療された。EBV罹患から2週間後からバランスが悪くなり右側に倒れやすく, 両手が不器用になった。時々喚語困難があること以外には, 言語について変化は感じていなかった。同時期から, 最近の物事, 特にリストのようなものについて忘れやすくなり, 車の運転が苦手になり, 車のホイールを3つ傷つけたことに家族が気づいた。また, 今までになく気分が不安定になり, 些細なことでもすぐ動揺するようになったと本人も家族も述べた。これらの症状は, バランス障害の出現から2週間ほどでピークに達し, その後2週間で徐々に改善した。

診察時には, 両側の筋緊張低下, 反復拮抗運動障害, 下肢優位の測定障害, 失調性歩行を認めた(Video 22.1)。Montreal Cognitive Assessment(MoCA)のスコアは25/30点であり, 立方体模写(図22.1), 注意, 音韻流暢性, 文の復唱で減点された。興味深いことに, 音韻流暢性課題[*1]の成績は明らかに不良(1分間で4語)な一方で, 意味流暢性課題[*2]の成績は正常範囲(1分間で18語)であり, 加えて, 文の復唱では軽微な文法的誤りを認めた(例えば, 「be」や「have」や「may」といった助動詞が時々省略されてしまう)。患者には常に気分の高揚〔モリア(moria)とも呼ばれる, ふざけた幼稚な振る舞い〕が認められ, 診察中にもしばしば場にそぐわない笑いがみられたが, そのほかに前頭葉障害や偽性球麻痺による感情失禁(pseudobulbar affect: PBA)を示唆する不適切行動は確認されなかった。

■ どうすれば, この複雑な行動症状を一元的に説明できるか?

患者の脳MRIは, 小脳虫部前上方のわずかな萎縮を示すのみであった(図22.2)。脳実質の異常(例えば, 占拠性病変や白質変化や脳卒中)がみられないことと, EBV感染後に症状が出現し緩徐に回復した亜急性の経過を考えると, 傍感染性(あるいは自己免疫性)の機序が示唆される。中毒や代謝性の要因も考慮すべきだろう。亜急性の小脳失調は, まれながらEBV脳症でみられることが知られており, 伝染性単核球症の全身症状がみられない場合でも生じる[Pruitt, 2014]。

■ この患者の認知・情動面の変化と小脳症状との関連は?

本症例では, 伝染性単核球症の発症後に, 小脳症状と並行して認知・情動面の変化がみられた。この患者の情動変化は, 運動障害のために動作がままならない苛立ちから生じる二次的なもの, と思われるか

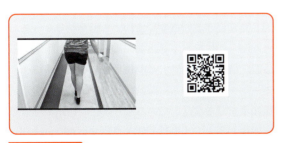

Video 22.1
診察では, 軽い測定障害と軽度の失調性歩行を認める。患者は, 自身のイライラが運動障害に起因するものではないと明言している。

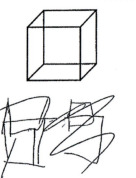

| 立方体模写 | 時計描画（11時10分）
（3/3点） |

図 22.1 本症例での立方体模写と時計描画（MoCA より）

最初の描画では，立方体の大きさが不釣り合いなことがわかる。2 回目の描画では，立方体の各要素はそろっているものの全体としての形は崩れており，軽度の視空間認知障害が疑われる。時計描画では，わずかな数字の配置のずれがみられる。

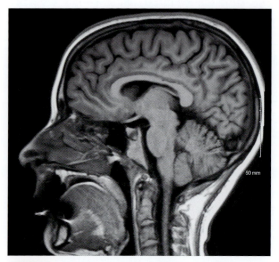

図 22.2 本症例の MRI T1 強調像：矢状断

小脳後葉の前面および上面に軽度の萎縮を認める。

もしれない。しかし実際は，認知機能変化は独立してみられており，運動障害のせいでイライラするわけではないと患者自身も述べている（Video 22.1）。

本症例でみられた認知・情動面の変化は，前頭葉の病変と似ているようにもみえる。立方体模写ができないのは，遂行機能障害が原因かもしれないし，頭頂葉の病変による視空間認知障害が原因となる場合もある。しかしながら，この症例でみられた認知・情動の障害は，すべてが小脳の責任病巣で起こりうるものである。すべての症状は，傍感染性小脳炎の後遺症として十分に説明できる。

解説

EBV による疾患はさまざまで，中枢神経系のあらゆる領域に障害を生じうるが，特に小脳の頻度は高い［Abul-Kasim et al., 2009］。急性傍感染性小脳炎と関連する最も一般的な病因は EBV であり，これは伝染性単核球症の症状出現から 2〜3 週間後に pancerebellar syndrome として発症しうるものである［Pruitt, 2014］。傍感染性小脳炎は，急性 EBV 髄膜脳炎とは異なり，通常は MRI や髄液検査で異常を認めない［Tselis, 2014］。たいていは自然寛解するが，運動障害と認知機能障害は残存することがある［Abul-Kasim et al., 2009; Cho et al., 2013］。ステロイドはほとんどの例で奏効しないが，血漿交換や免疫グロブリン静注療法が回復を促進するなど，免疫療法の有用性を示唆するエビデンスもわずかながらある［Schmahmann, 2004］。

古典的には，小脳は運動とバランスの制御のみを行うと考えられてきた。しかし，神経解剖学・機能画像・神経心理学の詳細な研究によって，小脳に限局した病変が認知機能や情動にも影響を与えうることが明らかになってきた［Baumann et al., 2015; Manto and Marien, 2015］。小脳後葉のとりわけ第 VI 小葉・第 VII 小葉から，前頭前野・側頭葉・辺縁系・後頭葉までをつないでいる双方向性の経路に機能障害が生じると，小脳性認知・情動症候群（cerebellar cognitive affective syndrome：CCAS）と呼ばれる一群の認知・行動障害を生じる［Koziol et al., 2014］。完全な CCAS では，遂行機能障害，言語障害，視

空間認知障害，情動調節障害を呈するが［Schmahmann and Sherman, 1998］，小脳病変による認知機能障害は，常に運動障害を伴って現れるとは限らない。MoCAやMini-Mental State Examination (MMSE)といった一般によく使われる認知スクリーニング検査は，CCASを検出するには感度が十分でない。CCASを疑ったときには，CCASで障害を受けやすい認知機能領域に焦点を絞ったスクリーニング評価であるCerebellar Cognitive Affective/Schmahmann Syndrome Scaleを利用するとよい［Hoche et al., 2018］。

遂行機能障害はCCASで最も顕著かつ高頻度にみられる症候であり，認知機能検査では作業記憶課題，音韻流暢性課題，抑制課題，セットシフト課題で成績低下が認められる［Tedesco et al., 2011］。こうした患者の多くは，ヒントを出すことで改善する短期記憶障害を示し，思考の柔軟性(ルールや要求が変化したときに，異なる課題や操作へ注意を切り替える能力)の低下や保続的行動を呈する［Bodranghien et al., 2015］。基本的な遂行機能が障害されるために，計画や問題解決といった，遂行機能の組み合わせを要する操作も困難になる［Bodranghien et al., 2015］。小脳後葉と前頭前野を結ぶ双方向性経路の障害によって生じうる症状は，遂行機能障害だけではない。代表的な例が記憶であり，自由想起は困難でありながら再認は可能なパターンの記憶障害を呈する。このパターンは想起の障害を示唆するもので，前頭前野の損傷やParkinson病でみられる症状と類似している［Tedesco et al., 2011］。

小脳前葉の障害によって生じる小脳性の構音障害はよく知られているが，発語失行(apraxia of speech)も多数報告されている［Marien et al., 2015］。言語障害としては，意味流暢性課題よりも音韻流暢性課題で顕著な語流暢性の低下，統語障害による失文法，そしてメタ言語的能力の障害がある［Leggio et al., 2000; Marien and Beaton, 2014］。こうした障害が，反応潜時の遅延，電文体発話(telegraphic speech)をきたし，そこには文法的な誤りや，比喩，曖昧さや推論についての理解障害を伴う［Marien et al., 2013］。

小脳が視空間認知に与える影響も，眼球運動にとどまらない。小脳障害による視空間認知障害は，視覚性注意や物体の位置関係の表象に障害をもたらし，ときには視覚失調や同時失認を生じることもある［Bodranghien et al., 2015］。こうした症状は，模写や視覚イメージの想起の際に明らかになることがある［Bodranghien et al., 2015］。

行動および情動面の変化は虫部後部および室頂核(fastigial nucleus)の障害によって生じ，多くの場合，前頭葉障害よりも軽症である［Stoodley and Schmahmann, 2010］。こうした患者は自分で行動を律することが困難になり，ときに幼稚な振る舞いや，脱抑制や衝動性がみられる。情動は平坦化することもあれば不安定になることもあり，しばしば易怒性の亢進を伴う［Bodranghien et al., 2015］。PBAと類似した笑い・泣きがよくあることは指摘されているが，PBAの重要な特徴である感情経験と表出との乖離は，小脳性の情動障害では必ずしもみられない［Bodranghien et al., 2015］。共感や社会的認知にも障害を認めることがある［Hoche et al., 2015］。

本症例は無治療でも改善傾向を示し，初診から4週間後に行った再評価では顕著な改善がみられた。復職し運転も可能になったが，十分な能力を発揮するためには以前より集中する必要があることは自ら認めていた。気分については，以前の普通の状態に戻ったと本人も家族も述べた。診察では，歩行は明らかに改善していた(**Video 22.2**)。MoCA(version 2)を施行したところ，スコアは27/30点であり，

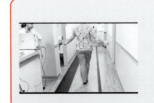

Video 22.2

4週間後の評価では，歩行の明らかな改善を認めた。

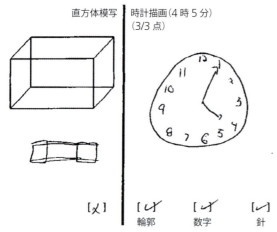

図22.3 本症例の4週間後の直方体模写と時計描画（MoCA version 2 より）

直方体は描画できず，視空間認知障害が残存していることがわかる。時計描画は正常である。

直方体模写と音韻流暢性（1分間で8語）と文復唱で減点があった（図22.3）。

診断

Epstein-Barrウイルス（EBV）関連傍感染性小脳炎による小脳性認知・情動症候群（CCAS）

Tip

小脳病変のある患者を診察する際には，小脳の認知・情動における役割を考慮する必要がある。小脳後部の症状として出現する遂行機能，言語，視空間認知，情動や気分の障害は，軽症の前頭葉障害に類似する。

文献

Abul-Kasim, K., Palm, L., Maly, P. and Sundgren, P. C. 2009. The neuroanatomic localization of Epstein-Barr virus encephalitis may be a predictive factor for its clinical outcome: a case report and review of 100 cases in 28 reports. *J Child Neurol* 24(6)720-726.

Baumann, O. et al. 2015. Consensus paper: the role of the cerebellum in perceptual processes. *Cerebellum* 14(2) 197-220.

Bodranghien, F. et al. 2015. Consensus paper: revisiting the symptoms and signs of cerebellar syndrome. *Cerebellum* 15(3) 369-391.

Cho, T. A., Schmahmann, J. D. and Cunnane, M. E. 2013. Case records of the Massachusetts General Hospital: case 30-2013. A 19-year-old man with otalgia, slurred speech, and ataxia. *N Engl J Med* 369(13) 1253-1261.

Hoche, F. et al. 2015. Cerebellar contribution to social cognition. *Cerebellum* 15(6) 732-743.

Hoche, F. et al. 2018. The cerebellar cognitive affective/Schmahmann syndrome scale. *Brain* 141(1) 248-270.

Koziol, L. F. et al. 2014. Consensus paper: the cerebellum's role in movement and cognition. *Cerebellum* 13(1) 151-177.

Leggio, M. G., Silveri, M. C., Petrosini, L. and Molinari, M. 2000. Phonological grouping is specifically affected in cerebellar patients: a verbal fluency study. *J Neurol Neurosurg Psychiatry* 69(1) 102-106.

Manto, M. and Marien, P. 2015. Schmahmann's syndrome – identification of the third cornerstone of clinical ataxiology. *Cerebellum Ataxias* 2 2.

Marien, P. et al. 2013. Consensus paper: language and the cerebellum: an ongoing enigma. *Cerebellum* 13(3) 386-410.

Marien, P. and Beaton, A. 2014. The enigmatic linguistic cerebellum: clinical relevance and unanswered questions on nonmotor speech and language deficits in cerebellar disorders. *Cerebellum Ataxias* 1 12.

Marien, P., van Dun, K. and Verhoeven, J. 2015. Cerebellum and apraxia. *Cerebellum* 14(1) 39-42.

Pruitt, A. A. 2014. Infections of the cerebellum. *Neurol Clin* 32(4) 1117-1131.

Schmahmann, J. D. 2004. Plasmapheresis improves outcome in postinfectious cerebellitis induced by Epstein-Barr virus. *Neurology* 62(8) 1443.

Schmahmann, J. D. and Sherman, J. C. 1998. The cerebellar cognitive affective syndrome. *Brain* 121(Pt 4) 561-579.

Schmahmann, J. D., Weilburg, J. B. and Sherman, J. C. 2007. The neuropsychiatry of the cerebellum – insights from the clinic. *Cerebellum* 6(3) 254-267.

Stoodley, C. J. and Schmahmann, J. D. 2010. Evidence for topographic organization in the cerebellum of motor control versus cognitive and affective processing. *Cortex* 46(7) 831-844.

Tedesco, A. M. et al. 2011. The cerebellar cognitive profile. *Brain* 134(Pt 12) 3672-3686.

Tselis, A. C. 2014. Epstein-Barr virus infections of the nervous system. *Handb Clin Neurol* 123 285-305.

＊1　訳注：頭文字より語想起を促す課題で，例えば「か」で始まる名詞を 1 分間でいくつ言えるか，というもの。音韻性語流暢性課題ともいう。

＊2　訳注：1 つの意味カテゴリー内からの語想起を促す課題で，例えば「動物」を 1 分間でいくつ挙げられるか，というもの。カテゴリー流暢性課題ともいう。

Case 23 予想外の認知症

症例

65歳の右利きの女性。2年前から進行した歩行障害と短期記憶障害を主訴に来院した。はじめに気づいたのは動作の緩慢さとバランスの障害だった。バランス障害により転倒することもしばしばあり，多くは後方への転倒であった。レボドパが開始され，1日1,200 mgまで漸増されたが効果はなかった。この1年でマルチタスクが難しくなり，気が散りやすくなった。嚥下障害も出現し，最近になって尿失禁も認められるようになったという。夫によれば，引きこもりがちで，趣味や家族との交流にも興味を示さなくなっているとのことである。抑うつ，不安，認知の変動，幻覚について本人は否定した。嗅覚低下および夢体験の行動化（dream enactment）[*1]が認められた。神経診察時には，すぐに気が散って話が脱線した。発話は小声であった。眼球運動に異常はなかった。対称性の運動緩慢と両腕伸展時のミオクローヌスを認めた。独力での歩行は不可能だった（Video 23.1）。Montreal Cognitive Assessment（MoCA）のスコアは18/30点で，Trail Making，立方体模写，時計描画，数字の逆唱，シリアルセブン，文の復唱，遅延再生（単語5つのうち1つを自由想起でき，残り4つは多肢選択ですべて再認）で減点があった。

この患者の病歴と所見のなかで，診断に役立つ要素は？

本症例の運動症状はパーキンソニズムに該当する。初期から転倒が目立ち進行が急速であることと，レボドパ反応性に乏しいことから，非定型パーキンソニズムが最も考えられる。非定型パーキンソニズムを呈する神経変性疾患として，特に頻度が高いのはαシヌクレイノパチーとタウオパチーである。両者とも似たような運動症状を呈することがあるが，病歴や現症のいくつかの点が鑑別に有用である（**表23.1**）。本症例では，夢体験の行動化，嗅覚低下，病初期からの自律神経障害があることから，シヌクレイノパチーがより強く疑われる。上肢ミオクローヌスは重要な運動症状である。なぜなら，上肢ミオクローヌスはLewy小体型認知症（dementia with Lewy bodies：DLB）やパーキンソニズム型多系統

表23.1 非定型パーキンソニズムの診断に有用な所見（一部抜粋）

	シヌクレイノパチー	タウオパチー
疾患	PD, MSA, DLB	PSP, CBD, FTDP
運動症状	レボドパ誘発ジスキネジア 振戦がよくみられる	核上性注視麻痺 振戦はほとんどみられない
行動症状	幻覚 認知変動	アパシー 脱抑制
その他の非運動症状	夢体験の行動化 嗅覚低下 自律神経障害 喘鳴 首下がり	皮質性感覚障害 発語失行（apraxia of speech）

CBD：大脳皮質基底核症候群，DLB：Lewy小体型認知症，FTDP：パーキンソニズムを伴う前頭側頭型認知症，MSA：多系統萎縮症，PD：Parkinson病，PSP：進行性核上性麻痺

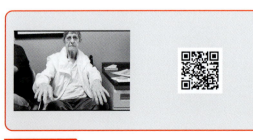

Video 23.1
診察では，左右対称性の運動緩慢と，腕を伸ばした際の両上肢遠位のミオクローヌスを認める。

萎 縮 症(multiple system atrophy, parkinsonian type：MSA-P)においては診断的所見である一方で，Parkinson病でみられることはまずないからである。

認知症であれば多系統萎縮症は否定されるか？

古典的には，病初期から認知機能の変化が目立つ場合には，MSAの可能性は低いとされてきた。これは，MSAで認知機能障害の率が低いことを示した初期の臨床病理学の研究が根拠となっていた[Wenning et al., 1997]。しかし，その後に神経心理学的な研究が盛んに行われ，MSAも認知機能障害を呈することが明らかとなってきた。近年の報告では，病理学的にMSAの診断がつく症例のうち，37％が臨床的に認知機能障害を呈するとされる[Cykowski et al., 2015; Koga et al., 2017]。本症例のここまでの病歴を総合すると，自律神経障害が顕著であり，認知変動や幻覚がないことから，DLBよりもMSAのほうが強く疑われる。

解説

MSAに伴う認知機能障害が明らかになってきた以上，MSAの除外基準として認知機能障害の条件は緩めていく必要があるだろう[Stankovic et al., 2014]。MSAにおける認知症は，運動症状・自律神経症状のあとに出現してくると考えられており，MSAの診断がついてから平均7年で発症すると推定されている[O'Sullivan et al., 2008]。とはいえ，複数の症例報告によると，軽度認知障害(mild cognitive impairment：MCI)が運動症状と自律神経症状に先行することもあるという。罹病期間8年以上のMSA症例だけに絞ってみると，認知機能障害の合併率は実に50％にも上るとの報告もある[Brown et al., 2010]。剖検で診断が確定されたMSA患者群において，MCIが22％，中等度認知機能障害が2％，重度認知機能障害が0.5％に認められていたとの報告があるが，このデータは発症時に明らかな認知機能障害があった症例を除外していたことに留意する

必要がある[Wenning et al., 1997]。

MSAにおいて，最初に，そして顕著に障害を受ける認知領域は遂行機能であり，しばしば唯一の認知機能障害として認められる[Stankovic et al., 2014]。出現する症状としては，作業記憶の低下，反応速度の遅延，音韻流暢性課題の成績低下，セットシフトの障害などがある。注意障害がこれらと独立して生じうるかどうかは，いまだに結論が出ていない。記憶検査では，学習と記憶の想起は障害されるが再認は保たれるという報告があり，これは前頭葉-皮質下回路の障害を示唆するパターンである[Brown et al., 2010; Stankovic et al., 2014]。視空間認知課題でも成績低下がみられる[Stankovic et al., 2014]。しかし，記憶障害・視空間認知障害のいずれも，一次的な障害なのか，遂行機能障害による二次的なものなのかは明らかでない。言語機能はほとんど障害を受けることはなく，意味流暢性課題の成績が低下することはあっても，復唱や呼称といった能力は正常に保たれる。観念運動性失行は約10％の患者に認められる[Monza et al., 1998]。

MSAのなかでも，パーキンソニズム型(MSA-P)と小脳型(MSA-C)では，認知機能障害のパターンに違いがみられることがある[Kawai et al., 2008; Stankovic et al., 2014]。遂行機能障害は両者で認められるが，即時再生における自由想起の障害はMSA-Pにみられやすい。視空間認知の障害および遅延再生における自由想起・再認の両方の障害は，小脳性認知・情動症候群においてもよくみられる所見だが(Case 22参照)，これらはMSA-PよりもMSA-Cでよく認めるとの報告がある[Schmahmann, 2019; Siri et al., 2013; Stankovic et al., 2014]。しかし，こうした認知機能障害のパターンの差は研究によって一貫しているわけではなく，議論が分かれるところである[Stankovic et al., 2014]。

行動の変化もまたMSAにおいて珍しくなく，認知成績に影響を与えうる。MSAにおいて85％もの患者が軽度以上の抑うつを伴っており，約1/3の患者には中等度～重度の抑うつがあったと報告されている[Stankovic et al., 2014]。また，MSA患者の

65％にアパシー，37％に不安がみられたとの報告もある[Colosimo et al., 2010; Schrag et al., 2010]。抑うつは MSA-P で出現率が高く，不安は MSA-C で出現率が高いといわれている[Stankovic et al., 2014]。

診断

> パーキンソニズム型多系統萎縮症（MSA-P）。ただし，あくまで現時点での臨床的所見による暫定診断であり，あとから認知機能の変動や幻覚が出てきた場合には，Lewy 小体型認知症へと診断を変更する必要がある。

Tip

夢体験の行動化やその他の非運動症状は，非定型パーキンソニズムを鑑別する手掛かりとなる。病初期からの認知機能障害や行動症状を理由に，MSA を鑑別から除外してはならない。

文献

Brown, R. G. et al. 2010. Cognitive impairment in patients with multiple system atrophy and progressive supranuclear palsy. *Brain* 133(Pt 8) 2382-2393.

Colosimo, C. et al. 2010. Non-motor symptoms in atypical and secondary parkinsonism: the PRIAMO study. *J Neurol* 257(1) 5-14.

Cykowski, M. D. et al. 2015. Expanding the spectrum of neuronal pathology in multiple system atrophy. *Brain* 138 (Pt 8) 2293-2309.

Kawai, Y. et al. 2008. Cognitive impairments in multiple system atrophy: MSA-C vs MSA-P. *Neurology* 70(16 Pt 2) 1390-1396.

Koga, S. et al. 2017. Profile of cognitive impairment and underlying pathology in multiple system atrophy. *Mov Disord* 32(3) 405-413.

Monza, D. et al. 1998. Cognitive dysfunction and impaired organization of complex motility in degenerative parkinsonian syndromes. *Arch Neurol* 55(3) 372-378.

O'Sullivan, S. S. et al. 2008. Clinical outcomes of progressive supranuclear palsy and multiple system atrophy. *Brain* 131(Pt 5) 1362-1372.

Schmahmann, J. D. 2019. The cerebellum and cognition. *Neurosci Lett* 688 62-75.

Schrag, A. et al. 2010. A comparison of depression, anxiety, and health status in patients with progressive supranuclear palsy and multiple system atrophy. *Mov Disord* 25(8) 1077-1081.

Siri, C. et al. 2013. A cross-sectional multicenter study of cognitive and behavioural features in multiple system atrophy patients of the parkinsonian and cerebellar type. *J Neural Transm* 120(4) 613-618.

Stankovic, I. et al. 2014. Cognitive impairment in multiple system atrophy: a position statement by the Neuropsychology Task Force of the MDS Multiple System Atrophy（MODIMSA）study group. *Mov Disord* 29(7) 857-867.

Wenning, G. K. et al. 1997. Multiple system atrophy: a review of 203 pathologically proven cases. *Mov Disord* 12(2) 133-147.

＊1　訳注：REM 睡眠行動異常において，夢の中で争ったり，追いかけられたりする行動が遮断されず，体動や叫びなどの運動が起こることを指す。

Case 24 パンチドランカー

症例　55歳の左利きの男性。5年前から行動異常と認知機能障害が進行している。はじめは，引きこもりがちで怒りっぽくなったことに家族が気づいた。その後，易怒性が悪化して，些細なことで激昂するようになった。選択的セロトニン再取り込み阻害薬（SSRI）であるセルトラリンの投与が開始され，多少の効果を認めた。しかしこの2年間で，注意が逸れやすく，思考速度が低下し，ますます忘れっぽくなった。これらの症状は患者の会計士としての仕事ぶりにも影響し，責任を伴わない事務作業のみを任されるようになった。抑うつと不安を認めたほか，慢性的な頭部全体の頭痛を訴えたが，これはイブプロフェンにより少し改善した。会計士の職につく前は，15年間プロのラグビー選手として活躍し，33歳時に引退した。現役時代にはタックルで倒され何度も意識消失を経験しているが，当時は認知機能や行動に異常はなかったという。同じくラグビー選手であった父親が，65歳時にAlzheimer病と診断された。

診察時，不安そうな様子であり，軽度の構音障害がみられた。指タッピングで運動緩慢を認めたが，振幅の減衰はなかった。神経心理学検査では，遂行機能に関連する課題で障害を示し，顕著な衝動制御障害（脱抑制），処理速度低下，および記憶想起障害がみられた。脳MRIでは，びまん性脳萎縮と透明中隔腔を認めた。髄液検査では，アミロイドが正常範囲内である一方で，リン酸化タウ蛋白/総タウ蛋白比は上昇を示した。

これは行動障害型前頭側頭型認知症の初期像か？

診断基準は満たさないものの，進行性の行動変化から，行動障害型前頭側頭型認知症（behavioral variant of frontotemporal dementia：bvFTD）の可能性を考えるのは妥当であるが，初期のbvFTDでは本症例で認めた易刺激性や易怒性よりもむしろ，アパシーや衝動性を示すことのほうが多い。さらに，複数回の脳振盪の病歴と慢性頭痛の訴えは，神経変性の原因として外傷，特に慢性外傷性脳症（chronic traumatic encephalopathy：CTE）の可能性を示唆する。実際，構音障害，振幅減衰を伴わない運動緩慢，および透明中隔腔の存在は，非特異的ではあるもののCTEを示唆する所見である。

解説　頭部外傷は，急性にも長期的にも認知機能に影響を及ぼしうる。脳振盪を繰り返すと，CTEと呼ばれる神経変性過程が引き起こされることがある。特徴的な病理所見として，血管周囲や脳溝深部における神経細胞・星状細胞内のリン酸化タウ蛋白（p-tau）凝集を認める［McKee et al., 2016］。Transactive response DNA binding protein 43（TDP-43）病理やアミロイド病理が併存することもある。

頭部外傷を繰り返す病歴がある場合，特にボクシングやアメリカンフットボールなど強い衝撃を受けるスポーツ選手や兵士などの職業では，意識消失の

表24.1 慢性外傷性脳症と慢性脳振盪後症候群の特徴

	慢性外傷性脳症	慢性脳振盪後症候群
発症様式	潜行性	急性
進行	進行性	非進行性
外傷から症状発現の時期	数年後	外傷直後から
MRI所見	透明中隔腔脳梁萎縮	正常または非特異的所見

出典：Jordan（2014）より。

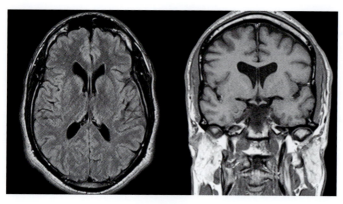

図 24.1 本症例の脳 MRI：FLAIR 画像（水平断）と T1 強調画像（冠状断）

透明中隔腔と軽度脳梁萎縮（冠状断がわかりやすい）に注意。そのほかに脳実質には異常を認めない。

有無によらず行動異常と認知機能障害が出現する。症状は，頭部外傷から数年ないし数十年の潜伏期間を経たのちに出現し，以後緩徐に進行する。この点が，外傷直後に症状が現れて以後安定した状態が続く慢性脳振盪後症候群（chronic postconcussion syndrome）とは異なる（表 24.1）［Jordan, 2014］。

CTE の症状には行動異常と認知機能障害が含まれ，程度の差はあるが運動症状と，頭痛を伴う（図 24.1）［Montenigro et al., 2014］。行動面では症状として，情緒不安定性や易怒性がみられ，ときに憤怒や暴力行為へと発展しうる。その他の行動変化としては衝動性やアパシーがあり，これだけをみるとbvFTD と誤診する可能性がある。また，希死念慮や自殺企図を伴う抑うつや不安もよくみられる。被害妄想や不貞妄想などの偏執的行動を示すこともある。単純注意や分割的注意の障害とともに，遂行機能もしばしば障害される。症状の進行に伴い，記憶，言語，視空間認知機能も障害される。診察上，構音障害，精神活動や動作の緩慢化，パーキンソニズム（運動緩慢，静止時振戦，筋強剛，歩行障害），運動失調，上位運動ニューロン徴候など，さまざまな運動徴候を認める。慢性的な鈍い頭痛は病初期に多い訴えである［Jordan, 2014］。脳画像検査では，脳梁，前頭葉，海馬に萎縮を認めることがある。透明中隔腔の存在は診断の手掛かりとなる［Bonfante et al., 2018］。CTE において，脳機能画像や検体検査における確立されたバイオマーカーは存在せず，治療は対症療法にとどまる。

> **診断**
> 慢性外傷性脳症（CTE）を示唆する認知機能障害・行動異常

 Tip

進行性の行動異常や認知機能障害を呈する患者には，脳振盪や非脳振盪性頭部外傷の病歴について問診し，CTE の可能性を検討することが重要である。CTE 患者にみられる抑うつ症状と自殺企図には，特に注意を要する。

文献

Bonfante, E., Riascos, R. and Arevalo, O. 2018. Imaging of chronic concussion. *Neuroimaging Clin N Am* 28(1) 127-135.

Jordan, B. D. 2014. Chronic traumatic encephalopathy and other long-term sequelae. *Continuum* 20(6) 1588-1604.

McKee, A. C. et al. 2016. The first NINDS/NIBIB consensus meeting to define neuropathological criteria for the diagnosis of chronic traumatic encephalopathy. *Acta Neuropathol* 131(1) 75-86.

Montenigro, P. H. et al. 2014. Clinical subtypes of chronic traumatic encephalopathy: literature review and proposed research diagnostic criteria for traumatic encephalopathy syndrome. *Alzheimers Res Ther* 6(5) 68.

Case 25 知らずに覚えている

症例

65歳の右利きの男性。5年前から"物覚え"が悪くなってきたため受診した。はじめは，自宅の電灯のスイッチの交換など，もともとやり慣れていた単純な修理作業が難しくなったことを自覚した。この時点の神経心理学検査は正常であった。その後，運転や家電製品を使う能力が低下していることに家族が気づいた。ほかにも，コーヒーを入れるときなど，作業が途中で中断したり，不要な手順を踏んだりすることがあった。最近は，直近の出来事について忘れっぽくなり，無意識のうちに動作を反復するようになった。喚語困難や道に迷うことはなかった。診察時，自身の障害について気にかける様子はなく，冗談でごまかした。発話は流暢だが，ときに喚語困難を認めた。視覚性運動失調[*1]と眼球運動失行[*2]，同時失認[*3]を認めた。さらに，パントマイム障害を伴う観念運動性失行もみられた（Video 25.1）。Montreal Cognitive Assessment（MoCA）のスコアは10/30点であり，Trail Making，立方体模写，時計描画，呼称，数字の逆唱，シリアルセブン，文の復唱，音韻流暢性，遅延再生（自由想起では単語を1つも想起できず，多肢選択で2つを再認），見当識（日付と曜日）に誤りがあった。脳MRIでは，びまん性に脳萎縮を認め，特に両側頭頂葉に萎縮が目立った。

病初期の神経心理学検査が正常だったのはなぜか？

やり慣れた作業ができなくなることが最初の徴候であったことから，初発症状が失行であったことが示唆される。本症例の場合，神経心理学検査のなかに行為の評価が含まれなかったために「正常」と報告され，それが家族を安心させてしまい，臨床的な評価を何年も遅らせることになった。診察時には，失行のほかにも頭頂・後頭葉や側頭葉に関連した障害（すなわち，Balint症候群，記憶障害，ロゴペニック型発話）を示し，Alzheimer病を背景病理とする若年性認知症で，後部皮質萎縮症（posterior cortical atrophy：PCA）の亜型と考えられた。この亜型は初期には記憶が相対的に保たれることも，診断の見逃しにつながった可能性がある。ほかに，大脳皮質基底核症候群，Lewy小体型認知症，プリオン病も鑑別疾患に挙がる。

解説

失行とは，学習され習熟した動作の遂行が困難になる，運動プログラミングの障害である［Leiguarda and Marsden, 2000］。他の認知領域や，感覚・運動領域の障害による場合は，失行とは呼ばない。実際には，「失行」という用語は，上下肢または発話における学習された複雑な動作の障害に限定される。学習によらない協調運動の異常を指す場合（例えば「歩行失行」「眼球運動失行」「開瞼失行」）や，他の認知ドメインの障害によって説明できる場合（例えば，視空間処理の障害があれば，着衣失行と眼球運動失行を起こしうる）にも「失行」という言葉が用いられることがあるが，これは誤用である。

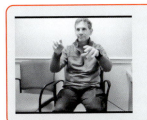

Video 25.1
診察上，パントマイム障害を伴う観念運動性失行がみられる。他動詞的なジェスチャーのほうが，自動詞的なジェスチャーよりも不良である。また，ミオクローヌスも認める。

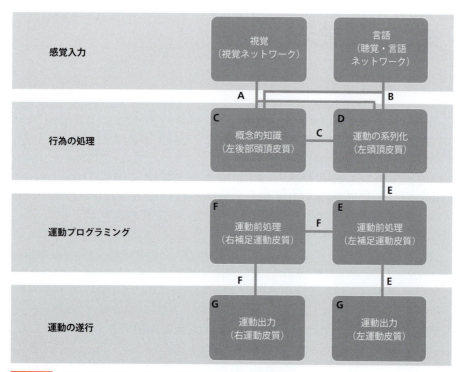

図 25.1 行為のモデル，および失行のタイプ別障害部位
(A)解離性失行，視覚型。(B)解離性失行，言語型。(C)概念性失行。(D)観念運動性失行，頭頂葉型。(E)観念運動性失行，離断型。(F)脳梁性失行。(G)肢節運動失行。

　行為(praxis)について複数のモデルが提案されているが，いずれのモデルも，意図する動作の心的イメージを運動の遂行へと変換する際に左頭頂葉が重要な役割を果たす点で一致している[Osiurak and Gall, 2012]。左下頭頂小葉は，学習され習熟した動作を遂行するための空間的・時間的運動プログラム(プラキシコンと呼ばれる)を取り出すうえで必要とされる。左頭頂葉のさらに後方の領域は，動作の目的や道具の使用といった，動作の意味的側面を取り出すうえで必要とされる。これらの行為中枢(praxis center)は，さまざまなモダリティ(例えば，視覚や言語)を介して活性化されたあとに，運動ネットワークを活性化する。行為ネットワークが障害される部位によって，異なる種類の失行が生じる(図25.1) [Heilman, 2010]。しかし，行為ネットワークはまだ十分に解明されておらず，皮質下構造を含む他の脳領域も行為に関与している可能性が高い。

　失行は，神経疾患でしばしば見逃される。失行を認識し，適切に評価することは，神経変性疾患を鑑別し診断するうえで有用である[Zadikoff and Lang, 2005]。例えば，行為ネットワークにおける頭頂葉の重要性を考慮すると，失行の存在は，前頭側頭型認知症よりも頭頂葉の機能を障害することが多いAlzheimer病の診断を支持する手掛かりとなる[Ahmed et al., 2016]。また，すでに診断がついている場合であっても，失行の存在が見逃されたり，他の障害(脳卒中や振戦など)に起因すると思われたりすることで，機能改善のためのリハビリテーションの機会や，追加支援の必要性に関する介護者教育の機会を損なうことがある。

　失行の評価は，学習され習熟した動作の障害を説明できる，他の領域の障害がないかどうかの評価から始まる。それには，運動障害(麻痺や振戦，失調など)，感覚障害(一次または高次の視覚障害など)，認知機能障害(注意障害や失認など)が含まれる。その結果，失行と判断されれば，行為のさまざまな側

表25.1 失行の評価，および失行における障害のパターン

タスク	Dis	Con	IM-P	IM-D	Ide	L-K
口頭命令によるパントマイム 検者は患者に，他動詞的動作（ハサミを使うなど），自動詞的動作（誰かに向かって，近づくよう合図するなど）を命じる	+/−	−	−	−	+	+
ジェスチャーの模倣 検者は，意味のあるジェスチャーと意味のないジェスチャーを行い，患者に真似をさせる	+/−	+	−	−	+	+
ジェスチャーに関する知識 検者は，意味のある動作のパントマイムを行い，患者に動作の意味を答えさせる	+	+		+	+	+
概念的知識 検者は道具を見せ，その道具を患者に使用させる	+	+		+	+	+
系列動作 複数の手順からなる作業（サンドイッチを作るなど）について，患者にパントマイムを命じる	+	+	+	+	−	+
巧緻運動 巧緻運動を要する動作（指タッピングなど）を患者に命じる	+	+	+	+	+	+

＋：正常，　－：異常

Con：概念性失行，Dis：解離性失行，Ide：観念性失行，IM-D：観念運動性失行，離断型，IM-P：観念運動性失行，頭頂葉型，L-K：肢節運動失行

注：脳梁性失行は，観念運動性失行，頭頂葉型の特徴を有するが，左側の肢のみに出現する。

面に対する体系的なアプローチが推奨される（**表25.1**）。このアプローチには，口頭命令で他動詞的動作（歯ブラシで歯を磨くなど）および自動詞的動作（車を止める合図など）のパントマイムをさせる，ジェスチャーを模倣させる，ジェスチャーに関する知識を問う，系列動作を行わせる，巧緻運動を行わせる，道具使用の概念的知識を問うなどの評価が含まれる。また，他の認知症と比べて Alzheimer 病では，他動詞的なジェスチャーのほうが自動詞的なジェスチャーよりも侵されやすい［Mozaz et al., 2006］。障害のパターンは，症候を明確にし，病巣局在を同定するうえで有用である（**表25.1**）。最近の失行の分類の多くには観念性失行が含まれる。観念性失行とは，「複数の手順を必要とする作業を，正しい順序で行えないこと」と定義できる。しかし，観念性失行は他の失行とは異なり，遂行機能障害を示唆する前頭葉損傷においても，後部頭頂葉や後頭葉の損傷においても報告されているため，局在を同定する意味での有用性は限られる［Heilman, 2010］。

治療は主に，背景疾患の治療（例えば，Alzheimer病におけるコリンエステラーゼ阻害薬）や，キューイング[*4]や戦略訓練法[*5]に焦点を当てる方略でリハビリテーションを行う。治療に際しては，障害の原因（例えば，記憶の障害ではなく行為の障害であること）を理解することで，戦略や目標をより明確にすることができる。さらには，危険な物を取り除く，物品使用を減らして作業を簡略化するなど，環境調整を検討してもよい。

診断

> **観念運動性失行にて発症した後部皮質萎縮症（PCA）亜型の Alzheimer 病の疑い**

Tip

失行は神経変性疾患の初期症状となりうる。失行を評価する際には，病巣局在を考えるために，行

為のさまざまな側面を評価することが必要である（観念性失行を除く）。失行を検出し，適切に診断することは，リハビリテーション治療の効果を高めるのに有用である。

文献

Ahmed, S. et al. 2016. Utility of testing for apraxia and associated features in dementia. *J Neurol Neurosurg Psychiatry* 87(11) 1158-1162.

Heilman, K. M. 2010. Apraxia. *Continuum* 16(4) 86-98.

Leiguarda, R. C. and Marsden, C. D. 2000. Limb apraxias: higher-order disorders of sensorimotor integration. *Brain* 123(Pt 5) 860-879.

Mozaz, M. et al. 2006. Posture recognition in Alzheimer's disease. *Brain Cogn* 62(3) 241-245.

Osiurak, F. and Gall, D. 2012. *Apraxia: Clinical Types, Theoretical Models, and Evaluation*. Rijeka, Croatia: Neuroscience InTech.

Zadikoff, C. and Lang, A. E. 2005. Apraxia in movement disorders. *Brain* 128(Pt 7) 1480-1497.

＊1 訳注：視覚性運動失調（optic ataxia）とは，空間内の目標物に手で到達できない症状を指す。Bálint の記載した「注視している目標に到達できない症状」を optische Ataxie（視覚失調）と呼び，Garcin の記載した「周辺視野の目標に到達できない症状」を ataxie optique と呼んで区別する。典型的には，前者は両側病変，後者は一側病変で起こる。

＊2 訳注：眼球運動失行（oculomotor apraxia）とは，外眼筋麻痺がないにもかかわらず，注視している物以外の対象物へと随意的に視線を移動することができない症状である。Bálint はこれを「精神性注視麻痺（psychic paralysis of gaze）」と表現した。

＊3 訳注：同時失認（simultanagnosia）とは，視覚的注意の障害により，一度に1つの対象にしか注意を向けられない状態のこと。典型的には，両側の頭頂・後頭領域の障害によって起こるため，背側型同時失認とも呼ばれる。

＊4 訳注：失行のリハビリテーションにおけるキューイングは，言語による指示・合図や視覚的に動作を見せることにより，正しい行為を促す訓練を指す。

＊5 訳注：戦略訓練法（strategy training）とは，失行患者の機能の回復を目的とはせずに，残存能力を効果的に使用する代償戦略を提供することで，障害が日常生活に及ぼす影響を最小限に抑えることを目指す介入手法である。具体的な手法に関しては，下記の文献の appendix を参照されたい（PMID：9744665）。

Part **6**

微妙な
臨床所見

Case 26 **何かがおかしい**

Case 27 **無意識に動いてしまう**

Case 28 **発話に間がある**

Case 29 **Alzheimer 病を越えて見えてくるもの**

Case 30 **そういう気持ちではない**

Case 26 何かがおかしい

症例

60歳の女性。2年前からの認知機能の変化とLewy小体型認知症（dementia with Lewy bodies：DLB）を疑わせる幻覚を主訴に受診した。最初は，右視野の外側にキラキラと光る輪が動くのが見えると訴えた。視覚症状は毎回同じで，20秒程度持続した。6か月の間に頻度が1日5回まで増加した。それぞれの幻覚症状のあとに，嘔気や光過敏を伴わない頭痛（長くて1時間程度）を認めた。当初は前兆のある片頭痛と診断され，プロプラノロール，ベラパミル，アミトリプチリン等を服用したが，いずれも無効であった。6か月前からトピラマートが開始され，視覚症状の頻度は1日1回程度まで減少した。しかし，トピラマートの内服開始後から物忘れや思考の遅さ，言葉の思い出しにくさを自覚した。幻覚を伴う進行性認知機能障害からDLBの初期段階の可能性が考えられた。しかしながら，パーキンソニズムを疑うような運動機能障害やREM睡眠行動異常のような睡眠障害はなかった。

神経学的診察では，視野評価も含めて特記すべき異常を認めなかった。Montreal Cognitive Assessment（MoCA）のスコアは26/30点であり，数字の逆唱，音韻流暢性，遅延再生の障害（単語5つのうち3つは自由に想起でき，多肢選択で1つを再認）を認めた。

Lewy小体型認知症と考えるべきか？

「言葉を思い出しにくい」「頭がぼんやりする」と患者が表現する認知機能変化は，トピラマートの副作用として多い[Mula, 2012]。加えて，患者は認知症状の出現とトピラマートの内服開始に明確な関連があったと述べていた。DLBは単純な幻視を認めることがあるが，本症例の毎回同じ症状が繰り返されるという特徴的な病歴から，てんかんの可能性が挙げられる。また，病歴からは2年間にわたり睡眠行動異常を認めず，診察ではDLBを支持するようなパーキンソニズムの特徴を認めなかった。

片頭痛症候群による幻覚として説明できるか？

片頭痛に伴う視覚症状は数分〜1時間程度持続する。視覚症状は通常，幾何学的な図形を伴い閃輝暗点と呼ばれる〔例：fortification spectra（ギザギザの要塞像の閃輝暗点）やteichopsia（星型閃光）〕。片頭痛の前兆は発作ごとに似通っていたとしても，毎回同じ症状や持続時間を繰り返すことはない。また，本症例の頭痛は，嘔気や光過敏といった片頭痛の特徴的な症状がない。一方，てんかん性の視覚症状は各患者で特徴的なパターンを毎回繰り返し，持続は短時間である[Teeple et al., 2009]。発作の焦点により，フラッシュのような一瞬の光が見える単純なものから，より複雑な幻視まで幅広い症状を呈する[Elliott et al., 2009a, 2009b]。片目にだけ見えると患者が訴えることがあるが，これは視覚症状が片側の視覚野に限局した活動であることを示している。物体の大きさや形が歪んで見える幻視（変視症）を，てんかんで認めることがある[Kasper et al., 2010]。さらに，後頭葉のてんかん発作では，発作後に頭痛を伴うことがある[Cianchetti et al., 2013]。

脳MRIでは患者の左後頭葉に高信号病変を認め（**図26.1**），低悪性度神経膠腫を示唆するものだった。脳波検査では，後頭葉の棘波，鋭一過性波などてんかん性放電を認めた。

トピラマートの抗てんかん作用により発作頻度は減少していたものの，（今回，同薬による副作用を

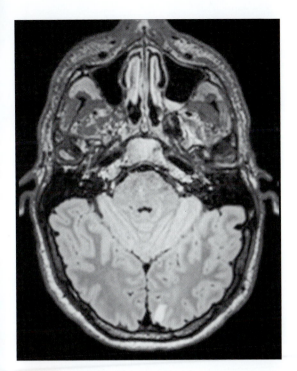

図 26.1 本症例における脳 MRI 像：FLAIR 水平断
左後頭葉の限局した高信号病変に注目。

認めたため）レベチラセタム 500 mg 1 日 2 回に変更された。その後，幻視は消失し，認知機能は改善した。

解説

視覚異常は，古典的には幻覚（hallucination）と錯覚（illusion）に大別される。幻覚は，外部刺激がないにもかかわらず視覚的に認識することである。一方，錯覚は外部環境からの刺激を誤認，誤解することである［Barnes and David, 2001］。幻覚と錯覚をこの定義どおりに実臨床で当てはめるのは難しいことが多い。また，これらの症状は別々に出現することも，組み合わさって出現することもある。幻視の機序は視覚経路の機能亢進（てんかん），感覚遮断（例：Charles Bonnet 症候群），覚醒や現実感の変化（例：ナルコレプシー）の 3 つに大別できる［Manford and Andermann, 1998］。幻視は症候学的に単純幻視と複雑幻視に分類される。単純幻視は閃光（phosphenes）（すなわち光）または光視症（photopsias）（すなわち

幾何学的構造）と説明でき，眼（通常は網膜，または一次視覚野）の異常に起因することが多い。一方，複雑幻視は感覚遮断，皮質と皮質下病変（一次視覚野を除く），覚醒状態の変化が要因とされる。腹側視覚経路〔側頭葉を通る「何（what）」経路〕による幻視は，側頭葉の後方領域で生じる色の幻視（hyperchromatopsia）（例：色が鮮やかに見える），前方領域で生じる顔や人，景色の幻視などさまざまである［Ffytche et al., 2010］。背側経路〔頭頂葉を通る「どこ（where）」経路〕では，動きに関連した幻視，例えば視覚イメージが通り過ぎるとか，過去に見たことのあるイメージが反復して出現する（反復視）といったことを認める［Ffytche et al., 2010］。本症例では，単純な幾何学的幻視という訴えから後頭葉の関与が示唆される。

幻視に関連する疾患はさまざまな診療科にまたがっており，患者の臨床所見と合わせて解釈する必要がある（表 26.1）。

幻視は神経変性疾患でもみられ，Lewy 小体病理を背景とした疾患では有病率が高く，他の幻覚（例：幻聴）や妄想と併発することがある［Burghaus et al., 2012］。見慣れない人物や動物の動的もしくは静的なイメージであることが多い［Diederich et al., 2009］。一般的に幻覚は短時間で反復するとされるが，1/3 程度の患者では数時間持続することもある［Holroyd et al., 2001］。1 日の終わりに幻覚の頻度が増すのは，暗所や覚醒度の低下によって幻覚の閾値が下がるためだと思われる。非認知症患者や認知症初期の患者の約 2/3 は，幻覚であることを認識できており，恐怖を感じないことが多い［Fenelon et al., 2000］。幻視の出現は通常，域外幻覚（過ぎ去り幻覚や実体意識性）が先行することが多い［Bertram and Williams, 2012］。興味深いことに，DLB や Alzheimer 病（AD）患者でてんかん発作の頻度が高いことが知られており，幻覚や精神症状が間欠的であることの機序として，てんかんの関与が考えられるが，この機序を実証するためにはさらなる研究が必要である［Beagle et al., 2017］。幻視は，Creutzfeldt-Jakob 病の Heidenhain（後頭葉）型によくみられる特徴である

表 26.1 幻視の原因と特徴的な症状

病因	分布	症候学	持続時間	病識	その他の特徴
Lewy 小体病理	両眼	**複雑** 知らない人物，動物，顔 実体意識性，過ぎ去り幻覚	数分	認知機能の障害程度による	幻視 パーキンソニズム 嗅覚消失，自律神経障害 REM 睡眠行動異常 認知機能障害（遂行±視空間）
中脳性幻覚	両眼	**複雑** 鮮やかで色彩豊か	数分〜数時間	通常保たれる	中脳病変（例：脳卒中）
ナルコレプシー	両眼	**複雑** 眠りにつくとき，もしくは睡眠からの覚醒時	数分〜数時間	通常保たれる	幻聴もしくは幻触 睡眠時麻痺
てんかん	対側の半視野	**単純（後頭葉），複雑（側頭葉），動的（頭頂葉）** 紋切り型（毎回同じ） 視野全体にわたり動く	数秒〜2 分程度	保たれる	発作時現象〔例：既視感(déjàvu)，自動症〕 発作後頭痛
片頭痛	両眼	**単純** 閃輝暗点 星型閃光	数分〜1 時間程度	保たれる	嘔気 光過敏 頭痛
アルコール離脱	両眼	**複雑** 虫が這う感覚	数時間〜数日	保たれない	幻触と幻聴 せん妄 自律神経障害
精神疾患	両眼	**複雑** 人物 動物 分裂的	さまざま	保たれない	幻聴 妄想
失明	失明の範囲内	**単純もしくは複雑** 図形/模様 人物	通常数分。持続的なこともある	保たれる	失明 その他幻覚なし
網膜病変	単眼	**単純** 点滅する光	数秒	保たれる	幻視のある部位の暗点 Valsalva 手技で悪化

注：単純幻視では光の点滅と，基本的なもので，しばしば単色もしくは複数色の平面的な幾何学的模様を認める。複雑幻視は立体的であり，多くは同定できる動物や人物である。そのイメージは変形していたり，大きさが異常なことがある。

［Gooriah et al., 2014］。しかし，他の神経変性疾患ではまれである。AD での幻視は，後部皮質萎縮症（posterior cortical atrophy syndrome）（Case 10 参照）によるもの，あるいはせん妄によるものと考えられる［Linszen et al., 2018］。前頭側頭葉変性症では，幻視は比較的まれである。前頭側頭葉変性症で幻視を認めた場合は，*C9orf72* 遺伝子のリピート伸長の関与を考慮すべきである［Boeve et al., 2012］。

診断

低悪性度神経膠腫による二次的なてんかん発作に伴う幻視。トピラマートによる認知機能障害

Tip

さまざまな疾患が幻視を起こしうる。幻視の症候

学と持続時間を確認することが，診断上重要である．毎回同じような幻視で，持続時間が1分以内の場合はてんかんを疑うべきである．

文献

Barnes, J. and David, A. S. 2001. Visual hallucinations in Parkinson's disease: a review and phenomenological survey. *J Neurol Neurosurg Psychiatry* 70(6) 727-733.

Beagle, A. J. et al. 2017. Relative incidence of seizures and myoclonus in Alzheimer's disease, dementia with Lewy bodies, and frontotemporal dementia. *J Alzheimers Dis* 60 (1) 211-223.

Bertram, K. and Williams, D. R. 2012. Visual hallucinations in the differential diagnosis of parkinsonism. *J Neurol Neurosurg Psychiatry* 83(4) 448-452.

Boeve, B. F. et al. 2012. Characterization of frontotemporal dementia and/or amyotrophic lateral sclerosis associated with the GGGGCC repeat expansion in C9ORF72. *Brain* 135(Pt 3) 765-783.

Burghaus, L. et al. 2012. Hallucinations in neurodegenerative diseases. *CNS Neurosci Ther* 18(2) 149-159.

Cianchetti, C., Pruna, D. and Ledda, M. 2013. Epileptic seizures and headache/migraine: a review of types of association and terminology. *Seizure Eur J Epilepsy* 22(9) 679-685.

Diederich, N. J., Fenelon, G., Stebbins, G. and Goetz, C. G. 2009. Hallucinations in Parkinson disease. *Nat Rev Neurol* 5 (6) 331-342.

Elliott, B., Joyce, E. and Shorvon, S. 2009a. Delusions, illusions and hallucinations in epilepsy: 1. Elementary phenomena. *Epilepsy Res* 85(2-3) 162-171.

Elliott, B., Joyce, E. and Shorvon, S. 2009b. Delusions, illusions and hallucinations in epilepsy: 2. Complex phenomena and psychosis. *Epilepsy Res* 85(2-3) 172-186.

Fenelon, G., Mahieux, F., Huon, R. and Ziegler, M. 2000. Hallucinations in Parkinson's disease: prevalence, phenomenology and risk factors. *Brain* 123 (Pt 4) 733-745.

Ffytche, D. H., Blom, J. D. and Catani, M. 2010. Disorders of visual perception. *J Neurol Neurosurg Psychiatry* 81(11) 1280-1287.

Gooriah, R. et al. 2014. Visual hallucinations: an unusual manifestation of sporadic Creutzfeldt–Jakob disease termed the "Heidenhain variant." *J Neurol* 261(11) 2228-2229.

Holroyd, S., Currie, L. and Wooten, G. F. 2001. Prospective study of hallucinations and delusions in Parkinson's disease. *J Neurol Neurosurg Psychiatry* 70(6) 734-738.

Kasper, B. S., Kasper, E. M., Pauli, E. and Stefan, H. 2010. Phenomenology of hallucinations, illusions, and delusions as part of seizure semiology. *Epilepsy Behav* 18 (1-2) 13-23.

Linszen, M. M. J. et al. 2018. Understanding hallucinations in probable Alzheimer's disease: very low prevalence rates in a tertiary memory clinic. *Alzheimers Dement* 10 358 362.

Manford, M. and Andermann, F. 1998. Complex visual hallucinations: clinical and neurobiological insights. *Brain* 121 (Pt 10) 1819-1840.

Mula, M. 2012. Topiramate and cognitive impairment: evidence and clinical implications. *Ther Adv Drug Saf* 3(6) 279–289.

Teeple, R. C., Caplan, J. P. and Stern, T. A. 2009. Visual hallucinations: differential diagnosis and treatment. *Prim Care Companion J Clin Psychiatry* 11(1) 26-32.

Case 27 無意識に動いてしまう

症例

44歳の右利きで教育歴12年の女性。異常な動きと行動変化のため受診した。3年前から気持ちが通じ合わなくなり，引きこもるようになったことに夫が気づいている。その頃から，落ち着きがなく両手が持続的に動くようになり，その動きはのちに全身に広がった。初めはうつ病を疑われ，セルトラリン（200 mg/日まで漸増）を投与されたが効果はみられなかった。発症から1年もしないうちに，公然と他人の悪口を言う，夫の皿から食べようとするなど，衝動的で不適切な行動が出現し，家族が自分を傷つけようとしている，政府が自分を監視しているなどの妄想もみられた。

父方のおじに認知症および患者と同様な異常運動がみられた。父親は筋萎縮性側索硬化症（ALS）で亡くなり，母親は詳細不明の認知症であった。

診察時，表情は乏しく，両手と頸部に連続的でパターンが一定しない緩徐な運動がみられ，舞踏運動（chorea）が示唆された。腱反射の亢進と下腿に時々筋線維束性収縮がみられる以外には，神経所見に明らかな異常はなかった。Montreal Cognitive Assessment（MoCA）のスコアは24/30点で，Trail Making，立方体模写，音韻流暢性，遅延再生（単語5つのうち2つを自由に想起でき，多肢選択で残り3つを再認）で減点された。

一般的な検体ならびに全身性エリテマトーデス（SLE）の検査で異常は認めなかった。脳の構造MRIは正常であった。Huntington病（HD）の遺伝子変異はみられなかった。

Huntington病が除外されたら，舞踏運動・認知機能低下疑い・行動変化を認める症例を評価するための次のステップは？

この症例ではHDが除外されたが，病歴と症状の特徴に着目すると診断の手掛かりが得られる。まず，アパシー，共感性の欠如，衝動性を伴う認知機能障害・行動障害は，行動障害型前頭側頭型認知症（behavioral variant of frontotemporal dementia：bvFTD）を示唆する。さらに，腱反射亢進と筋線維束性収縮がみられ，ALSの家族歴があることから，遺伝性の運動ニューロン疾患が示唆される。運動ニューロン疾患と舞踏運動を示す家族性前頭側頭葉変性症の病因としては，*C9orf72*遺伝子のリピート伸長が最も疑われる。

本症例の*C9orf72*遺伝子検査では，GGGGCCリピート数は3,518回で，病的なリピート伸長であることが示された[*1]。

解説

HDは，舞踏運動と認知・行動変化を呈する最も一般的な疾患で，特にこの患者の年齢層では多い。3塩基のリピート数に対して，発症年齢は負の相関，進行速度は正の相関を示す。認知機能障害としては，注意障害，遂行機能障害，視空間認知障害を示すことが多い[Papoutsi et al., 2014]。抑うつ，不安，人格変化などの行動変化もよくみられる。精神病症状（psychosis）や攻撃性は，進行期にみられる[Eddy et al., 2016]。

HD様の症候群をきたす患者の約7％は他疾患である。HDに類似した症候を呈するHD mimicsの数は近年増えてきた。患者の病歴や診察所見から手掛かりを適切に見いだすことで，診断のステップを正しくたどることができる（**表27.1**）。

ヨーロッパ人の家系では，HD mimicsの遺伝的要因のなかで，*C9orf72*遺伝子のリピート伸長が最

表 27.1 ▶ Huntington 病に類似した症候を呈する疾患

疾患	遺伝形式（遺伝子名）	特徴
C9orf72 リピート伸長	AD（C9orf72）	bvFTD，上位・下位運動ニューロン徴候，精神病症状
HDL1	AD（PRNP）	急速進行性
HDL2	AD（JPH3）	サハラ以南のアフリカ人家系
SCA17	AD（TBP1）	運動失調，小脳萎縮
DRPLA	AD（ATN1）	日本人家系，てんかん，ミオクローヌス，運動失調
神経フェリチン症	AD（FTL1）	非対称性の舞踏運動・ジストニア，大脳基底核の T2 強調高信号・T1 強調低信号，フェリチン高値*A
特発性基底核石灰化症	AD（SCL20A2, PDGFRB, XPR1）	ジストニア，パーキンソニズム，大脳基底核の石灰化
Wilson 病	AR（ATP7B）	ジストニア，肝疾患，Kayser–Fleischer 輪
神経有棘赤血球症	AR（VPS13A）	舌を突出させるジストニア，てんかん発作，有棘赤血球
McLeod 症候群	X 連鎖（XK）	神経有棘赤血球症と同様

*A 訳注：フェリチンが神経細胞・グリア細胞に蓄積し，血清フェリチン値は正常下限〜低値を示すことが多い。
AD：常染色体顕性遺伝，AR：常染色体潜性遺伝，bvFTD：行動障害型前頭側頭型認知症，DRPLA：歯状核赤核淡蒼球ルイ体萎縮症，HDL：Huntington 病類縁疾患，SCA：脊髄小脳失調症

も頻度が高い。一方で，Huntington 病類縁疾患 2 型（HDL2）は，サハラ以南のアフリカ人家系に最も多くみられる[Hensman Moss et al., 2014]。さらに，C9orf72 遺伝子のリピート伸長は，前頭側頭葉変性症（frontotemporal lobar degeneration：FTLD）と ALS における最も頻度の高い遺伝的要因でもあり，これら 2 疾患の症状は舞踏運動よりも多くみられる[Hsiung et al., 2012]。認知機能障害は，しばしば bvFTD の症状を示し，初期症状として脱抑制（衝動性として表れることもある），強迫行為，遂行機能障害がある。保因者（carrier）の約 1/3 は，非流暢/失文法型の原発性進行性失語症の言語障害を示す[Van Mossevelde et al., 2018]。妄想，奇行，精神病症状は，bvFTD では一般的ではなく，C9orf72 遺伝子のリピート伸長の可能性を示唆する[Van Mossevelde et al., 2018]。さらに，本症例にみられるような運動ニューロン徴候の存在と ALS の家族歴は，C9orf72 遺伝子のリピート伸長を疑う手掛かりとなる。運動ニューロン疾患と舞踏運動のほかに，パー

キンソニズムや常同行動も報告されている。脳画像検査では，主に前頭側頭領域に左右対称性の萎縮を認め，頭頂葉やさらには後頭葉に萎縮が及ぶこともある[Whitwell et al., 2012]。さらに，小脳と視床の萎縮は，FTLD を引き起こす他の遺伝的要因と比べて，C9orf72 遺伝子のリピート伸長の保因者でより顕著である[Bocchetta et al., 2016; Sha et al., 2012]。

診断

> *C9orf72* 遺伝子のリピート伸長に関連した，行動障害型前頭側頭型認知症（bvFTD）および舞踏運動

Tip

HD に類似した症候を呈する（HD mimics）患者において，特に運動ニューロン徴候，精神病症状，前頭側頭葉の萎縮を伴う場合には，*C9orf72* 遺伝子のリピート伸長を考慮する。

文献

Bocchetta, M. et al. 2016. Patterns of regional cerebellar atrophy in genetic frontotemporal dementia. *NeuroImage Clin* 11 287-290.

Eddy, C. M., Parkinson, E. G. and Rickards, H. E. 2016. Changes in mental state and behaviour in Huntington's disease. *Lancet Psychiatry* 3(11) 1079-1086.

Hensman Moss, D. J. et al. 2014. C9orf72 expansions are the most common genetic cause of Huntington disease phenocopies. *Neurology* 82(4) 292-299.

Hsiung, G. Y. et al. 2012. Clinical and pathological features of familial frontotemporal dementia caused by C9ORF72 mutation on chromosome 9p. *Brain* 135(Pt 3) 709-722.

Papoutsi, M., Labuschagne, I., Tabrizi, S. J. and Stout, J. C. 2014. The cognitive burden in Huntington's disease: pathology, phenotype, and mechanisms of compensation. *Mov Disord* 29(5) 673-683.

Sha, S. J. et al. 2012. Frontotemporal dementia due to C9ORF72 mutations: clinical and imaging features. *Neurology* 79(10) 1002-1011.

Van Mossevelde, S., Engelborghs, S., van der Zee, J. and Van Broeckhoven, C. 2018. Genotype-phenotype links in frontotemporal lobar degeneration. *Nat Rev Neurol* 14(6) 363-378.

Whitwell, J. L. et al. 2012. Neuroimaging signatures of frontotemporal dementia genetics: C9ORF72, tau, progranulin and sporadics. *Brain* 135(Pt 3) 794-806.

＊1　訳注：*C9orf72* 遺伝子の非翻訳領域における GGGGCC リピートの伸長は，欧米の家族性 ALS の約 40％に認められる一方で，日本では *SOD1* 遺伝子変異が最も多く，*C9orf72* の変異の頻度はまれである。

Case 28 発話に間がある

症例
65歳の右利きの男性。2年前からの物忘れを訴えて受診した。しかし，本人がはじめに気づいたのは，出来事を思い出せないことよりも，単語を思い出せないことであった。家族によれば，本人は言いたいことをわかっているようだが，言葉が思い出せずほかの言い方で補おうとするという。そのために発話に間ができ，妻は本人の言わんとすることを推測して理解しようとした。また，音節のレベルで言い間違えることが時々あった。ここ1年でますます忘れっぽくなり，同じ会話を繰り返すことや，約束の予定を忘れることが多くなった。

診察では回りくどい話し方で，語間に休止を認め，特に名詞で目立った。復唱は，特に長文において障害されていた(Video 28.1)。文法は保たれていた。Boston naming test (short version)では10/15問で正しく呼称できたが，音韻性錯語を認めた。脳MRIやその他の検査で明らかな異常を認めなかった。事前の神経心理学検査では，記憶課題での自由想起で成績低下が目立った(3/10項目を想起でき，ヒントを出しても思い出せなかった)。

この患者の発話は非流暢だろうか？

流暢性(fluency)は，発話サンプルのなかで1回の発話に含まれる最大の語数と定義される。本症例の場合，言葉が見つからないために語と語の間に休止が生じることで，会話の流れが中断することはあるものの，語をつなげて文を作ることに障害はない。面談では，1回の発話あたり5～7個の語をつなげて話すことができ，流暢性は正常と見なせる。また，発話に努力性はみられず，プロソディー(prosody)，構音(articulation)，文法(grammar)にも異常は認めなかった(Video 28.2)。このような発話は，非流暢ではなく，ロゴペニック(logopenic)[*1]であると考えられる。非流暢性発話の場合，構音や呼称は努力性で，語の途中で発音が困難になり，特に多音節からなる語でこれが顕著になる。文法が障害されるため，文の中で語と語が正しくつながらず，文は機能語[*2]を欠き，語形変化[*3]に誤りが生じる。そのため，電文体発話のパターンとなり，語の復唱も障害される。非流暢型とロゴペニック型のどちらにおいても，錯語がみられうる。しかし，ロゴペニック型発話における錯語は主に，誤った音節が選択されることによるもので，その誤った音節自体は正しく発音される〔例えば「テーブル(table)」の代わりに「パーブル(pable)」と発音する音韻性錯語(phone-

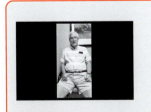

Video 28.1
長々と，まわりくどい話し方である。"cacti"(サボテンの複数形)を呼称しようとする際に音韻性錯語が出現する。復唱の障害を認める。

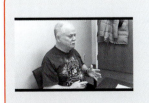

Video 28.2
非流暢/失文法型原発性進行性失語(nfvPPA)患者の診察の様子を示す。努力性を伴う電文体発話であり，文法の障害を認める。

mic paraphasia）としても知られる〕。非流暢性発話では逆に，構音の誤りによって，音節は正しく選択されても誤った発音になることがある。これはphonetic paraphasia*4 として知られ，しばしば言葉の詰まり（false starts*5）に関連する。構音の誤りは，発語失行（apraxia of speech）の特徴である。

記憶障害があっても，ロゴペニック型原発性進行性失語に分類できるか？

失語症の類型分類をする主な理由は，背景病理を推定する手掛かりになるからである。本症例の場合，言語障害をロゴペニック型原発性進行性失語（logopenic variant of primary progressive aphasia：lvPPA）に分類することで，背景病理がAlzheimer病（AD）である可能性が高いと推定できる。PPAの診断においては，言語が初発症状，かつ最も障害が顕著なドメインであることが必要である。しかし，病状の進行に伴い，他のドメインも障害されうる。例えば，本症例では記憶障害がみられており，ADの診断に矛盾しない。

解説

lvPPAは，優位半球の側頭頭頂接合部の変性に関連した症候群である。この脳領域には，貯蔵された意味から言語出力を導くための，音韻表象を活性化させる部位が含まれる[Rohrer et al., 2008]。さらにこの領域には，音韻ループ（phonological loop）という作業記憶ネットワークの重要な機能が存在する[Gorno-Tempini et al., 2008]。音韻ループは，音韻性の記憶痕跡を数秒間持続させ，構音リハーサル（articulatory rehearsal）の間保持させるバッファとしての役割を果たす[Baddeley and Hitch, 2019]。このバッファ機能のおかげで，長い語や文を発することができる。lvPPAに関して最もよくみられる背景病理は，ADである（表28.1）。より典型的な病型である健忘型ADにおいても，病状の進行に伴い，lvPPAのような言語障害を呈することが多い[Snowden et al., 2007]。

典型的にはlvPPAでは，主に語を想起する際の休止のために，発話速度が不規則になる[Marshall et al., 2018]。文の復唱が障害されるのが特徴であり，

表28.1 原発性進行性失語の3型に関する臨床・画像診断基準

	意味型原発性進行性失語（svPPA）	非流暢/失文法型原発性進行性失語（nfvPPA）	ロゴペニック型原発性進行性失語（lvPPA）
臨床診断基準	**両方を満たす：** ・視覚性呼称障害 ・単語理解障害 **少なくとも3つを満たす：** ・対象知識の障害（特に低頻度語や低親密度語） ・表層失読*A・失書*B ・復唱能力は保たれる ・発話面は保たれる（文法面と運動面）	**少なくとも1つを満たす：** ・発話における失文法 ・一貫性のない音の誤り・歪みを伴う，努力性で滞る発話（発語失行） **少なくとも2つを満たす：** ・文法的に複雑な文における理解障害 ・単語理解は保たれる ・対象知識は保たれる	**両方を満たす：** ・自発話と呼称における喚語困難 ・文・句の復唱障害 **少なくとも3つを満たす：** ・自発話と呼称における発話（音韻）の誤り ・単語理解・対象知識は保たれる ・発話運動面は保たれる ・明らかな失文法はない
病巣部位*C	側頭葉内側前方部	左前頭葉後方部-島領域	左傍シルビウス裂後方および頭頂葉
最もよくみられる背景病理	TDP-43タイプCプロテイノパチー	タウオパチー	Alzheimer病

*A 訳注：表層失読（surface dyslexia）では規則的な綴りや非語の読みは保たれるが，不規則な綴りの音読が困難となり，読みの誤りは一般に規則化エラーとなる。ここでは英語の不規則語の例が挙げられているが，日本語では「海老」「八百屋」といった語を「カイロウ」「ハッピャクヤ」と読むような誤りがみられる。

*B 訳注：表層失書（surface dysgraphia）では，表層失読と同様に，規則的な綴りや非語の書字は保たれるが，不規則な綴りの書字が困難となる。英語では「yacht」を「yot」と綴るなどの誤りが挙げられる。日本での報告は少ないが，「湖」「宿」を「水海」「屋戸」と誤るなどの，音韻的に類似した当て字を書く類音的錯書が報告されている。

*C MRIでの萎縮部位，またはPET/SPECTにおける代謝低下部位として評価可能。

話し言葉ではあまり使われない単語(低頻度語)を含む長文において特に強く障害される。例えば「霧がかかった荒地の向こうへ幽霊が飛んでいった」という文の復唱は，「パンを買うため店に行った」という文の復唱よりも障害されやすい。一般的に，音韻性錯語は，自発話や音読の際に観察される。正しい音素を取り出せないために，新造語やジャーゴン(例えば「コンピュータ」の代わりに「スタナブラー」と言う)が出現しうる[Marshall et al., 2018]。視覚性呼称(confrontation naming)*6 も障害されることがある。呼称検査において視覚的な手掛かりがある場合，典型的には音韻パターンを検索する負荷が軽減する。したがって，自発的な発話で自ら語を検索する場合のほうが錯語が生じやすい。構音，プロソディー，および文法がおおむね保たれることは，lvPPA を非流暢/失文法型原発性進行性失語(nonfluent/agrammatic variant of primary progressive aphasia：nfvPPA)と鑑別するうえで役立つ(**Video 28.3**)［Wilson et al., 2010］。しかし，音韻ループの障害により長文の理解が困難になることがあり，そのような場合は，複雑な文法の理解に障害があると誤解釈される可能性がある(表 28.2)［Gorno-Tempini et al., 2008］。

lvPPA では言語症状が主要かつ顕著な問題となるが，病状が進行すると，AD に関連する他のドメイン，すなわち計算，記憶(しばしば健忘パターンとなる)，行為，視空間認知などにも障害が及ぶことがある［Owens et al., 2018］。ミオクローヌス(特に口の周囲)以外の運動障害はまれである。パーキンソニズムは，lvPPA よりも nfvPPA で認めることが多い［Graff-Radford et al., 2012］。lvPPA 患者において非対称性運動症状(ジストニア，パーキンソニズム，ミオクローヌスなど)および皮質性感覚症状(失行や皮質性感覚脱失など)がみられる場合，大脳皮質基底核症候群に整合する所見と考えられる。

lvPPA 患者の構造画像では，優位半球の側頭頭頂接合部の萎縮と，それに伴うシルビウス裂の拡大を認める［Gorno-Tempini et al., 2011］。機能画像検査においても，同様の部位における代謝低下パターンが示される［Gorno-Tempini et al., 2011］。髄液バイ

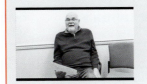

Video 28.3

「クッキー泥棒」の絵*A を，さまざまな言語障害をもつ4人の患者が説明する様子。1人目は lvPPA の症例(本症例)で，語と語の間に休止を認め，呼称障害を認める。2人目は nfvPPA の症例で，努力性を伴う電文体発話であり，文法の単純化を認める。3人目は意味型原発性進行性失語の症例で，発話は流暢であり，病態失認を認める。4人目は行動障害型前頭側頭型認知症の症例で，発話は流暢だが簡素であり，不適切な発言(「可愛い女だね」"pretty woman")も認める。

*A 訳注：「クッキー泥棒」の絵とは，母親が見ていないうちに子供がクッキーを盗む線画を見せて説明させる課題のこと。Boston Diagnostic Aphasia Examination に含まれる。

オマーカーは，背景の AD 病理を確定するうえで役立つ可能性がある。

診断

おそらく Alzheimer 病(AD)を背景とするロゴペニック型原発性進行性失語(lvPPA)

Tip

ロゴペニック型における発話障害は，語想起の障害による休止が原因であり，流暢性は正常である。一方で，非流暢性発話では，努力性を伴う電文体発話がみられ，しばしば発語失行の特徴である，言葉の詰まり，試行錯誤，構音の誤りを伴う。どちらの場合も復唱が障害されるが，ロゴペニック型では長文において特に強く障害される。

文献

Baddeley, A. D. and Hitch, G. J. 2019. The phonological loop as a buffer store: an update. *Cortex* 112 91-106.
Gorno-Tempini, M. L. et al. 2008. The logopenic/phonologi-

表 28.2 原発性進行性失語の 3 型に関する臨床的特徴

特徴	意味型原発性進行性失語 (svPPA)	非流暢/失文法型原発性進行性失語 (nfvPPA)	ロゴペニック型原発性進行性失語 (lvPPA)
自発話			
流暢性	正常	障害（努力性で，言葉の詰まりや吃音を伴う）	障害（喚語困難により，語と語の間にポーズを認める*A)
文法構造	保たれる	失文法，電文体	文の中断により，不完全な文になりうる
内容	迂言，語彙の単純化	保たれる	迂言になりうる
プロソディー	正常	単調	正常
錯語	意味性錯語	音韻性錯語または phonetic paraphasia	音韻性錯語，意味性錯語，新造語
検査課題			
発語失行	なし	あり	なし
復唱	保たれる	障害	口頭言語で低頻度語からなる文で特に障害される
単語理解	障害	保たれる	保たれる
文法理解	保たれる	障害	長文で障害されうる
対象知識	障害	保たれる	保たれる
読み	表層失読	失文法（音韻性錯読および phonetic paraphasia)	音韻性錯読

＊A　訳注：本文中では，lvPPA の発語では語をつなげて文を作ることに障害はなく，流暢性は正常と見なせる，とある。本表の記載とは齟齬があるが，ここでは語と語の間にポーズが生じることから会話の流れが中断することを指している。

cal variant of primary progressive aphasia. *Neurology* 71(16) 1227-1234.

Gorno-Tempini, M. L. et al. 2011. Classification of primary progressive aphasia and its variants. *Neurology* 76(11) 1006-1014.

Graff-Radford, J., Duffy, J. R., Strand, E. A. and Josephs, K. A. 2012. Parkinsonian motor features distinguish the agrammatic from logopenic variant of primary progressive aphasia. *Parkinsonism Relat Disord* 18(7) 890-892.

Marshall, C. R. et al. 2018. Primary progressive aphasia: a clinical approach. *J Neurol* 265(6) 1474-1490.

Owens, T. E. et al. 2018. Patterns of neuropsychological dysfunction and cortical volume changes in logopenic aphasia. *J Alzheimers Dis* 66(3) 1015-1025.

Rohrer, J. D. et al. 2008. Word-finding difficulty: a clinical analysis of the progressive aphasias. *Brain* 131 (Pt 1) 8-38.

Snowden, J. S. et al. 2007. Cognitive phenotypes in Alzheimer's disease and genetic risk. *Cortex* 43(7) 835-845.

Wilson, S. M. et al. 2010. Connected speech production in

three variants of primary progressive aphasia. *Brain* 133(Pt 7) 2069-2088.

＊1　訳注：logo-（言葉）と-penia（不足）の連結形である。Mesulam は，世間話や迂言では流暢な発話であるのに，正確に言わなければならない状況では喚語困難のためにポーズが長くなる，という流暢さの変動を表現するために名づけた造語である，と述べている（PMID：18090430）。

＊2　訳注：助詞「が」「を」などの文法的な関係を表す語のこと。

＊3　訳注：原形・過去形・過去分詞と変化すること（例：begin，began，begun）。

＊4　訳注：phonetic paraphasia は，音の歪みを伴う点で音韻性錯語と異なる（例えば，「ネコ」が「ニェーコ」というように語音の歪みが生じる）。対応する日本語が存在しないため，本書では原文のままとした。

＊5　訳注：一部の音節のみを言いかけて詰まること（PMID：20542982）。

＊6　訳注：物品を見せてその名前を言う課題。

Case 29 Alzheimer病を越えて見えてくるもの

症例

69歳の右利きの女性。3年前から記憶障害が進行している。夫によれば初期の症状は，直近の出来事を思い出せず，同じ話を繰り返すことであった。それから1年の間に，読むことや人の顔を見分けることも難しくなり，本人は目が悪くなったせいだと考えていた。眼科を受診して両側白内障が判明し，手術を受けたが，視力は術後も悪化し続けた。対象物の識別や距離の判断が難しくなり，車の運転をやめざるを得なかった。患者は記憶に問題があるとは一切認めず，すべての問題を目が悪いせいにしたが，それ以上詳しく説明することはできなかった。診察時，迂遠な発話が目立った。Montreal Cognitive Assessment (MoCA) のスコアは12/30点であり，Trail Making，立方体模写，時計描画，呼称，シリアルセブン，音韻流暢性，遅延再生（自由想起では単語を1つも想起できず，多肢選択で1つのみ再認），月と日の見当識に誤りがあった。直近の脳MRIでは，両側海馬を含むびまん性の脳萎縮を認め，Alzheimer病を示唆するパターンであった。

Alzheimer病と暫定診断された場合，さらなる認知機能検査は必要か？

認知機能評価を行う目的は，背景病理，障害された認知ドメイン，および症状の重症度の3点を見定めることである。背景病理を特定することで，早期に診断上の結論が得られ，予後の目安がわかり，機能的な影響を及ぼすような障害が加わるかを確認できる。たとえ病理学的診断が判明していたとしても，認知機能障害の特徴を適切に把握することを軽んじるべきではない。なぜなら，家族など介護者が障害の原因を理解し，治療の指針を立て，生活環境を決めるための助けとなるからである。

本症例の経過からAlzheimer病が強く示唆されるが，障害は記憶にとどまらず，視空間認知に及んでいることがわかる。ベッドサイドでの追加評価では，肢の観念運動性失行と同時失認も認めた（Video 29.1）。神経心理学検査では，重度の記銘力障害と視空間認知障害に加えて，中等度の呼称障害も認めたが，その大部分は錯語ではなく視覚性エラーであった。

解説

視覚の障害はしばしば見逃される。患者がそれをうまく説明するのが難しかったり，他のドメインの障害のせいとされたりするからである。したがって，たとえ他の認知ドメインの障害が判明した場合でも，視覚処理は別に評価する必要がある。皮質における視覚処理に関する現在のモデルは，後頭葉の有線皮質にある一次視覚野と，そこから分岐する2つの処理経路からなる（表29.1）［Goodale and Milner, 1992］。これらの領域の損傷は，重要な領域の直接損傷による機能障害（同時失認など），または2つの領域間の離断による機能障害（失書を伴わない失読など）をもたらす［Mesulam, 1998］。

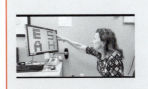

Video 29.1
診察時，複雑な画像を提示した際に同時失認を認める。

表 29.1 視覚処理の障害を示す症候群の特徴

症候群	知られている障害，および重要な特徴	検査	局在	関連する所見，合併しうる所見
腹側経路				
大脳性色覚障害	片側視野における色の識別の障害	石原式色覚異常検査 Farnsworth–Munsell hue テスト	対側の舌状回・紡錘状回	同名四分盲（同側上部）
視覚性失認	視覚を介した対象物の識別・使用の障害。他のモダリティを介した識別は正常	対象物の説明・呼称・使用・描画	両側後頭側頭葉	相貌失認
色彩失名辞*A	色の呼称の障害（マッチングと識別は可能）	色の呼称	左後頭側頭葉	右半盲 失書を伴わない失読
相貌失認*A	相貌認知の障害 声を聞く，触れる，人相の描写を聞くとわかる	有名人の呼称	右または両側紡錘状回	視覚性失認
街並失認*A	見慣れた場所・街並みの認知の障害	有名な街並みの呼称	右後頭側頭葉内側	相貌失認
純粋失読（失書を伴わない）	読みの障害 綴りはわかるが，書かれている文字を読めない	読み書き	左後頭葉と脳梁膨大部 左紡錘状回	右同名半盲
背側経路				
失運動視症	連続的な運動の知覚の障害	動画を見せる	両側上側頭領域内側	一側性のこともありうる（病変が対側のみにある場合）
立体視の障害	距離の知覚の障害	Titmus ステレオフライテスト	両側後頭頭頂葉	
同時失認	対象物や風景の細部を認知できない 複数の視覚刺激に対処できない	Navon 図形 Arcimboldo の絵画「クッキー泥棒の絵」課題	両側内側後頭頭頂接合部，角回，楔前部，頭頂間溝	視覚性運動失調 眼球運動失行
視覚性運動失調	視覚的な誘導に基づく到達運動の障害	対象物への到達運動が障害される一方，自身の体の一部へ触れるのは可能	両側後頭頭頂葉	同時失認 眼球運動失行
眼球運動失行	読みの障害 対象物の探索の障害	口頭命令によるサッケード・追従眼球運動の開始・誘導の障害	両側後頭頭頂葉 両側前頭眼野	同時失認 視覚性運動失調
半側空間無視	半側空間における対象物の存在に気づかない	線分 2 等分試験 抹消試験	右頭頂葉	失行

＊A　注：ドメイン特異的な失認と見なせる。これらも知覚型と連合型に分類できる。

後頭葉の病変は，視野欠損から皮質盲までさまざまな視覚障害を生じうる[Aldrich et al., 1987]。なかには，静止した物体が見えないが動いているものに関しては感知できる例があり，Riddoch現象として知られる。対象物は見えていないにもかかわらず，無意識のうちにその位置はわかる例もあり，盲視といわれる[Barton, 2014]。さらには，視覚障害の自覚がなく（＝盲に対する病態失認），見える対象物を描写するよう命じると作話を示す例もあり，Anton症候群と呼ばれる[Aldrich et al., 1987]。

腹側（後頭側頭葉）の経路は，「何（what）」経路として知られ，物体，顔，色などの認識のプロセスに関与する。腹側経路の障害は，視覚性失認（visual agnosia）に関連する。すなわち，他のモダリティを介した認識は保たれる一方で，視覚を介した対象の認識のみが障害される。視覚性失認は，対象の認識に必要な正確な視覚表象を形成する能力が保たれるか否かに基づき，それぞれ連合型（associative）と知覚型（apperceptive）とに分類される[Riddoch et al., 2008]。視覚的に提示した対象の模写やマッチング課題を行わせることにより評価できる。視覚性失認には，顔の認識のみが障害される場合〔相貌失認（prosopagnosia）〕や，色の認識のみが障害される場合〔大脳性色覚障害（achromatopsia）〕のように，ドメイン特異的に生じる場合がある。

背側（頭頂葉）の経路は，「どこ（where）」経路として知られ，視空間情報の処理を行う[Barton, 2014]。この処理は，奥行きや動きを知覚し，異なる視覚刺激を1つのイメージへと統合するうえで必要である。背側経路は，前述した機能にも関係する視覚性注意の役割を担う。背側経路の障害は，以下の3つの視覚処理メカニズムのうち少なくとも1つに影響を及ぼしうる[Barton, 2011]。1つ目は，対象物を空間的に知覚する能力の障害であり，視覚性運動失調[*1]や失運動視症[*2]などを引き起こす。2つ目は，異なる視覚要素を1つのイメージに統合する能力の障害であり，同時失認[*3]と呼ばれる[Beh et al., 2015]。3つ目として，右頭頂葉損傷ではしばしば感覚性の注意障害が出現し，左側の空間内の感覚刺激（視覚刺激を含む）の認知が損なわれる[Hier et al., 1983]。視覚無視[*4]は特に際立った所見であり，半盲との鑑別が必要である。

視覚処理の障害があると判明した認知機能障害の患者は，視覚補助具の使用を助ける視覚障害の専門家や，視覚処理の障害に適応するための訓練を行う理学療法士や作業療法士へ紹介する必要がある。さらに，対象物の取り違えや事故を防ぐために，生活環境を変える必要があるかもしれない（Case 10参照）。

診断

重度の記憶障害と視空間認知障害を伴うAlzheimer病の疑い

Tip

視覚処理の障害は見逃されたり，他のドメインの障害のせいにされたりするおそれがある。認知ドメインの包括的な評価が必要である。

文献

Aldrich, M. S., Alessi, A. G., Beck, R. W. and Gilman, S. 1987. Cortical blindness: etiology, diagnosis, and prognosis. *Ann Neurol* 21(2) 149-158.

Barton, J. J. 2011. Disorder of higher visual function. *Curr Opin Neurol* 24(1) 1-5.

Barton, J. J. 2014. Higher cortical visual deficits. *Continuum* 20(4) 922-941.

Beh, S. C. et al. 2015. Hiding in plain sight: a closer look at posterior cortical atrophy. *Pract Neurol* 15(1) 5-13.

Goodale, M. A. and Milner, A. D. 1992. Separate visual pathways for perception and action. *Trends Neurosci* 15(1) 20-25.

Hier, D. B., Mondlock, J. and Caplan, L. R. 1983. Behavioral abnormalities after right hemisphere stroke. *Neurology* 33(3) 337-344.

Mesulam, M. M. 1998. From sensation to cognition. *Brain* 121(6) 1013-1052.

Riddoch, M. J. et al. 2008. A tale of two agnosias: distinctions between form and integrative agnosia. *Cogn Neuropsychol* 25(1) 56-92.

*1 訳注：視覚性運動失調（optic ataxia）は，中心視野で注視した対象物を上肢で把握する動作が障害されることを指し，視覚性の位置情報と運動の共同の障害と考えられる。精神性注視麻痺，視覚性注意障害とともに Bálint 症候群の 1 つの症候として知られる。

*2 訳注：失運動視症（akinetopsia）は，視力は正常であるが，動いているものを連続的な動きとして知覚できない状態。流れる液体が止まって見えたり，動いている車が遠くに見えたかと思うと急に近くに来たように感じる。

*3 訳注：ここでは，背側型同時失認を指しており，視覚性注意の範囲が狭いために注視したもの以外に気づかない状態である。一般に両側頭頂後頭葉病変で出現する。

*4 訳注：視覚無視（visual neglect）は，半側空間無視（unilateral spatial neglect）とも呼ばれ，視覚に限らず触覚や聴覚などのさまざまなモダリティで出現しうる。見えている視野の中に提示してもなお，その左側を無視する点で，半側空間無視は半盲と区別される。

Case 30 そういう気持ちではない

症例

52歳の左利きの女性。10年前に多発性硬化症（MS）と診断され，この1年で感情の起伏が激しくなったために受診した。子供たちによると，その場にそぐわない状況で突然泣いたり笑ったりすることがあり，そういうときはだいたい10分以内におさまるとのことだった。また，たとえ誘因があったとしても，表出の程度が激しく，悲しいときに笑うなど，場にそぐわないものであった。このような感情表出は本人には制御不能で，数分間持続した。患者本人はこういった状況にイライラし，疲れやすい・思考が遅くなったと言っていたが，悲しみの持続，無関心，希死念慮は否定した。身体所見上，痙性失調性の発語，上肢の痙性と四肢体幹の失調を認めた。Beck Depression Inventory（BDI）は11点で，軽度の気分障害（悲観，喜びの喪失，自己嫌悪，落涙，激越，決断力低下，無価値観，活力喪失，睡眠習慣の変化，疲労感）に該当した。

Part 6 微妙な臨床所見

その行動はうつ病の範疇でよいか？

上記の症状の多くは DSM-5 の診断基準における大うつ病エピソードに当てはまるが，そのうちのいくつか（認知機能と運動機能の緩慢と疲労性）は，MSとも関連しうる。実際，本症例のうつ症状は MS によって引き起こされる認知・運動障害として予測される範疇におさまる。突然の予期できない笑いや啼泣は，情動の不安定さを表し，そういった情動反応が実際の感情と一致せず制御できないという点において，うつ病というよりむしろ偽性球麻痺による感情失禁（pseudobulbar affect：PBA）と考えられる。

解説

神経変性疾患において情動障害の頻度は高い。一方で，神経変性疾患と診断されたことによる心理的ストレスや障害に対する心理的反応と，疾患が情動処理に直接作用し引き起こす症候とを区別することは臨床的には非常に困難である。情動障害は，気分障害が主であるものと，感情の障害が主であるものとに分けられる［Arciniegas, 2005］。ここでいう気分（mood）と感情（affect）は，情動（emotion）の持続時間と身体表現の2軸にて規定される。持続時間の軸において，気分は個人の情動の基線，つまり数週間〜数か月の長期にわたって安定しているものを指し，感情は数分〜数時間程度の短時間の情動の状態を指す。他方，情動の状態の身体的表現の軸において，気分は個人の内的な情動の状態を指し，感情は表出され他者から確認できる情動の状態（例：啼泣）を指す。

PBA は，些細な刺激により引き起こされる制御不能な啼泣や笑いを特徴とする感情調節の障害である。頻度はさまざまで，ごくまれに起こる場合もあれば，1日に複数回認める場合もある。PBA は，感情の制御に関わる大脳皮質-橋-小脳経路の障害の関与が考えられている［Parvizi et al., 2009］。PBA は疾患特異的ではなく，脳卒中，筋萎縮性側索硬化症（ALS），MS，外傷，神経変性疾患によるパーキンソニズム（Parkinson 病よりも進行性核上性麻痺により多く認める）など，この回路を障害するあらゆる病態で出現しうる［Brooks et al., 2013; Phuong et al., 2009］。患者によって表出される情動は，内的感情を反映していないため，公共の場で恥をかいたりQOL を損なったりするだけでなく，患者の気分について家族や臨床医が判断を誤ることもある［Colamonico et al., 2012］。

113

PBAは，持続時間および主観的な気分と一致しない点で気分障害とは異なる。内的感情と一致せず，持続時間が数分程度のPBAは，数週間持続し続け内的気分と一致する抑うつ症状と明確に区別する必要がある。特筆すべきは，うつ病では啼泣はむしろ減り，患者は泣くべきときに泣くことができない傾向を示すことである［Rottenberg et al., 2008］。PBAでは，うつ病で多く認める無感情，絶望感，無力感，希死念慮，罪悪感などは認めない。しかし，しばしば両者が同時に存在することがあり，抑うつがあるからといってPBAを除外することはできない［Sauve, 2016］。

MS患者においてPBAが病的な笑いとして出現すると，ときに多幸感と誤って解釈され，双極性障害の誤診につながることがある。この場合，語圧力を伴う話し方，誇大妄想，観念奔逸，睡眠欲求の低下の有無を確認することで躁病を鑑別する［Sauve, 2016］。PBAが短時間で消失し，ときに紋切り型の症候を呈する点からは，笑い発作（例：視床下部過誤腫）や泣き発作（例：側頭葉てんかん）との鑑別を要する場合もある［Blumberg et al., 2012; Tran et al., 2014］。最後に，前頭側頭型認知症を含む前頭葉の障害においては，ダジャレを言ったり不適切な冗談を言う傾向があり，不適切な滑稽話ばかりする"Witzelsucht"症候群を引き起こすことがある［Granadillo and Mendez, 2016］。

PBAについては，突発的で不随意である点と内的気分と一致しない点に基づいて診断基準が提唱されている（表30.1）［Miller et al., 2011］。症状の重症度を評価するために，Center for Neurological-Study Lability Scale（CNS-LS）やPathological Laughing and Crying Scale（PLACS）など，多くの尺度が存在する［Moore et al., 1997; Work et al., 2011］。PBAの治療は，原疾患の治療が基本となるが，原疾患の治療は必ずしもPBAの重症度や頻度を減少しないとされる。デキストロメトルファンとキニジンの併用は，MSまたはALSにおけるPBAの治療薬として米国食品医薬品局（FDA）に承認されている［Rosen, 2008］。三環系抗うつ薬（例：アミトリプチリン，ノルトリプチリン）および選択的セロトニン再取り込み阻害薬（例：citalopram, fluoxetine, セルトラリン）は，小規模な試験で脳卒中およびMSに関連するPBAに有効であることが示されている［Miller et al., 2011］。

表30.1 偽性球麻痺による感情失禁の診断基準

必須基準

- 不随意または誇張された感情表現のエピソード（笑う，泣く，またはそれに近い情動の表出を含む）
  - ここでいうエピソードとは，患者の普段の情動反応性の状態からの変化であり，誇張され，あるいは主観的な情動状態と一致せず，外界からの刺激に依存しない，もしくは不釣り合いであるものを指す
  - 社会生活上または職業上，重大な苦痛または障害を引き起こしている
  - 他の神経疾患や精神疾患，あるいは薬物の影響によって説明することができない

支持的基準

- 自律神経症状の合併（例：顔面紅潮）および偽性球麻痺（例：顎反射の亢進，嚥下反射の亢進，舌筋力低下，構音障害，嚥下障害）
- 易怒性

出典：Miller et al.（2011）より。

多発性硬化症（MS）による，
偽性球麻痺による感情失禁（PBA）

💡 Tip

気分と感情は，情動処理の2つの異なる次元を表す。PBAは，内的感情と一致しない情動が表出されてしまう感情の制御障害を指す。

文献

Arciniegas, D. B. 2005. A clinical overview of pseudobulbar affect. A*m J Geriatr Pharmacother* 3 4-8.

Blumberg, J. et al. 2012. Dacrystic seizures: demographic, semiologic, and etiologic insights from a multicenter study in long-term video-EEG monitoring units. *Epilepsia* 53(10) 1810-1819.

Brooks, B. R. et al. 2013. PRISM: a novel research tool to assess the prevalence of pseudobulbar affect symptoms across neurological conditions. *PLoS One* 8(8) e72232.

Colamonico, J., Formella, A. and Bradley, W. 2012. Pseudobulbar affect: burden of illness in the USA. *Adv Ther* 29(9) 775-798.

Granadillo, E. D. and Mendez, M. F. 2016. Pathological joking or Witzelsucht revisited. *J Neuropsychiatry Clin Neurosci* 28(3) 162-167.

Miller, A., Pratt, H. and Schiffer, R. B. 2011. Pseudobulbar affect: the spectrum of clinical presentations, etiologies and treatments. *Expert Rev Neurother* 11(7) 1077-1088.

Moore, S. R. et al. 1997. A self report measure of affective lability. *J Neurol Neurosurg Psychiatry* 63(1) 89-93.

Parvizi, J. et al. 2009. Neuroanatomy of pathological laughing and crying: a report of the American Neuropsychiatric Association Committee on Research. *J Neuropsychiatry Clin Neurosci* 21(1) 75-87.

Phuong, L. et al. 2009. Involuntary emotional expression disorder (IEED) in Parkinson's disease. *Parkinsonism and Related Disord* 15(7) 511-515.

Rosen, H. 2008. Dextromethorphan/quinidine sulfate for pseudobulbar affect. *Drugs Today* 44(9) 661-668.

Rottenberg, J., Cevaal, A. and Vingerhoets, A. J. 2008. Do mood disorders alter crying? A pilot investigation. *Depress Anxiety* 25(5) E9-15.

Sauve, W. M. 2016. Recognizing and treating pseudobulbar affect. *CNS Spectr* 21(S1) 34-44.

Tran, T. P. et al. 2014. Different localizations underlying cortical gelastic epilepsy: case series and review of literature. *Epilepsy Behav* 35 34-41.

Work, S. S., Colamonico, J. A., Bradley, W. G. and Kaye, R. E. 2011. Pseudobulbar affect: an under-recognized and under-treated neurological disorder. *Adv Ther* 28(7) 586-601.

Part **7**

検査結果の
誤解釈

Case 31　アミロイド PET が陽性であれば必ず Alzheimer 病？

Case 32　ヘルペス脳炎の再発？

Case 33　治療反応性に乏しい"抗 VGKC 抗体脳炎"

Case 34　14-3-3 蛋白陰性の孤発性 Creutzfeldt-Jakob 病？

Case 35　Alzheimer 病と診断されている ── それでいい？

Case 31 アミロイドPETが陽性であれば必ずAlzheimer病?

症例

72歳の左利きの男性。3年前からの認知機能と遂行機能の低下を主訴に受診した。はじめに妻が反応と判断力の鈍さに気づいた。白昼夢を見るようになり，しばしば集中力を欠き，会話相手に何度も聞き返すようになった。症状が進行したため，発症後1年以内に神経学的評価を受けた。神経所見では明らかな異常はなかったとのことである。Montreal Cognitive Assessment（MoCA）のスコアは24/30点で，Trail Making，立方体と時計の模写，語流暢性，および遅延再生（自由想起は単語3つ，多肢選択で2つを再認）で減点された。脳MRIではびまん性萎縮を認めた。アミロイドPETでは陽性とされ（**図31.1**），Alzheimer病（AD）と診断された。ドネペジル5 mgの投与が開始され，10 mgまで増量されたところ，注意力の改善を認め，半年間ほど効果が持続した。しかしその後，発作的に錯乱と注意力低下がみられ，その際にしばしば空間の一点を凝視する発作を伴った。当初，この症状は低血圧によるものと考えられたが，降圧薬の中止後も症状は改善しなかった。さらに，とりわけ夜間に錯乱が間欠的に出現し，部屋の中で見えない人物と会話するようになった。妻によると，睡眠時の悪夢がひどくなり，頻繁にのたうち回るようになった。ADLは自立していたが，家族がますます心配するようになり受診した。

　診察時，意識は清明で見当識は十分に保たれていた。表情は仮面様顔貌を呈しており，小声で発話した。両上肢に軽度の歯車様筋強剛がみられた。指タッピングは左右対称性にわずかに遅く，振幅や速度は漸減しなかった。歩行はやや遅いが，腕の振りや姿勢反射は保たれていた。

認知機能低下を，Alzheimer病の進行と見なしていいのだろうか?

ADには，アミロイドβ（Aβ）とタウ対らせん状細線維（paired helical filament tau）という2つの病理が存在することから，Aβの存在のみではADと診断するには不十分であり，リン酸化タウ蛋白（p-tau）の証明が必要である。p-tauは，髄液中のバイオマーカーやタウPETで確認することができる。

　Aβの存在は証明されているものの，本症例にはLewy小体型認知症（dementia with Lewy bodies：DLB）を示唆する症候がみられる。第一に，当初は白昼夢とされ，のちに錯乱と注意力低下とされたものは，認知機能の動揺を表している可能性が高い。第二に，部屋の中で見えない人物と会話するのは，幻覚（幻視，幻聴）の可能性が高い。そして，悪夢が増え，頻繁にのたうち回るのはREM睡眠行動異常（REM sleep behavior disorder：RBD），すなわち

REM睡眠中に見る夢に対して現実との区別がつかず，実際に行動してしまうという症状であり，経過の長いシヌクレイノパチー患者の約75％にみられる。遂行機能と視空間認知機能が低下している一方で，記憶が比較的保たれているパターンの認知機能低下も，初期のADよりも初期のDLBに合致する。

　患者はその後の問診で，夜間，部屋の中で人が見えることがあり，輪郭がはっきりしていて，今まで一度も会ったことのない男女だと言った。嗅覚障害や便秘は否定した。また，時々悲しい気持ちになるが，不安は感じていないとのことであった。

Alzheimer病を示唆するアミロイドの存在は，どのように説明できるか?

Lewy小体はDLBの病理に特徴的な所見ではあるが，DLBの剖検症例の約2/3にAD病理に矛盾しない所見，特にAβの沈着も認められる［Irwin et

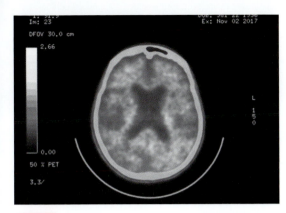

図31.1 本症例のアミロイドPET水平断画像でのアミロイド沈着

カラー図は口絵(198ページ)を参照。

al., 2017]。髄液またはアミロイドPETなどでAβが存在するという結果を解釈する際には、この点を考慮する必要がある。AβとAD病理を確認するのには役立つかもしれないが、AD、DLB、認知症を伴うParkinson病(Parkinson's disease with dementia：PDD)の混合病理の有無やこれらの鑑別はできない。

解説

ADとDLBは、高齢者の神経変性性認知症のなかで最も頻度の高い疾患である。両者は異なる疾患であると考えられているものの、AD病理とLewy病理はしばしば共存する。実際、剖検でDLBと確定診断された213人のデータでは、Aβとタウ病理が80％近くで共存していた。このことは、現在独立した疾患として分類されているADとDLBの間に共通の、あるいは相乗効果を伴う生理過程がある可能性を示唆している[Irwin et al., 2017]。そして、画像や髄液バイオマーカーの解釈の難しさを意味している。つまり、AD、DLB、およびその他の認知症疾患の鑑別には、バイオマーカーとともに臨床所見が引き続き重要である(表31.1)。

認知機能障害は、ADとDLB両方の中核症状である。典型的なADでは、初期には主に記銘障害を特徴とした健忘症候群で発症する。一方、DLBでは通常、初期に遂行機能障害と視空間認知障害を呈する。通常、DLBでは、記憶障害は病期が進行してから出現し、記銘障害ではなく注意障害や想起障害に伴って出現することが多い。また、病初期からの覚醒度や注意力の低下、一過性の混乱した会話、長時間ボーッとするなどの認知機能の動揺は、DLBの中核となる症状である[McKeith et al., 2017]。認知機能の動揺は他の神経変性疾患の晩期でもみられることはあるが、頻度は低い[Escandon et al., 2010]。

抑うつや不安などの精神症状は、両疾患で共通して出現する。ありありとした幻覚を繰り返す場合にはDLBを疑うべきである。物盗られ妄想や嫉妬妄想はどちらの疾患でもみられることがある。しかし、Capgras症候群(知人が偽者と入れ替わったと思い込む)に代表される妄想性誤認症候群は、DLBに多い[Josephs, 2007]。

パーキンソニズムはDLBのもう1つの中核となる症状であり、85％の患者にみられる[Fujishiro et al., 2008]。しかし、AD患者の約1/3にも後期にはパーキンソニズムが現れる[Horvath et al., 2014]。DLBを疑う所見があるのにもかかわらず、パーキンソニズムを認めないことはDLBの診断が見過ごされる主な原因の1つである。

夢のなかでの行動が実際に表出されてしまうなどのRBDの病歴は、DLBのもう1つの中核的な特徴であるが、ADなどシヌクレイノパチーを伴わない疾患ではほとんどみられない[McKeith et al., 2017]。RBDの症状は、認知症状や運動症状が出現する50年前からみられることもあるが、病気の進行に伴いその頻度や症状は軽くなる傾向にある[Claassen et al., 2010; Postuma et al., 2009]。DLBを支持するその他の臨床的特徴として、抗精神病薬に対する重篤な過敏性や、起立性低血圧、嗅覚障害、便秘などの自律神経障害がある[McKeith et al., 2017]。

最後に、上記の注意点に加えて、ADとDLBの鑑別に有用な補助的な所見を紹介する(表31.2)。脳MRIで海馬が保たれていること(図31.2)、後頭葉皮質の血流低下と後部帯状回の血流が保たれていること(いわゆるcingulate island sign)はDLBに特徴的である[*1] [McKeith et al., 2017]。また、黒質線

表31.1 Lewy 小体型認知症（DLB）の診断基準

中核的特徴（通常早期に発症）

- 注意や明晰さの著明な変化を伴う認知の変動
- 典型的には，繰り返し出現する構築された具体的な幻視
- REM 睡眠行動異常（認知機能低下に先行する可能性あり）
- 特発性のパーキンソニズム*A の以下の主要所見のうち 1 つ以上：動作緩慢（動きが遅くなる，振幅や速度の漸減），静止時振戦，筋強剛

支持的特徴

- 抗精神病薬に対する重篤な過敏性
- 姿勢の不安定性，繰り返す転倒
- 失神または一過性の無反応状態のエピソード（認知の変動との鑑別が難しい場合がある）
- 高度の自律神経機能障害（便秘，起立性低血圧，尿失禁など）
- 過眠
- 嗅覚鈍麻
- 幻視以外の幻覚
- 体系化された妄想
- アパシー
- 不安
- うつ

指標的バイオマーカー

- SPECT または PET で示される基底核におけるドパミントランスポーターの取り込み低下
- ¹²³I-MIBG 心筋シンチグラフィでの取り込み低下
- 睡眠ポリグラフ検査による筋緊張低下を伴わない REM 睡眠の確認

支持的バイオマーカー

- CT や MRI で側頭葉内側部が比較的保たれている
- SPECT，PET で示される後頭葉の活性低下を伴う全般性の取り込み低下（FDG-PET により cingulate island sign を認めることあり）
- 脳波上における後頭部の著明な徐波活動と pre-α 帯域の周期的変動

probable DLB は，以下により診断される

- 2 つ以上の中核的特徴が存在する（指標的バイオマーカーの有無によらず），または
- 1 つの中核的特徴が存在し，1 つ以上の指標的バイオマーカーが存在する

possible DLB は，以下により診断される

- 1 つの中核的特徴が存在するが，指標的バイオマーカーの証拠を伴わない，または
- 1 つ以上の指標的バイオマーカーが存在するが，中核的特徴が存在しない

*A　パーキンソニズムは，静止時振戦または筋強剛とともに，動作緩慢（継続性動作時の振幅・速度の低下）の存在が必要である［Postuma et al., 2015］。
出典：McKeith et al.（2017）より。

条体ドパミントランスポーターの異常と心臓交感神経節後線維の異常も，DLB に特徴的である［Yousaf et al., 2018］。pre-α 帯域優位で安定した，あるいは α，θ，δ 帯域の活動が混ざりやや周期的に変動する脳波も，AD より DLB を示唆する所見である［Bonanni et al., 2008］。

診断

アミロイド PET 陽性の Lewy 小体型認知症（DLB）

表 31.2 Lewy 小体型認知症（DLB）と Alzheimer 病（AD）の鑑別における画像所見

	DLB	AD
MRI	側頭葉内側部が比較的保たれ，軽度の皮質萎縮を伴う	側頭葉内側部と海馬の萎縮
FDG-PET	後頭葉の活性低下 後部帯状回の活性は保たれる	側頭-頭頂および後部帯状回の取り込み低下
アミロイド PET	アミロイド陽性（高頻度）	アミロイド陽性（常に）
タウ PET	陰性（側頭頭頂部および後頭葉皮質で，わずかに異常な取り込みがみられる場合もある）	タウ陽性（常に）
DaT スキャン	線条体への取り込み低下	正常
MIBG 心筋シンチグラフィ	取り込みの低下	正常

DaT スキャン：ドパミントランスポーターシンチグラフィ，FDG：フルオロデオキシグルコース，MIBG：メタヨードベンジルグアニジン，PET：陽電子放出断層撮影

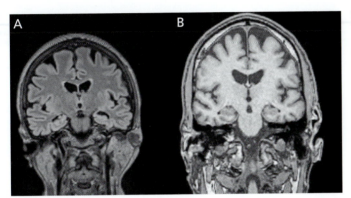

図 31.2 MRI FLAIR 冠状断画像での AD と DLB の比較

内側側頭葉が，AD（A）では萎縮しているが，DLB（B）では保たれているのがよくわかる。
AD：Alzheimer 病，DLB：Lewy 小体型認知症

Tip

健忘を伴わない早期からの認知機能障害，認知機能の動揺，幻覚，パーキンソニズムを認めることから，（PET や髄液検査で）アミロイドマーカー陽性ではあるものの，AD よりも DLB のほうが強く示唆される。

文献

Bonanni, L. et al. 2008. EEG comparisons in early Alzheimer's disease, dementia with Lewy bodies and Parkinson's disease with dementia patients with a 2-year follow-up. *Brain* 131(Pt 3) 690-705.

Claassen, D. O. et al. 2010. REM sleep behavior disorder preceding other aspects of synucleinopathies by up to half a century. *Neurology* 75(6) 494-499.

Escandon, A., Al-Hammadi, N. and Galvin, J. E. 2010. Effect of cognitive fluctuation on neuropsychological performance in aging and dementia. *Neurology* 74(3) 210-217.

Fujishiro, H. et al. 2008. Validation of the neuropathologic criteria of the third consortium for dementia with Lewy bodies for prospectively diagnosed cases. *J Neuropathol Exp Neurol* 67(7) 649-656.

Horvath, J. et al. 2014. Neuropathology of parkinsonism in patients with pure Alzheimer's disease. *J Alzheimers Dis* 39(1) 115-120.

Irwin, D. J. et al. 2017. Neuropathological and genetic correlates of survival and dementia onset in synucleinopathies: a retrospective analysis. *Lancet Neurol* 16(1) 55-65.

Josephs, K. A. 2007. Capgras syndrome and its relationship to neurodegenerative disease. *Arch Neurol* 64(12) 1762-1766.

McKeith, I. G. et al. 2017. Diagnosis and management of dementia with Lewy bodies: fourth consensus report of the DLB Consortium. *Neurology* 89(1) 88-100.

Postuma, R. B. et al. 2015. MDS clinical diagnostic criteria for Parkinson's disease. *Mov Disord* 30(12) 1591-1601.

Postuma, R. B., Gagnon, J. F., Vendette, M. and Montplaisir, J. Y. 2009. Idiopathic REM sleep behavio r disorder in the transition to degenerative disease. *Mov Disord* 24(15) 2225-2232.

Yousaf, T., Dervenoulas, G., Valkimadi, P. E. and Politis, M. 2018. Neuroimaging in Lewy body dementia. *J Neurol* 266(1) 1-26.

＊1　訳注：cingulate island sign は MRI ではなく FDG-PET で確認できる。

Case 32 ヘルペス脳炎の再発?

症例

52歳の男性。3日前から攻撃的で情緒不安定になり，増悪傾向であるため救急外来を受診した。単純ヘルペス脳炎に罹患し，アシクロビル（3週間投与）治療が2週間前に終了した。単純ヘルペス脳炎治療完了時には軽度の記憶障害があるものの日常生活に支障はなかったが，数日前から行動異常が出現したのだった。受診時，体温を含めてバイタルサインは正常範囲内であったが，易怒性があり，注意の変動がみられた。身体所見にはほかに特記すべき事項はみられなかった。頭部の単純および造影MRIに異常を認めなかった。その他の検査では，髄液蛋白の軽度増加〔100 mg/dL（正常範囲：15～45 mg/dL）〕のほかに異常を認めなかった。単純ヘルペス脳炎の再発が懸念され，アシクロビルが再投与された。

ほかに検討すべきことは？

単純ヘルペス脳炎の再発の可能性も否定できないものの，同疾患の治療が適切に行われたあとに突然，行動異常が出現した点，髄液所見が蛋白上昇のみである点から，他の可能性を検討する必要がある。神経感染症で起こる免疫反応により，中枢神経の正常構造に対して自己抗体が産生されることがある。したがって，傍腫瘍症候群の際に抗神経抗体を検索するように，自己免疫的機序を考慮する必要がある。

患者の状態は増悪が続いた。傍腫瘍性神経症候群関連抗体パネルを提出し，髄液の単純ヘルペスウイルスPCRは陰性であったが，抗NMDA（N-メチル-D-アスパラギン酸）受容体抗体が血清と髄液で上昇していることが判明した。副腎皮質ステロイド5日間のコースを開始したところ，病状は著しく改善し，3日目で従来の状態に戻った。

解説

単純ヘルペス脳炎は通常，単相性の経過をたどる。治療後に症状の再燃が患者の12％程度にみられるとの報告があるが［Sköldenberg et al., 2006］，これらの患者の一部では，髄液中に単純ヘルペスウイルスが検出されず，神経細胞膜表面を標的とする抗体が存在することから，感染を契機とした自己免疫機序の関与が示唆されている［Armangue et al., 2015］。抗NMDA受容体抗体は，すべての年齢層で最も多く検出される抗体である［Armangue et al., 2015］。抗NMDA受容体抗体が陽性となる再燃は，単純ヘルペスウイルスに感染してから4～6週間の間に起こる［Galli et al., 2017］。小児では舞踏様アテトーゼや脳症症状で発症することが多いが，成人では多くは行動変容や性格変化で発症する［Galli et al., 2017］。ガドリニウム造影MRIでは，造影効果を伴う広範な白質脳症を示すことがあり，単純ヘルペス脳炎でみられる出血と壊死を伴う非対称な所見とは異なる［Armangue et al., 2015］。副腎皮質ステロイド，免疫グロブリン静注療法（IVIG），血漿交換のいずれかによる免疫療法が有効で，多くの患者が病前の状態に戻る［Armangue et al., 2015］。

診断

単純ヘルペスウイルス感染後の抗NMDA受容体脳炎

 Tip

単純ヘルペス脳炎の再発を考える場合，必ず自己免疫性の病態，特に抗NMDA受容体脳炎を考慮する。

文献

Armangue, T. et al. 2015. Autoimmune post-herpes simplex encephalitis of adults and teenagers. *Neurology* 85(20) 1736-1743.

Galli, J., Clardy, S. L. and Piquet, A. L. 2017. NMDAR encephalitis following herpes simplex virus encephalitis. *Curr Infect Dis Rep* 19(1) 1.

Sköldenberg, B. et al. 2006. Incidence and pathogenesis of clinical relapse after herpes simplex encephalitis in adults. *J Neurol* 253(2) 163-170.

Case 33

治療反応性に乏しい "抗VGKC抗体脳炎"

症例

72歳の左利きの女性。2年前から進む認知機能の低下を主訴に受診した。マルチタスクが困難となり応答が遅くなったことに，最初に家族が気づいた。次第に物忘れがひどくなり，ときには意味不明な言葉を発する一方で，ぼんやりしているように見えることもあった。過去1年で歩行は遅くなり，次第に前傾姿勢で足を引きずりながら歩くようになった。家族の話から，嗅覚障害と夢体験の行動化（dream enactment）を認めていたことがわかった。症状の進行が比較的速いことから，まず自己免疫性脳炎・傍腫瘍性脳炎に対する精査が行われ，抗VGKC（電位依存性カリウムチャネル）複合体抗体の力価が上昇していた〔0.08 nmol/L（正常：0.02未満）〕。抗LGI1（leucine-rich glioma-inactivated 1）抗体および抗CASPR2（contactin-associated protein 2）抗体は陰性であった。これらをふまえ，免疫グロブリン静注療法を合計5日間行ったが，主観的・客観的（認知機能検査）な改善はみられなかった。

診察では，仮面様顔貌，声量の低下と左右対称のパーキンソニズムを示し，振戦は認めなかった。前傾姿勢を呈し，歩行は小刻みであった。認知機能評価では，作業記憶，処理速度，視空間認知の障害，自由想起の障害がみられたが，ヒントを与えると答えられたことから，想起の障害が示唆された。脳MRIでは明らかな異常を認めなかった。

さらに強化した免疫療法を行うべきか？

神経免疫学分野の進歩により，抗体検査はより身近なものとなり，抗体セットとして実施されることが多く，ときに鑑別診断で考慮されなかった抗体が検出されることがある。自己免疫性脳炎を示唆する抗体が見つかると，臨床的評価の全体像を見失い，不必要な治療介入につながる危険性がある。

この症例でも，症状やその進行の経過から辺縁系脳炎は考えにくく，嗅覚障害やREM睡眠行動異常の存在を考慮すると，むしろLewy小体型認知症（dementia with Lewy bodies：DLB）に合致する経過である。さらに，抗VGKC複合体抗体が検出されたものの，抗LGI1抗体と抗CASPR2抗体は陰性であることから，検出された抗体の病的意義に疑問の余地がある[van Sonderen et al., 2017]。自己免疫を背景とするParkinson症候群も知られているが（抗Ma抗体，抗IgLON5抗体など），VGKC複合体とDLBには明確な関連は知られていない[Dal-mau et al., 2004; Gaig et al., 2017]。したがって，今回検出された抗体は偶発的なものと考えるべきであり，この患者には免疫療法を続けるべきではない。

解説

自己免疫性脳炎は亜急性に発症し，意識障害，行動異常，記憶障害などを呈する。検査（髄液検査や脳MRIなど）において炎症性変化を呈し，髄液では白血球増多，オリゴクローナルバンド，髄液IgG indexの上昇を認めることがあるが，異常所見がはっきりしないこともある。脳MRIのT2強調画像やFLAIR画像では，側頭葉内側または皮質および皮質下に多巣性に高信号領域を示すこともある[Graus et al., 2016]。現在，4つの異なる症候群が認められている（表33.1）[Graus et al., 2016]。臨床症状や補助的な検査所見がこれらの症候群に合致するものであれば，自己抗体の結果が判明する前に自己免疫性脳炎の診断が可能である[Graus et al., 2016]。ただ，多くの患者は典型的臨床像を呈さず，その場

合は特異的抗体の存在によってのみ自己免疫性脳炎の診断が可能である。しかし，抗体の陽性結果だけで判断せず，臨床所見と合わせた解釈が必須であることは常に念頭におくべきである。自己免疫性脳炎の可能性が高い，または4つの自己免疫性脳炎症候群の1つに該当する患者では，抗体が陰性であったとしても免疫治療を躊躇すべきでない。一方，上記の基準を満たさない患者では抗体が陽性になって

も，本症例のように慎重に解釈すべきである。

LGI1またはCASPR2を標的とする抗VGKC複合体抗体は病態に関与しており，それぞれ特徴的臨床像を呈する（Case 17参照）。抗VGKC複合体抗体の測定がなされた患者の約半数は，抗LGI1抗体または抗CASPR2抗体が陰性である[van Sonderen et al., 2017]。これらの症例のほとんどは，単なる疼痛やAsperger様症状など，自己免疫性の病態とは

表33.1 主な自己免疫性脳炎症候群の臨床的特徴および補助的特徴

	辺縁系脳炎	抗NMDA受容体脳炎	急性散在性脳脊髄炎（ADEM）	Bickerstaff脳幹脳炎
発症様式	3か月以内	4週間以内	**急性で単相性** インフルエンザ様症状が先行する	4週間以内 先行感染を伴う
認知・行動面の特徴	前向性健忘 性格の変化	精神症状 発声の変化（圧声，無言）	意識障害	意識障害
運動面の特徴	痙攣発作 Faciobrachial dystonic seizure*A（LGI1）	痙攣発作 **口腔ジスキネジア カタトニア**	運動失調 麻痺 脊髄障害 脳神経障害	**運動失調 両側外眼筋痛 両側顔面麻痺**
その他の所見	**低ナトリウム血症（LGI1） 核上性注視麻痺（Ma2, IgLON5） ナルコレプシー－カタプレキシー（Ma2）**	**自律神経障害** 中枢性低換気	視神経障害	なし
脳MRI	**FLAIR画像において両側性の側頭葉内側に限局する高信号変化**	FLAIR画像における脳幹を含めた大脳の非特異的な高信号変化（正常の場合もある）	**FLAIR画像における脳，脳幹，小脳，脊髄の白質に複数の粗大な（＞2cm）高信号変化**	T2強調画像における脳幹部の高信号変化（正常の場合もある）
髄液	正常/細胞増多	正常/細胞増多	正常/細胞増多	正常/細胞増多
脳波	側頭葉にてんかん波形様活動	背景活動の全般性徐波化 てんかん波形様活動 delta brush*B	背景活動の徐波化	正常
関連する抗体	VGKC複合体（LGI1またはCASPR2） Hu Ma2 AMPA GABA_B	NMDA受容体のGluN1サブユニット	MOG（小児では一過性）	GQ1b

注：明確な特徴は太字で示した。
＊A　訳注：同側の顔をしかめ上肢を強直させる，限局する数秒のジストニア発作。
＊B　訳注：律動性δ活動の上に20〜30 Hzの速波が重畳するもの。
AMPA：α-amino-3-hydroxy-5-methyl-4-isoxazolepropionic acid receptor，CASPR2：contactin-associated protein 2，GABA_B：γ-アミノ酪酸B，GQ1b：ganglioside gq1b，MOG：myelin oligodendrocyte glycoprotein，LGI1：leucine-rich glioma inactivated 1，NMDA：N-メチル-D-アスパラギン酸，VGKC：電位依存性カリウムチャネル

ほとんど無関係な症状を呈していた［van Sonderen et al., 2017］。抗 VGKC 複合体抗体の力価は，それだけでは自己免疫性の病態有無の鑑別や，疾患重症度の判別に有用ではない［Jammoul et al., 2016; van Sonderen et al., 2016］。したがって，臨床症候を有し自己免疫性脳炎が鑑別に挙がる場合を除いて，LGI1 および CASPR2 に対する自己抗体が陰性のときは，抗 VGKC 複合体抗体が陽性であること自体に明確な診断的価値はない。また，抗 VGKC 複合体抗体は陰性だが，抗 LGI1 抗体および抗 CASPR2 抗体が陽性になる場合がある［van Sonderen et al., 2017］。つまり，臨床的に自己免疫性脳炎が考慮される場合（例えば，顔面と上肢に頻発するジストニア様の痙攣で発症した辺縁系脳炎など）は，抗 VGKC 複合体抗体が陰性であっても，追加で抗 LGI1 抗体および抗 CASPR2 抗体を調べる必要がある。

診断

病的意義をもたない抗 VGKC 複合体抗体陽性を伴う，Lewy 小体型認知症（DLB）

Tip

血清抗体の意味合いは，常に適切な臨床的背景をもとに解釈する必要がある。特に臨床症状が自己免疫性脳炎に一致せず，抗 LGI1 抗体と抗 CASPR2 抗体が陰性で，抗 VGKC 複合体抗体が陽性の場合は，その意義を検討する必要がある。

文献

Dalmau, J. et al. 2004. Clinical analysis of anti-Ma2-associated encephalitis. *Brain* 127(8) 1831-1844.

Gaig, C. et al. 2017. Clinical manifestations of the anti-IgLON5 disease. *Neurology* 88(18) 1736-1743.

Graus, F. et al. 2016. A clinical approach to diagnosis of autoimmune encephalitis. *Lancet Neurol* 15(4) 391-404.

Jammoul, A. et al. 2016. Clinical utility of seropositive voltage-gated potassium channel-complex antibody. *Neurol Clin Pract* 6(5) 409-418.

van Sonderen, A. et al. 2016. The relevance of VGKC positivity in the absence of LGI1 and Caspr2 antibodies. *Neurology* 86(18) 1692-1699.

van Sonderen, A., Petit-Pedrol, M., Dalmau, J. and Titulaer, M. J. 2017. The value of LGI1, Caspr2 and voltage-gated potassium channel antibodies in encephalitis. *Nat Rev Neurol* 13(5) 290-301.

Case 34

14-3-3蛋白陰性の
孤発性Creutzfeldt-Jakob病?

症例

79歳の左利きの女性。この6か月で，認知機能と行動の変化が進行したため受診した。発症から2週間で急に物忘れがひどくなり，すぐ混乱し怒りやすくなり，また他人が自分に危害を加えようとするなどの妄想を抱くようになった。ここ3か月で，指示動作に従うことができなくなり，明瞭で首尾一貫した言葉を発することができなくなった。歩行能力が低下し，バランスを保つことができず車椅子が必要になった。常用薬はアムロジピンとアトルバスタチンであり，ここ数年変更されていない。

診察時，興奮しており，指示動作に従わなかった。発話内容はほとんど意味をなさない不明瞭な音声で構成されていた。全身性ミオクローヌスと運動失調がみられた。

急速進行性認知症（**表34.1**）の精査で行った血液・尿検査では，特に異常はなかった。2か月前に行われた髄液検査では，細胞数と血糖は正常範囲内，髄液蛋白は63 mg/dLで14-3-3蛋白は検出されなかった。real-time quaking-induced conversion（RT-QuIC）は施行していない。脳MRIの拡散強調画像では，大脳皮質，尾状核，被殻に両側性に高信号の所見を認めた（**図34.1**）。脳波では軽度の全般性の背景活動の徐波化を呈し，てんかん様放電は認めなかった。以上の経過から，脳生検目的に専門機関へ転院となった。

診断のための生検は，次にとるべき適切なステップだろうか？

急速進行性認知症の場合は，アクセスしやすく機能障害を起こしにくい皮質領域から髄膜組織生検が考慮されることがある。

髄液14-3-3蛋白と特徴的な脳波変化がみられなければ，プリオン病は除外されるか？

従来，14-3-3蛋白の上昇は，孤発性Creutzfeldt-Jakob病（sCJD）の診断基準に含まれてきた。しかし代謝性脳炎，単純ヘルペス，低酸素脳症，脳卒中，転移性脳腫瘍においても髄液中の14-3-3蛋白の増加は観察されることがあるように，14-3-3蛋白は神経細胞破壊のマーカーであり特異度は高くない［Geschwind et al., 2003］。またsCJDの診断基準の感度と特異度は，それぞれ53～97%，40～100%と大きなばらつきがある［Geschwind, 2016］。さらに重要なのは，脳MRIの拡散強調画像での大脳皮質

と線条体の高信号と，線条体と視床におけるFLAIR画像での高信号所見は，14-3-3蛋白の結果によらずsCJDを強く支持するという点である。

2か月後に行われた髄液検査の再検では，14-3-3蛋白が高値で，総タウ蛋白（t-tau）とneuron specific enolase（NSE）も上昇していた。

解説

sCJDは最も一般的なプリオン病であり，典型的な急速進行性認知症（rapidly progressive dementia：RPD）である。典型的な臨床症状は，亜急性に進行する認知・行動・運動機能の低下であり，最終的には無動無言状態に至り，発症から1年以内に死亡する。sCJDの鑑別診断は非常に多岐にわたり，治療可能な疾患も多く含まれるため，必ず網羅的に評価する必要がある（**表34.1**）。病理診断が診断のゴールドスタンダードではあるが，神経画像と髄液検査でも早期に疑うことが可能である。なお脳波の異常，ミオクローヌスや驚愕反応はsCJDで頻繁にみられ

表 34.1 急速進行性認知症の評価で考慮すべき検査項目

	検査	異常値を示す疾患
血液検査	・血球分画を含めた血算 ・カルシウムとマグネシウムを含む包括的代謝パネル ・肝機能検査 ・甲状腺機能検査 ・ビタミン B_1, B_{12} ・膠原病のスクリーニング（ESR, CRP, 抗核抗体） ・HIV ・RPR ・薬物血中濃度（例：リチウム，抗癌薬など） ・傍腫瘍性神経症候群関連抗体パネル ・乳酸およびピルビン酸 ・ビスマス血中濃度	・貧血，感染症 ・低ナトリウム血症，高カルシウム血症 ・肝不全 ・甲状腺機能低下症 ・ビタミン欠乏症，Wernicke 脳症 ・中枢性ループス ・HIV 関連認知症 ・梅毒 ・薬物中毒 ・辺縁系脳炎 ・ミトコンドリア病 ・ビスマス中毒
尿検査	・一般尿検査，尿培養検査 ・尿中薬物検査 ・重金属スクリーニング	・尿路感染症 ・違法薬物の使用 ・水銀，鉛中毒
髄液検査	・細胞分画を含めた細胞数，蛋白，糖 ・IgG index，オリゴクローナルバンド ・細胞診，フローサイトメトリー ・細菌培養，真菌培養，抗酸菌染色と培養 ・ウイルス PCR ・Whipple PCR ・抗 NMDA 受容体抗体 ・14-3-3 蛋白，NSE ・RT-QuIC ・アミロイドβ，総タウ蛋白，リン酸化タウ蛋白	・中枢神経感染症，悪性腫瘍 ・自己免疫性疾患 ・悪性腫瘍 ・肺炎球菌，クリプトコッカス，結核 ・HSV, CMV, EBV ・Whipple 病 ・抗 NMDA 受容体抗体脳炎 ・急速な神経細胞破壊マーカー ・CJD ・Alzheimer 病
その他	・脳 MRI（単純，造影） ・胸部 X 線 ・脳波	・脳卒中，悪性腫瘍，感染症，脱髄性疾患 ・肺炎 ・痙攣，てんかん重積

CJD：Creutzfeldt-Jakob 病，CMV：サイトメガロウイルス，CRP：C 反応性蛋白，EBV：Epstein-Barr ウイルス，ESR：赤血球沈降速度，HSV：単純ヘルペスウイルス，NMDA：N-メチル-D-アスパラギン酸，RT-QuIC：real-time quaking-induced conversion

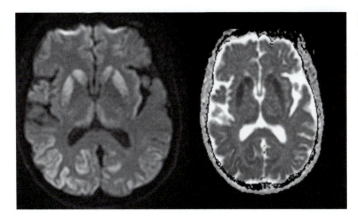

図 34.1 本症例における脳 MRI の拡散強調画像とその ADC

線条体，視床枕，視床内側の ADC 低下を伴う高信号変化と，頭頂後頭の左右非対称な大脳皮質リボン状高信号を認める。
ADC：apparent diffusion coefficient

るものの，より進行してから呈する症候である。

視床，線条体，皮質における脳 MRI の拡散強調画像における高信号と，それに一致する apparent diffusion coefficient（ADC）の低下（いわゆる大脳皮質リボン状高信号）は，病早期に出現する傾向がある［Vitali et al., 2011］。これらの所見は，本疾患に特徴的な空胞化を表していると考えられる。また，線条体の T2 強調画像や FLAIR 画像において遅れて

高信号が現れることもある[Meissner et al., 2009]。造影効果を伴う場合はsCJDではなく，リンパ腫や炎症性疾患をより疑う。

　sCJDの髄液では通常，細胞増多はなく糖も正常であるが，約半数の症例で蛋白の上昇がみられる[Zeidler and Green, 2004]。検査前確率が高ければ，14-3-3蛋白が陰性であってもプリオン病の診断は除外できない。神経細胞破壊のマーカーとしてt-tauとNSEがあり，s100bの上昇はアストロサイトとSchwann細胞の障害を示す[Zerr et al., 1996]。近年，RT-QuICにより病原性プリオン蛋白を検出できるようになり，sCJDの診断に対する高い感度と特異度（それぞれ91％，98％）が示されている[McGuire et al., 2012]。

　sCJDの評価において髄液検査や脳MRIの特異性が高いため，脳波の重要度は下がってきている。痙攣発作はsCJDではまれで，「sCJDと診断すること」に対してはむしろレッドフラッグであり，感染性脳症，薬剤性脳症，代謝性脳症，自己免疫性脳炎の可能性を想起させる。周期性鋭波複合体（periodic sharp wave complexes：PSWC）として知られる脳波上の1秒に1回の鋭波または3相波は，sCJDに特徴的である[Steinhoff et al., 1996]。しかし，これらの非特異的所見は晩期の症状であるし，無酸素性脳損傷や代謝性脳症でも発現する[Tschampa et al., 2007]。

> **診断**
>
> # 14-3-3蛋白偽陰性の Creutzfeldt-Jakob病（CJD）

Tip

このような急速進行性認知症は，14-3-3蛋白が陰性の場合に見過ごされることがあるが，典型的な脳MRI画像，急速な神経細胞破壊のマーカー，特にRT-QuICの異常は，高い信頼性でCJDの診断を支持する。

文献

Geschwind, M. D. 2016. Rapidly progressive dementia. *Continuum* 22(2) 510-537.

Geschwind, M. D. et al. 2003. Challenging the clinical utility of the 14-3-3 protein for the diagnosis of sporadic Creutzfeldt-Jakob disease. *Arch Neurol* 60(6) 813-816.

McGuire, L. I. et al. 2012. RT-QuIC analysis of cerebrospinal fluid in sporadic Creutzfeldt-Jakob disease. *Ann Neurol* 72(2) 278-285.

Meissner, B. et al. 2009. MRI lesion profiles in sporadic Creutzfeldt-Jakob disease. *Neurology* 72(23) 1994-2001.

Steinhoff, B. J. et al. 1996. Accuracy and reliability of periodic sharp wave complexes in Creutzfeldt-Jakob disease. *Arch Neurol* 53(2) 162-166.

Tschampa, H. J. et al. 2007. Pattern of cortical changes in sporadic Creutzfeldt-Jakob disease. *AJNR Am J Neuroradiol* 28(6) 1114-1118.

Vitali, P. et al. 2011. Diffusion-weighted MRI hyperintensity patterns differentiate CJD from other rapid dementias. *Neurology* 76(20) 1711-1719.

Zeidler, M. and Green, A. 2004. Advances in diagnosing Creutzfeldt-Jakob disease with MRI and CSF 14-3-3 protein analysis. *Neurology* 63(3) 410-411.

Zerr, I. et al. 1996. Diagnosis of Creutzfeldt-Jakob disease by two-dimensional gel electrophoresis of cerebrospinal fluid. *Lancet* 348(9031) 846-849.

Case 35 Alzheimer病と診断されている —— それでいい?

症例 51歳の右利き女性。以前診断されたAlzheimer病(AD)に対して、さらなる評価のために受診した。職場の同僚によると、ここ1年間で指示内容や会話の中身を頻繁に忘れるようになり、同僚が彼女のためにメモを残さないといけない場面が増えたという。同じような質問を何度も繰り返し、ヒントを与えることで解決する場合と解決しない場合があった。症状は悪化せず、安定していた。言語障害や視空間認知障害は認めない。5年前、乳癌に対して乳房部分切除術が施行され、タモキシフェン内服歴がある。また、正確な飲酒量は家族さえも把握していないが、30年来のアルコール乱用の既往がある。ビールとウォッカを連日飲酒しており、家族は幾度かゴミ箱からウォッカの空き瓶を見つけていた。認知症、神経疾患の家族歴はない。血液検査、脳の造影MRI、髄液検査(細胞数、蛋白、糖、細胞診)は正常であったが、fluorodeoxyglucose positron emission tomography (FDG-PET)で両側側頭頭頂部の代謝低下が認められた(図35.1)。ADが疑われ、ドネペジル5 mg/日が開始された。

認知機能検査では、時間の見当識障害、作業記憶の障害、音韻と意味の流暢性の低下が認められた。CERAD記憶検査*1では、教示を与えて試行を重ねても学習効果が乏しかった(10語中4語)。また、遅延再生ではヒントなしで2語、ヒントありでも10語中5語の想起にとどまった。神経診察では、左右対称に低振幅で高周波数の姿勢時振戦を認めた。

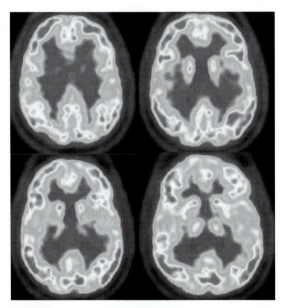

図35.1 本症例のFDG-PET画像
頭頂葉と両側の前側頭葉に代謝低下を認める。大脳基底核、その他の脳実質の代謝は保たれている。カラー図は口絵(198ページ)を参照。

■ FDG-PETでの代謝低下パターンは、Alzheimer病の診断に十分か?

FDG-PETは脳内のブドウ糖代謝を反映するため、その代謝の低下パターンは神経細胞傷害や変性の部位を知るためのマーカーとなる。しかし臨床経過や患者背景の情報抜きに、FDG-PET単独で神経変性の病因を特定することはできない。また、複数の要因が認知・運動機能に影響を及ぼすことがあり、1つの要因があるからといって、その他の要因を除外できるわけではない。本症例では、現時点ではADを否定することはできないものの、患者の年齢(比較的若年)やADの家族歴がないことからは、別の原因もふまえておく必要があるだろう。AD病理がある場合でも、アルコール乱用の寄与を考慮する必要がある。また、悪性腫瘍の既往と亜急性の認知機能低下の経過からは、自己免疫性/傍腫瘍症候群の可能性も念頭におくべきである。そして、亜急性の認知機能低下を呈するすべての患者において、代謝

性, 薬剤性, 睡眠関連性について検討する必要がある。これらの病因の多くは, FDG-PET で代謝低下を呈するといわれている(**表35.1**) [Berti et al., 2014; Daulatzai, 2017]。

本症例では, HbA1c 値が 6.2 % であり前糖尿病期であることが示唆され, また葉酸値が 1.7 ng/mL と葉酸欠乏もみられた。内服歴を確認すると, 腹痛発作のために抗コリン作用があるヒヨスチアミンを服用していた。また, いびきをかくという病歴から睡眠ポリグラフ検査(PSG)を施行したところ, 無呼吸低呼吸指数(AHI)は 17 であり, 閉塞性睡眠時無呼吸症候群と診断された。また, 髄液中のアミロイド, 総タウ蛋白, リン酸化タウ蛋白は正常であり, AD は否定された。

解説

AD のバイオマーカーは, 神経変性マーカーと病態生理学的マーカーの 2 つに分類される(**表35.2**)。これらのバイオマーカーは, 有症時のみならず発症前の神経変性疾患の診断にも役立つ[Dubois et al., 2016]。病態生理学的バイオマーカーは, AD 病理の有無を判定するのに役立つ一方で, その影響を受けている脳部位を同定したり, 他疾患の関与を除外したりすることはできない。一方で, 神経変性マーカーは AD 病理への特異性は低いが, その分布や重症度の評価には有用である。

FDG-PET は, 脳内の糖代謝を測定し, シナプスの密度と機能を反映する[Rocher et al., 2003]。AD では, 認知機能が低下する(最大で)10 年も前から FDG-PET で糖代謝低下を認め, 全経過を通じて認知機能障害の程度と相関する[Bateman et al., 2012; Engler et al., 2006; Furst et al., 2012; Villemagne et al.,

表35.1 ▶ 認知機能に影響を与える併存疾患

	例
代謝性	**糖尿病, 甲状腺機能低下症, ビタミン B12 欠乏症, 葉酸欠乏症**
血管	**高血圧, 低血圧**
感染症	尿路感染症
睡眠	**閉塞性睡眠時無呼吸症候群**
薬剤	抗コリン作用を有する薬物, **鎮静薬, オピオイド**
薬物	**アルコール, 違法薬物(例:コカイン, 大麻, アンフェタミン)**

注:太字は, FDG-PET で代謝低下を伴う疾患。

2013]。FDG-PET が正常であれば神経変性疾患は否定的であるが, 異常であっても神経変性疾患の存在が確定するわけではない[Perani et al., 2014]。FDG-PET は AD の診断において良好な感度(84 ～ 96 %)を有するが, 特異度は高くない(73 ～ 80 %)[Bohnen et al., 2012; Jagust et al., 2007]。古典的な AD では, 糖代謝低下は病初期には楔前部や後部帯状回を含む内側頭頂葉で認め, のちに側頭葉外側や前頭葉内側に拡大する[Bohnen et al., 2012]。これらの領域はデフォルトモードネットワークとして知られ, 脳内の巨大なネットワークの重要な構造物であると同時に, アミロイド沈着に対しては非常に脆弱であることが知られている[Buckner et al., 2005; Raichle, 2015]。一方で, 後部皮質萎縮症など非典型的な AD では, 糖代謝低下のパターンは神経変性領域(後頭葉など)と相関している。

脳灌流と糖代謝を障害する他の併存疾患も, 認知機能低下に影響するため考慮しておく。特に前糖尿

表35.2 ▶ Alzheimer 病のバイオマーカー分類

タイプ	髄液バイオマーカー	画像バイオマーカー
神経変性マーカー	総タウ蛋白の上昇	海馬の萎縮, FDG-PET における側頭頭頂葉の代謝低下, SPECT における側頭頭頂葉の血流低下
病態生理学的マーカー	**アミロイド**:Aβ42 低値 **タウ**:リン酸化タウ蛋白の上昇	**アミロイド**:アミロイド PET 陽性 **タウ**:タウ PET 陽性

病期や糖尿病は，ADと類似した側頭頭頂葉の代謝低下パターンをとる可能性があるため，注意が必要である［Roberts et al., 2014］。ほかにFDG-PETで糖代謝低下を呈するものに，閉塞性睡眠時無呼吸症候群，高血圧，ビタミンB_{12}/葉酸欠乏症，薬剤（例：ベンゾジアゼピン，麻酔薬），薬物（例：カフェイン，アルコール，アンフェタミン，コカイン），てんかん発作などがある［Berti et al., 2014; Daulatzai, 2017］。

FDG-PETは，臨床的に診断に迷う場合に有用なことがある。例えば，前頭側頭葉における代謝低下は前頭側頭葉変性症の診断を支持し，帯状回が保たれ後頭葉と側頭頭頂葉の代謝低下がみられる場合は，Lewy小体型認知症の診断が支持される［Foster et al., 2007; Mosconi et al., 2008］。原発性進行性失語（PPA）では，左前頭葉の代謝低下は非流暢/失文法型（nfvPPA），左前頭頭頂葉の代謝低下はロゴペニック型（lvPPA），左側頭葉の代謝低下は意味型（svPPA）と，病型を区別するために有用である。またFDG-PETは，正常な認知機能から軽度認知障害（MCI），その後認知症へと進行するリスクを予測し，将来的には疾患修飾薬に対する治療反応性の指標となる可能性がある［Johnson et al., 2012; Landau et al., 2010］。

診断
**多因子性認知機能障害
（非神経変性疾患の疑い）**

Tip

認知機能低下の評価に際して，神経変性や神経機能障害のバイオマーカーだけでなく，臨床経過や患者背景を加味して診断を考察するべきである。

文献

Bateman, R. J. et al. 2012. Clinical and biomarker changes in dominantly inherited Alzheimer's disease. *N Engl J Med* 367(9) 795-804.

Berti, V., Mosconi, L. and Pupi, A. 2014. Brain: normal variations and benign findings in fluorodeoxyglucose-PET/computed tomography imaging. *PET Clin* 9(2) 129-140.

Bohnen, N. I. et al. 2012. Effectiveness and safety of 18F-FDG PET in the evaluation of dementia: a review of the recent literature. *J Nucl Med* 53(1) 59-71.

Buckner, R. L. et al. 2005. Molecular, structural, and functional characterization of Alzheimer's disease: evidence for a relationship between default activity, amyloid, and memory. *J Neurosci* 25(34) 7709-7717.

Daulatzai, M. A. 2017. Cerebral hypoperfusion and glucose hypometabolism: key pathophysiological modulators promote neurodegeneration, cognitive impairment, and Alzheimer's disease. *J Neurosci Res* 95(4) 943-972.

Dubois, B. et al. 2016. Preclinical Alzheimer's disease: definition, natural history, and diagnostic criteria. *Alzheimers Dement* 12(3) 292-323.

Engler, H. et al. 2006. Two-year follow-up of amyloid deposition in patients with Alzheimer's disease. *Brain* 129(Pt 11) 2856-2866.

Foster, N. L. et al. 2007. FDG-PET improves accuracy in distinguishing frontotemporal dementia and Alzheimer's disease. *Brain* 130(Pt 10) 2616-2635.

Furst, A. J. et al. 2012. Cognition, glucose metabolism and amyloid burden in Alzheimer's disease. *Neurobiol Aging* 33(2) 215-225.

Jagust, W. et al. 2007. What does fluorodeoxyglucose PET imaging add to a clinical diagnosis of dementia? *Neurology* 69(9) 871-877.

Johnson, K. A., Fox, N. C., Sperling, R. A. and Klunk, W. E. 2012. Brain imaging in Alzheimer disease. *Cold Spring Harb Perspect Med* 2(4) a006213.

Landau, S. M. et al. 2010. Comparing predictors of conversion and decline in mild cognitive impairment. *Neurology* 75(3) 230-238.

Mosconi, L. et al. 2008. Multicenter standardized 18F-FDG PET diagnosis of mild cognitive impairment, Alzheimer's disease, and other dementias. *J Nucl Med* 49(3) 390-398.

Perani, D. et al. 2014. Validation of an optimized SPM procedure for FDG-PET in dementia diagnosis in a clinical setting. *Neuroimage Clin* 6 445-454.

Raichle, M. E. 2015. The brain's default mode network. *Annu Rev Neurosci* 38 433-447.

Roberts, R. O. et al. 2014. Diabetes and elevated hemoglobin A1c levels are associated with brain hypometabolism but not amyloid accumulation. *J Nucl Med* 55(5) 759-764.

Rocher, A. B. et al. 2003. Resting-state brain glucose utilization as measured by PET is directly related to regional synaptophysin levels: a study in baboons. *Neuroimage* 20(3) 1894-1898.

Villemagne, V. L. et al. 2013. Amyloid beta deposition, neurodegeneration, and cognitive decline in sporadic Alzheimer's disease: a prospective cohort study. *Lancet Neurol* 12(4) 357-367.

---

*1　訳注：ここで取り上げられているのは，Consortium to

Establish a Registry for Alzheimer's Disease（CERAD）が開発したバッテリーのなかの word list recall という記憶検査で，10 単語を読み上げたあとの即時再生を 3 回繰り返す。10 分後に遅延再生と再認をテストする。

Part 8

既知または
疑われる疾患に
所見を
関連づけてしまう

Case 36 "ずっと前からいびきをかいてますが,
仕事に支障が出たことはありません"

Case 37 早期の発症

Case 38 "何年も同じ薬を飲んでいます"

Case 39 認知機能障害と血圧変動

Case 40 大脳皮質基底核：症候群 vs. 病理

Case 36 "ずっと前からいびきをかいてますが，仕事に支障が出たことはありません"

症例 61歳の右利きの男性。3年前から記憶力が低下し，思考が緩慢になった。会計士として働いているが，素早い情報処理（特に計算）ができなくなってきたことを最初に自覚した。また，一度に複数の作業をこなすことが難しくなってきた。最近は物忘れが多くなり，以前は不要だったメモを取る場面が多くなった。最終的には思い出せるが，思い出すためにはヒントが必要であった。一方，言語能力や視空間認知には変化がなかった。うつ気分はないが，夜に9時間は眠り，週末にはさらに1時間の昼寝をしているにもかかわらず，日中の大半に疲労を感じていた。20年前に，睡眠ポリグラフ検査(PSG)で無呼吸低呼吸指数(AHI)が35と重症の睡眠時無呼吸症候群と診断されたが，持続気道陽圧呼吸(CPAP)装置は使用していなかった。内服薬はアスピリン，エナラプリル，メトホルミンである。一般的な身体診察では，肥満以外は異常はなかった。神経心理学検査では，数字の順唱および逆唱，Trail Making Test Part B(TMT-B)の成績が低く，注意障害と遂行機能障害が示唆された。記憶テストでは，学習速度にばらつきがあり，注意力と集中力の低下が示唆された。ヒントなしでは，単語10個のうち4個しか思い出せなかったが，残りの単語は再認することができ，記銘よりも再生に障害があることが考えられた。脳MRIでは，皮質下白質に軽度の信号変化を認めたが，海馬の萎縮は指摘されなかった。

睡眠時無呼吸症候群は，この患者の認知機能障害の原因の上位にあるか？

加齢に伴い認知機能の予備能は低下し，脳はさまざまな要因による影響を受けやすくなる。病歴上は認知機能が保たれている期間が長かったとしても，基礎疾患により認知機能低下が代償されていたために顕在化するのが遅れることがある。したがって，初診時には認知機能障害の原因となる治療可能なリスク因子をすべて考慮すべきである。

睡眠呼吸障害(sleep-disordered breathing：SDB)は，さまざまな機序により認知機能に影響を与える。低酸素や睡眠の分断のような直接的なものだけでなく，高血圧や糖尿病のリスクが上昇するような間接的な機序も含まれる[Rosenzweig et al., 2015]。さらにSDBは，アミロイド代謝を低下させることにより，Alzheimer病(AD)の神経変性プロセスに直接影響する可能性も指摘されている[Wang et al., 2017]。SDBは治療可能な病態であるため，認知機能障害のあるすべての患者でスクリーニングを行うべきである。

この患者はCPAP装置を使用し，4か月後までに注意力と仕事のパフォーマンスが著しく向上した。集中力が増し，メモを取る必要もなくなったとのことである。その後，神経心理学検査は再検されていない。

解説

SDBは，上気道抵抗から睡眠時無呼吸症候群までさまざまな病態がある。SDBの有病率は成人で3～17％で，年齢とともに増加する[Peppard et al., 2013]。特に認知機能障害を有する患者では，さらに高頻度でみられる。例えばAD患者では，同年代の健常者と比較して5倍の有病率であると報告されている[Emamian et al., 2016]。

SDBで最も多い症状は，いびきと日中の眠気である。しかし，慢性的に睡眠不足が続くと，眠気の

自覚がしばしば乏しくなる。眠気が認識できなくなり，すぐに眠れることや，どこでも眠れることを「よく眠れる」と誤解するのである。そのため，居眠りやいびき，睡眠時無呼吸のエピソードがないかという情報は，第三者からのほうが正確であることも多い。また，夜間頻尿が初発症状になることがある。睡眠障害のある人は，排尿のため夜間に中途覚醒しやすい。睡眠時無呼吸の治療により，夜間の排尿を減少またはなくすことができる。睡眠の分断を「眠りが浅い」と感じることから，それに対して睡眠薬が処方されている例もある。また，いびきや日中の過度の眠気を訴えなくても睡眠時無呼吸がみられることもある。集中力や記憶力の低下，イライラ，抑うつ気分などの症状を訴えることも多い。その他の症状としては，口の渇きや起床時の頭痛がある。

SDBに関連する認知機能障害では，覚醒・注意，遂行機能あるいは記憶の障害がみられる[Zhou et al., 2016]。したがって，前頭葉-皮質下の機能低下がみられる場合，神経変性疾患による認知症を疑っていてもSDBのスクリーニングを行うことが望ましい[Mery et al., 2017]。一方，言語能力や視空間認知は，通常は影響を受けない[Bucks et al., 2013]。覚醒・注意の障害は，SDBの重症度や日中の眠気の程度と強く相関する[Zhou et al., 2016]。また記憶の要素のうち，記銘よりも再生が障害される。このことは，SDBにおける記憶障害が遂行機能障害に起因することを示唆している[Naegele et al., 2006]。記憶や遂行機能のパフォーマンスは，眠気との間には強い相関はないようだが，注意力との間には相関がある[Vaessen et al., 2015]。さらに，日中の眠気がある人ほど，CPAPでのSDBの治療により認知機能が改善することが報告されている[Barbe et al., 2001; Zhou et al., 2016]。閉塞性睡眠時無呼吸症候群（obstructive sleep apnea：OSA）の患者では，数字の逆唱課題や，Trail Making Test Part A（TMT-A）のような持続的注意の課題など，難易度の高い課題に正確に回答することができるという興味深い報告もある。つまり，OSA患者は，より大きな認知負荷がかかる課題をこなすときに，むしろ認知機能の予備

能を一時的に回復させることができるのである。

眠気と認知機能への効果に加えて，SDBの治療は気分も改善させる[Haddock and Wells, 2018]。進行した認知症患者では，SDBの治療により認知機能の改善はあまりなくても，睡眠の分断や夜間覚醒が減少することがある。血糖コントロールの改善や，心血管イベントの発生率および死亡率の低下も期待できる[Foldvary-Schaefer and Waters, 2017]。さらに，CPAP療法がADの神経変性プロセスの改善に直接寄与する可能性も指摘されている。CPAP療法を受けている人の髄液ADバイオマーカーが正常であるのに対し，治療を受けていない人では異常値が持続することが報告されている[Liguori et al., 2017]。

睡眠時無呼吸症候群による
認知機能障害

Tip

睡眠呼吸障害は，認知機能障害や神経精神症状の原因のなかでも治療可能なものである。治療により，認知機能，精神症状や気分の改善にとどまらず，血圧や血糖のコントロールにも良い影響を与え，脳卒中やAlzheimer病のリスクを低下させる可能性がある。

文献

Barbe, F. et al. 2001. Treatment with continuous positive airway pressure is not effective in patients with sleep apnea but no daytime sleepiness. a randomized, controlled trial. *Ann Intern Med* 134(11) 1015-1023.

Bucks, R. S., Olaithe, M. and Eastwood, P. 2013. Neurocognitive function in obstructive sleep apnoea: a meta-review. *Respirology* 18(1) 61-70.

Emamian, F. et al. 2016. The association between obstructive sleep apnea and Alzheimer's disease: a meta-analysis perspective. *Front Aging Neurosci* 8 78.

Foldvary-Schaefer, N. R. and Waters, T. E. 2017. Sleep-disordered breathing. *Continuum* 23(4) 1093-1116.

Haddock, N. and Wells, M. E. 2018. The association between treated and untreated obstructive sleep apnea and depression. *Neurodiagn J* 58(1) 30-39.

Liguori, C. et al. 2017. Obstructive sleep apnea is associated with early but possibly modifiable Alzheimer's disease biomarkers changes. *Sleep* 40(5) zsx011 1-10.

Mery, V. P. et al. 2017. Reduced cognitive function in patients with Parkinson disease and obstructive sleep apnea. *Neurology* 88(12) 1120-1128.

Naegele, B. et al. 2006. Which memory processes are affected in patients with obstructive sleep apnea? An evaluation of 3 types of memory. *Sleep* 29(4) 533-544.

Peppard, P. E. et al. 2013. Increased prevalence of sleep-disordered breathing in adults. *Am J Epidemiol* 177(9) 1006-1014.

Rosenzweig, I. et al. 2015. Sleep apnoea and the brain: a complex relationship. *Lancet Respir Med* 3(5) 404-414.

Vaessen, T. J. A., Overeem, S. and Sitskoorn, M. M. 2015. Cognitive complaints in obstructive sleep apnea. *Sleep Med Rev* 19(Suppl C) 51-58.

Wang, J., Gu, B. J., Masters, C. L. and Wang, Y. J. 2017. A systemic view of Alzheimer disease - insights from amyloid-beta metabolism beyond the brain. *Nat Rev Neurol* 13(11) 703.

Zhou, J., Camacho, M., Tang, X. and Kushida, C. A. 2016. A review of neurocognitive function and obstructive sleep apnea with or without daytime sleepiness. *Sleep Med* 23 (Suppl C) 99-108.

Case 37 早期の発症

症例

51歳の右利きの女性。8年前から認知機能の低下がみられている。最初は，言葉に詰まったり発音を間違えたりすること（例えば「window」ではなく「bindow」と言う）に夫が気づいた。そして，次第に物忘れが増えていった。徐々に会話も難しくなり，1年半ほど前からは意味のあるコミュニケーションをすることができなくなった。正しい単語を言うこともあるが，意味のない言葉を発していることのほうが多い。言葉での従命は困難だが，短い単語を復唱できるときもある。また，鏡の前で何時間も独り言を話す状態である。一方で，夫には愛着ある態度で接しており，食事や入浴などの基本的な日常生活動作はすべて夫に依存していた。抑うつ気分や不安症はないとのことだったが，すぐに苛立ってしまう様子がみられた。また，歩行は可能で転倒することはなかった。数年前にドネペジル 5 mg/日を試したが，怒りっぽくなり中止となった。家族歴では，父親が40代で認知症と診断され，52歳で死亡した。姉が2人と娘が2人いるが，神経症状はみられていない。

神経診察では，意識清明だが言葉での従命は困難であった。流暢に発語しているが，新造語が多く意味不明だった。また，反響言語がみられた（Video 37.1）。運動系および感覚系の診察では，特記すべき異常はみられなかった。急速進行性認知症に関連する代謝性，感染性，自己免疫性の疾患は，以前に検査が行われ，すでに除外されている（Case 34参照）。脳MRIでは，海馬と後部帯状回を含むびまん性の大脳萎縮が認められた（図37.1）。

早期から言語障害がみられ，コリンエステラーゼ阻害薬で症状が悪化していることから，前頭側頭葉変性症の遺伝子検査を施行すべきか？

すでに症状がかなり進行しており認知症の病型分類は難しいが，病歴にいくつかの手掛かりがある。第一に，流暢であるが喚語困難（語想起の障害）があることは，ロゴペニック型原発性進行性失語（logopenic variant of primary progressive aphasia：lvPPA）の特徴である。lvPPAは，前頭側頭葉変性症（frontotemporal lobar degeneration：FTLD）よりもAlzheimer病（AD）にみられやすい[*1]。第二に，運動症状や行動障害がみられない点で，FTLDよりもADのほうが考えやすい。第三に，脳の萎縮パターンがFTLDとは異なっている。さらに，コリンエステラーゼ阻害薬によって怒りっぽくなったとしても，家族性ADよりFTLDを疑うという根拠にはならない。

本症例では常染色体顕性遺伝性ADの原因遺伝子を解析し，*PSEN2*遺伝子にN141I変異が検出された。

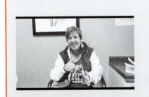

Video 37.1
診察では，顕著なジャーゴン発話，新造語，反響言語がみられる。また，従命が困難である。

解説

若年性Alzheimer病（early-onset Alzheimer dis-

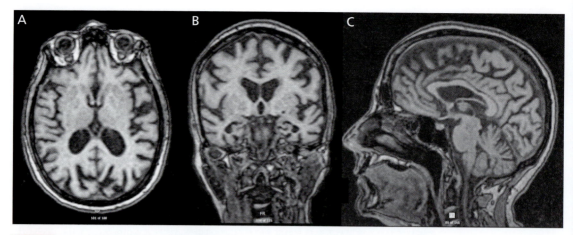

図 37.1 本症例の脳 MRI：T1 強調画像
（A）水平断，（B）冠状断，（C）矢状断。びまん性に萎縮しているが，海馬や後部帯状回，脳梁に特に強い萎縮がみられる。

表 37.1 若年性 Alzheimer 病（EOAD）と高齢発症 Alzheimer 病（LOAD）の特徴

	EOAD	LOAD
発症年齢	65歳未満	65歳以上
頭部外傷歴	多い	少ない
心血管リスク因子	伴わないことが多い	伴うことが多い
臨床症状	非健忘型の割合が高い	非健忘型の割合が低い
運動症状	ミオクローヌスや痙攣が初期にみられる	ミオクローヌスや痙攣は晩期にみられる，もしくはみられない
脳MRIやFDG-PETでの神経変性パターン	前頭葉を含む広範囲	側頭葉や海馬に優位

ease：EOAD)は，65歳未満で発症した AD と定義されている[Zhu et al., 2015]。EOAD は AD 全体の約5%を占めるが，欧米では若年性認知症を呈する神経変性疾患のなかで最多の原因である[Harvey et al., 2003]。EOAD は発症年齢以外にも，臨床的に，あるいは病理学的に高齢発症 Alzheimer 病（late-onset Alzheimer disease：LOAD）と異なる点がある（表 37.1）。この特徴を把握していないと，EOAD の診断が遅れるかもしれない。

EOAD は LOAD に比べ，非健忘型の病型（例：後部皮質萎縮症，lvPPA）を呈しやすい[Palasi et al., 2015]。また，注意，言語，遂行機能，視空間認知は強く障害されるが，意味記憶や記憶の想起は比較的保たれる[Joubert et al., 2016; Mendez, 2019; Palasi et al., 2015]。これは，脳の萎縮パターンが異なるためと考えられる。EOAD では LOAD に比べて，より広範囲に変性が広がり，前頭葉に萎縮が目立つ一方で，内側側頭葉は比較的保たれる傾向にある[Aziz et al., 2017; Mendez, 2017]。この違いは FDG-PET でも確認できる[Aziz et al., 2017; Vanhoutte et al., 2017]。若年性認知症患者におけるアミロイド PET は，加齢によるアミロイド沈着がほとんどみられない年齢層であるため，有用な検査である[Ossenkoppele et al., 2015]。加齢に伴いアミロイド沈着は増加するものであり，これが主な臨床症状と関連する場合もあれば，そうでない場合もある。例えば，高齢

表 37.2 常染色体顕性遺伝性の家族性 Alzheimer 病の特徴

	APP	PSEN1	PSEN2
染色体	21 番	14 番	1 番
家族性 AD に占める割合*A	10〜15%	50%	5%
発症年齢	40〜60 歳	35〜55 歳（30 歳未満での発症もあり）	40〜70 歳
死亡までの罹病期間	8 年（5〜14 年）	8 年（5〜11 年）	11 年（10〜15 年）
非健忘型の臨床症状	bvFTD（まれ）	bvFTD 原発性進行性失語 Lewy 小体型認知症 大脳皮質基底核症候群	原発性進行性失語
運動症状	ミオクローヌス	ミオクローヌス パーキンソニズム 痙性対麻痺 小脳失調	パーキンソニズム
その他の症状	痙攣発作で発症 白質脳症 脳アミロイド血管症	痙攣発作で発症 白質脳症 脳アミロイド血管症（まれ）	脳アミロイド血管症（まれ）

＊A　これらの変異以外の家族性 AD については，遺伝子異常は判明していない。
AD：Alzheimer 病，bvFTD：行動障害型前頭側頭型認知症

者で前頭側頭型認知症が鑑別に挙がる場合，アミロイド PET が陽性でもあまり意味はなく，陰性であれば有用である。一方，若年者では陽性でも陰性でも結果は有用である。また，タウ蛋白の分布と沈着の程度はアミロイドよりも症状と強く相関するため，撮像できるのであればタウ PET も考慮すべきである[Phillips et al., 2018]。髄液バイオマーカーも AD の診断に有用である。アミロイドとタウは，AD の亜型間で差があることが報告されているが，現時点で EOAD と LOAD を区別できるカットオフ値はない[Mendez, 2019]。そして，EOAD は LOAD よりも進行が速く，死亡率が高い傾向にある[Wattmo and Wallin, 2017]。

EOAD の大半は孤発性だが，約 10%（AD 全体の 0.6%）は家族性で，アミロイド前駆体蛋白（APP 遺伝子）（遺伝子重複のこともある），プレセニリン 1（PSEN1 遺伝子），プレセニリン 2（PSEN2 遺伝子）の 3 つのうち，いずれかの常染色体顕性の遺伝子変異が原因となる[Karch and Goate, 2015]。2 世代以上にわたって少なくとも 3 人の AD 家族歴があ

れば，30 〜 60 歳の間で発症することが多い。しかし，他の原因による若年死亡者がいると，このパターンが隠れてしまうこともある。常染色体顕性遺伝性 AD では，進行性痙性対麻痺，痙性運動失調，痙攣などの神経症状がみられることがあり，Lewy 小体型認知症，行動障害型前頭側頭型認知症，大脳皮質基底核症候群など他疾患の臨床像を呈することもある（**表 37.2**）[Pilotto et al., 2013]。ほかにも，EOAD のリスク因子となる遺伝的要因が知られている。EOAD は LOAD に比べ，アポリポ蛋白 E（APOE 遺伝子）の ε4 アレルを 2 つ有する頻度が高い[Wattmo and Wallin, 2017]。その他のリスク遺伝子も報告されており，EOAD を予測する多遺伝子リスクスコアが開発中だが，現時点ではその有用性は限定的である[Chaudhury et al., 2018]。

診断

PSEN2 遺伝子変異による
若年性 Alzheimer 病（EOAD）

Tip

ADは若年性認知症の最も一般的な神経変性疾患である。EOAD，特に家族性ADは非健忘型の（あるいは認知機能以外の）症状と関連している。

文献

Aziz, A. L. et al. 2017. Difference in imaging biomarkers of neurodegeneration between early and late-onset amnestic Alzheimer's disease. *Neurobiol Aging* 54 22-30.

Chaudhury, S. et al. 2018. Polygenic risk score in postmortem diagnosed sporadic early-onset Alzheimer's disease. *Neurobiol Aging* 62 244.e241.

Harvey, R. J., Skelton-Robinson, M. and Rossor, M. N. 2003. The prevalence and causes of dementia in people under the age of 65 years. *J Neurol Neurosurg Psychiatry* 74(9) 1206-1209.

Joubert, S. et al. 2016. Early-onset and late-onset Alzheimer's disease are associated with distinct patterns of memory impairment. *Cortex* 74 217-232.

Karch, C. M. and Goate, A. M. 2015. Alzheimer's disease risk genes and mechanisms of disease pathogenesis. *Biol Psychiatry* 77(1) 43-51.

Mendez, M. F. 2017. Early-onset Alzheimer disease. *Neurol Clin* 35(2) 263-281.

Mendez, M. F. 2019. Early-onset Alzheimer disease and its variants. *Continuum* 25(1) 34-51.

Ossenkoppele, R. et al. 2015. Prevalence of amyloid PET positivity in dementia syndromes: a meta-analysis. *JAMA* 313(19) 1939-1949.

Palasi, A. et al. 2015. Differentiated clinical presentation of early and late-onset Alzheimer's disease: is 65 years of age providing a reliable threshold? *J Neurol* 262(5) 1238-1246.

Phillips, J. S. et al. 2018. Tau PET imaging predicts cognition in atypical variants of Alzheimer's disease. *Hum Brain Mapp* 39(2) 691-708.

Pilotto, A., Padovani, A. and Borroni, B. 2013. Clinical, biological, and imaging features of monogenic Alzheimer's disease. *Biomed Res Int* 2013 689591.

Vanhoutte, M. et al. 2017. (18)F-FDG PET hypometabolism patterns reflect clinical heterogeneity in sporadic forms of early-onset Alzheimer's disease. *Neurobiol Aging* 59 184-196.

Wattmo, C. and Wallin, A. K. 2017. Early- versus late-onset Alzheimer's disease in clinical practice: cognitive and global outcomes over 3 years. *Alzheimers Res Ther* 9(1) 70.

Zhu, X.-C. et al. 2015. Rate of early onset Alzheimer's disease: a systematic review and meta-analysis. *Ann Transl Med* 3(3) 38.

＊1　訳注：前頭側頭葉変性症（FTLD）は，行動障害型前頭側頭型認知症（bvFTD），進行性非流暢性失語（PNFA），意味性認知症（SD）の3つに分類される。一方で，原発性進行性失語（PPA）という概念のもとで分類したとき，FTLDのPNFAとSDは，それぞれ非流暢/失文法型PPA（nfvPPA）と意味型PPA（svPPA）に対応する。そして，PPAにはもう1つ病型があり，それがロゴペニック型PPA（lvPPA）である。lvPPAの背景病理は，FTLDではなくADのことが多い。

Case 38 "何年も同じ薬を飲んでいます"

症例

67歳の右利きの女性。2年前より静止時の振戦が出現し，1年半前より歩くのが遅くなり転倒するようになった。1年前より集中力が低下し，何を言おうとしていたか忘れてしまうことが多くなった。家電製品（例えばリモコン）を使う動作に問題はないが，使い方がわからなくなった。加えて，言葉に詰まり言い換えることがしばしばみられるようになった。姉から見ても，忘れっぽく，同じことを繰り返している様子であった。既往に17歳時からのうつ病があり，現在はパロキセチン50 mg/日とアミトリプチリン200 mg/日でコントロールされていた。また，不安症状に対してジアゼパム10 mg/日と，睡眠薬としてゾルピデム10 mgを就寝時に服用していた。診察上は，左右非対称性の静止時振戦，運動緩慢と筋強剛が指摘された。歩行はゆっくりで歩幅は小さかった。また，姿勢反射障害がみられた。

Montreal Cognitive Assessment（MoCA）のスコアは7/30点で，Trail Making，立方体模写，時計描画，物品呼称，数字の逆唱，シリアルセブン[*1]，音韻流暢性，文の復唱，類似性，遅延再生（自力では単語を1つも想起できなかったものの，5つのうち2つは多肢選択で再認）で障害を認めた。

認知症を伴うParkinson病（Parkinson's disease with dementia：PDD）が疑われた。

この患者の認知機能障害は，認知症を伴うParkinson病が原因といえるのか？

Parkinson病を発症したあとに認知機能が低下したことは，PDDに合致する。しかし，比較的重度の認知機能低下が短期間で発症したことから，他の要因が原因となっている，あるいは影響を及ぼしている可能性がある。可逆性の認知機能低下の原因の1つとして，薬物の副作用は頻度が高い。内服薬をすべて確認し，それぞれのリスクと利益を見直すことが最も有益である。

この患者に服薬歴について確認したところ，少なくとも4年間は同じ薬を飲み続けているとのことであった。

何年も同じ薬を飲んでいるとの情報から，薬剤性の認知機能低下は否定してよいだろうか？

正常の加齢でも，多くの要因によって薬物動態や薬力学は変化する。肝・腎機能の低下，体脂肪の増加と筋肉量の減少のほか，加齢によって特定の薬物（ベンゾジアゼピン系，麻薬，抗コリン薬など）に対する感受性が増大する。これらの加齢性の変化によって，薬剤性の認知機能低下は起こりやすくなる。したがって，認知機能への影響が知られている薬物（例えば，抗コリン作用が大きいアミトリプチリンなど）を長期間にわたって使用していたとしても，最近になって比較的急速に認知機能が低下している要因として除外すべきではない。

解説

薬物は認知機能低下のよくある原因だが，しばしば見逃されている。高齢者は複数の疾患を抱えており，それぞれの疾患を異なる医療機関で治療され，内服薬の種類が多くなりがちである。その結果，薬物の副作用をきたすリスクが高くなる［Kaufman et al., 2002］。市販の睡眠薬（「PM」表記のある薬物）や抗アレルギー薬/抗ヒスタミン薬は最も強い抗コリン薬であるが，内服薬の確認時に見落とされることが

多い。これらの薬物を服用していないか，具体的に尋ねることが重要である。薬剤性の認知機能低下には，複数のメカニズムが寄与していると考えられる。そのうち，抗コリン薬や鎮静薬（抗ヒスタミン作用を介するものなど）が頻度の高い原因である。概して，高齢者は抗コリン薬を多く処方されている。

よく用いられる抗コリン薬（オキシブチニン，トリヘキシフェニジルなど）以外にも，強さは異なるが，さまざまな薬物が抗コリン作用を有している（表38.1）。各薬物の抗コリン作用を示す尺度は複数開発されており，多少の差異がある[Villalba-Moreno et al., 2016]。抗コリン薬の副作用は，軽度の認知機能障害からせん妄まで多岐にわたる。抗コリン作用が強い薬を服用する患者は，全般的な認知機能，情報処理速度，宣言的記憶の働きが低下することが報告されている[Lechevallier-Michel et al., 2005; Mulsant et al., 2003; Nebes et al., 2005; Papenberg et al., 2017]。高齢者においては，抗コリン作用の強さと認知機能の低下が直接関係している[Gray et al., 2015; Mulsant et al., 2003]。しかし，抗コリン作用が弱い薬物であっても，認知機能の低下に寄与することがある。心不全患者にみられる認知機能障害である「心せん妄（cardiac delirium）」は，ジゴキシン，

フロセミド，ワルファリン，プロプラノロールというよく用いられる薬物が合わさることが一因である。さらに，抗コリン作用のある薬物はバランス，移動，ADL の障害にも関連する[Cao et al., 2008; Hilmer et al., 2009]。鎮静作用のある薬物は注意力を低下させ，前向性健忘を引き起こすことがある[Buffett-Jerrott and Stewart, 2002]。その副作用は，抗コリン薬と同様に軽度の認知機能低下から活動性せん妄まで幅広く，高齢者ではより頻繁にみられる。なお，各薬物の鎮静作用の強さを考慮した尺度はまだ開発されていない。

すでに述べたように加齢性の変化により，抗コリン作用や鎮静作用を有する薬物は，何年間も使い続けたあとでも認知機能に影響を与える可能性がある。また長期間の使用は，皮質総容積の減少，側頭葉の厚みの減少，側脳室や側脳室下角の容積増加など，脳の構造的変化にもつながる[Risacher et al., 2016]。これらの変化は，抗コリン作用スコアと直接相関していた。また，抗コリン作用や鎮静作用を有する薬物は認知症，特に Alzheimer 病のリスクを直接高める可能性があり，薬物の中止によりそのリスクは低下する[Billioti de Gage et al., 2014; Carriere et al., 2009]。

表38.1 ▶ 抗コリン作用のある薬物とその代替薬

抗コリン作用	抗うつ薬	抗精神病薬	抗不安薬/睡眠薬	消化器/泌尿器系薬	その他
高 （ACB 3）	三環系抗うつ薬 パロキセチン	クエチアピン オランザピン クロルプロマジン	ゾルピデム ジフェンヒドラミン*A ヒドロキシジン	オキシブチニン トルテロジン trospium ソリフェナシン	アマンタジン アトロピン benztropine シクロベンザプリン meperidine カルバマゼピン オクスカルバゼピン
低～中 （ACB 1～2）	トラゾドン フルオキセチン ミルタザピン デュロキセチン	リスペリドン ハロペリドール ziprasidone	ベンゾジアゼピン系	ロペラミド	フロセミド アテノロール ジゴキシン モルヒネ プレドニゾロン
推奨される代替薬	セルトラリン ベンラファキシン	なし	トラゾドン	ミラベグロン	

*A　多くの市販薬，特に「PM」の表記があるものに含まれている。
ACB：抗コリン作用の程度

本症例では，抗コリン作用や鎮静作用のある薬を複数服用していたため，ゾルピデムをメラトニンに，パロキセチンをセルトラリンに切り替え，アミトリプチリンは漸減・中止した．不安症状に対しては，ジアゼパムからクロナゼパムを必要なときに 0.5 mg/日内服するように変更した．また，レボドパは以前と同量の 100 mg/日のままとした．8 か月後に外来を再診したとき，患者は日常生活機能，活力，覚醒度，処理速度，記憶，および気分が著しく改善したと話した．MoCA を再検すると 28/30 点で，減点項目は Trail Making と，遅延再生でヒントなしには 1 単語を想起できなかった点だけになっていた．

診断

Parkinson 病における薬剤性の認知機能低下，認知症を伴う Parkinson 病（PDD）の疑い

Tip

すべての患者において，処方薬のリストをもれなく確認することが必要である．抗コリン作用や鎮静作用のある薬物は，認知機能低下や行動障害の原因となりうる．また，神経変性疾患による認知症と見分けがつかないような臨床像を呈しうる．

文献

Billioti de Gage, S. et al. 2014. Benzodiazepine use and risk of Alzheimer's disease: case-control study. *BMJ* 349 g5205.

Buffett-Jerrott, S. E. and Stewart, S. H. 2002. Cognitive and sedative effects of benzodiazepine use. *Curr Pharm Des* 8(1) 45-58.

Cao, Y. J. et al. 2008. Physical and cognitive performance and burden of anticholinergics, sedatives, and ACE inhibitors in older women. *Clin Pharmacol Ther* 83(3) 422-429.

Carriere, I. et al. 2009. Drugs with anticholinergic properties, cognitive decline, and dementia in an elderly general population: the 3-city study. *Arch Intern Med* 169(14) 1317-1324.

Gray, S. L. et al. 2015. Cumulative use of strong anticholinergics and incident dementia: a prospective cohort study. *JAMA Intern Med* 175(3) 401-407.

Hilmer, S. N. et al. 2009. Drug burden index score and functional decline in older people. *Am J Med* 122(12) 1142-1149.

Kaufman, D. W. et al. 2002. Recent patterns of medication use in the ambulatory adult population of the United States: the Slone survey. *JAMA* 287(3) 337-344.

Lechevallier-Michel, N. et al. 2005. Drugs with anticholinergic properties and cognitive performance in the elderly: results from the PAQUID Study. *Br J Clin Pharmacol* 59(2) 143-151.

Mulsant, B. H. et al. 2003. Serum anticholinergic activity in a community-based sample of older adults: relationship with cognitive performance. *Arch Gen Psychiatry* 60(2) 198-203.

Nebes, R. D. et al. 2005. Serum anticholinergic activity, white matter hyperintensities, and cognitive performance. *Neurology* 65(9) 1487-1489.

Papenberg, G. et al. 2017. Anticholinergic drug use is associated with episodic memory decline in older adults without dementia. *Neurobiol Aging* 55 27-32.

Risacher, S. L. et al. 2016. Association between anticholinergic medication use and cognition, brain metabolism, and brain atrophy in cognitively normal older adults. *JAMA Neurol* 73(6) 721-732.

Villalba-Moreno, A. M. et al. 2016. Systematic review on the use of anticholinergic scales in poly pathological patients. *Arch Gerontol Geriatr* 62 1-8.

---

*1 訳注：100 から 7 を引き算していく課題．MoCA では 100-93-86-79-72-65 まで施行し 1 問正答で 1 点，2〜3 問正答で 2 点，4〜5 問正答で 3 点となる．

Case 39 認知機能障害と血圧変動

症例

86歳の右利きの男性。9年前にParkinson病（PD）と診断され，6年前から進行性の認知機能障害が出現した。4年前に認知症を伴うParkinson病（Parkinson's disease with dementia：PDD）と診断されている。妻とともに再診した際，認知機能が顕著に低下しているとの報告があった。反応がなくなる発作を繰り返し，頻度も増えていた。まずだるさを訴え，そのあとに目がうつろになって反応がなくなって動かなくなるという発作で，長いと10分ほど続く。朝食後にみられることが多かった。この発作で一度入院した際，収縮期血圧が250 mmHgと上昇していたため，3種類の降圧薬（リシノプリル，ヒドララジン，メトプロロール）が追加され退院した。しかし退院後，無反応になる発作はより頻繁にみられるようになった。無反応になっているときに横にすると，すみやかに回復することに妻は気づいた。レボドパの用量は変更なく，200 mgを1日3回で継続されていた。

認知機能が変動する頻度の増加は，認知症の悪化を意味するのか？

認知機能の変動はPDDの進行とともに頻度が増加し，PDDの関連疾患であるLewy小体型認知症の特徴でもある。しかし，認知機能の変動が食後に多いことや，仰臥位ですみやかに回復することからは起立性低血圧（orthostatic hypotension：OH）が誘因となっていると考えられる。また，降圧薬の追加によって認知機能変動の頻度と程度が悪化したこともOHを支持する。

　問診中にも無反応になる発作がみられた。そのときの血圧は72/48 mmHg，脈拍数は70 bpmであった（5年前の血圧は187/121 mmHg，脈拍数は76 bpm）。床に横たわらせ，足を椅子の上に乗せて挙上したところ，意識状態は急速に回復し，会話ができるようになり従命も可能になった。血圧は84/56 mmHgに上昇し，脈拍数は69 bpmだった。同じ姿勢で3分後，血圧はさらに124/66 mmHgに上昇し，脈拍数は61 bpmであった。脈拍数の上昇を伴わない顕著な血圧低下から，神経原性OHと診断された。

　降圧薬を漸減・中止したところ，無反応になる頻度は著しく減少した。しかし，立ち上がったときのだるさや立ちくらみは引き続きみられていた。水分と塩分を多く摂取するよう指導し，膝丈の弾性ストッキングを使用し，最終的にミドドリン（α_1受容体作動薬前駆体）を追加することで覚醒度は著しく改善した。

解説

OHは，坐位または仰臥位から起立後3分以内に収縮期血圧が20 mmHg以上，または拡張期血圧が10 mmHg以上低下することと定義される［Freeman et al., 2011］。65歳以上の高齢者のうち，最大20％にOHがみられるという報告がある［Rutan et al., 1992］。健常な高齢者では，圧受容器の感受性が低下することに加え，加齢に伴う拡張期血圧の低下がOHの機序として示唆されている［Huang et al., 2007］。また，OHは認知症のリスクとなり，死亡に対しても独立したリスク因子である［Veronese et al., 2015; Wolters et al., 2016］。

　PD患者においては，最大50％にOHがみられる［Allcock et al., 2004］。PD患者の約2/3は，24時間で収縮期血圧が100 mmHg以上変動するという報告もある［Tsukamoto et al., 2013］。また，PD患者におけるOHは，認知機能の悪化と運動症状の急

速な悪化に関連する[Fereshtehnejad et al., 2015]。

　OHの患者は，起立時にさまざまな症状をきたすが，症状を自覚しているのは1/3にすぎない。無症候性OH（つまり，姿勢を変化させても立ちくらみを訴えない）であっても，症候性OHと同程度に，ADLや歩行機能に影響を与えることが示されている[Low et al., 1995; Merola et al., 2016]。最も多くみられる症状は立ちくらみで，次いで脱力感，認知機能障害である[Low et al., 1995]。姿勢の変化がなくても，食後，高温環境下，労作後など，起立性ストレスが増加する状況でも症状は現れることがある[Low and Singer, 2008]。レボドパの血管拡張作用のため，PD患者の場合にはレボドパ服用後にも症状が現れるとの報告がある。

　認知機能のスクリーニングツール〔Mini-Mental State Examination（MMSE）など〕は，OH患者でみられる軽微な認知機能障害を検出するのには不十分な可能性がある[Allcock et al., 2006]。より詳細に評価すると，OHの患者では持続的注意，遂行機能，視空間認知の課題で成績が低くなることがわかっている[Allcock et al., 2006]。これらの機能障害は，患者が横になると改善あるいは消失することから，血行動態による一過性の障害なのだろう[Centi et al., 2017]。

　OHが神経原性か非神経原性かを区別することが，治療方針上で有用である（表39.1）[Goldstein and Sharabi, 2009]。起立してから3分以内に15 bpm以上の脈拍数が増加する場合は，非神経原性OHが考えられる。一方，神経原性OHでは脈拍数はほとんど変化しない[Gibbons et al., 2017]。非神経原性OHに対しては，誘因となる薬物（例えば，低血圧を誘発するβ遮断薬や利尿薬）を減量・中止する，カフェインを含まない飲料や塩分の摂取を増やす，弾性ストッキングを着用する，食事を一度に摂りすぎないようにする，高温環境をなるべく避けるなど非薬物的な対応を行うと改善することがある。持続的な神経原性OHに対しては，昇圧薬を検討する[Low and Tomalia, 2015]。OHを改善すると，認知症患者における認知機能の変動，疲労，ふらつきが軽減することが示されている[Freidenberg et al., 2013]。神経原性OHの患者は，自律神経障害により仰臥位高血圧にもなりやすく，降圧薬が処方されやすいが，この症例でみられたように，OHの症状を悪化させることがある。夜間仰臥位高血圧が重度の場合には，短時間作用型の降圧薬を就寝時に投与することを検討する。これは夜間尿を最小限にすることで，夜間尿によって循環血漿量が日中よりも減少し早朝のOHが悪化するのを予防するのが目的である。[Low and Tomalia, 2015]。神経原性OHに伴う仰臥位高血圧の臨床的影響あるいは認知機能への影響は，体系的に検討されたことはないが，持続的に血圧が上昇している慢性本態性高血圧と比較して，長期の心血管リスクは低いと考えられている[Espay et al., 2016]。

> **診断**
> 認知症を伴うParkinson病（PDD）の患者にみられた，起立性低血圧（OH）による認知機能変動

Tip

（神経原性および非神経原性の）OHは，PD患者における認知機能変動の要因として頻度が高いが，しばしば見逃されている。PDそのものが自律神経障害に寄与している場合もあるが，非神経原性OHの誘因として降圧薬，高温環境への曝露，炭水化物の摂取過多，脱水などが挙げられる。

文献

Allcock, L. M. et al. 2006. Orthostatic hypotension in Parkinson's disease: association with cognitive decline? *Int J Geriatr Psychiatry* 21(8) 778-783.

Allcock, L. M., Ullyart, K., Kenny, R. A. and Burn, D. J. 2004. Frequency of orthostatic hypotension in a community based cohort of patients with Parkinson's disease. *J Neurol Neurosurg Psychiatry* 75(10) 1470-1471.

Centi, J. et al. 2017. Effects of orthostatic hypotension on cognition in Parkinson disease. *Neurology* 88(1) 17-24.

Espay, A. J. et al. 2016. Neurogenic orthostatic hypotension

表 39.1 起立性低血圧（OH）に対して推奨されるマネジメント手順

1. 可逆的な要因（非神経原性 OH）を特定し，治療する

- 循環血漿量減少（例：脱水，慢性出血，副腎不全）
- 心拍出量低下（例：大動脈弁狭窄症，心筋梗塞，心膜炎）

2. OH に寄与しうる薬物を特定する

- 降圧薬
  - β遮断薬（例：メトプロロール，ラベタロール，カルベジロール）
  - α₁ 遮断薬（例：タムスロシン，テラゾシン，プラゾシン）
  - 利尿薬（例：フロセミド，ヒドロクロロチアジド，スピロノラクトン）
  - カルシウム拮抗薬（例：アムロジピン，ベラパミル，ジルチアゼム）
  - RA 系阻害薬（例：エナラプリル，カプトプリル，ロサルタン）
  - その他の血管拡張薬（例：ヒドララジン，硝酸薬，シルデナフィル）
- ドパミン作動薬（例：レボドパ，ドパミンアゴニスト）
- 抗コリン薬（例：アトロピン，グリコピロニウム，hyoscyamine ）
- 三環系抗うつ薬（例：アミトリプチリン，ノルトリプチリン，イミプラミン）

3. 非薬物的対応を行う

- 水分や塩分の摂取を増やす
- 経口塩化ナトリウム剤（2 g を 1 日 3 回まで）
- 弾性ストッキングや体幹ベルトを着用する
- 1 回の食事摂取量を少なくする
- 横になるときに頭位を高くする（仰臥位高血圧を最小限にするため）

4. 薬物療法を開始する（神経原性 OH に対して）

薬物	作用機序	用量*A
ミドドリン*B	VC（α₁ アドレナリン受容体作動薬前駆体）	2.5〜10 mg を 1 日 3 回
ドロキシドパ*B	VC（ノルアドレナリン前駆体）	100〜600 mg を 1 日 3 回
フルドロコルチゾン	VE（合成鉱質コルチコイド）	0.1〜1 mg を 1 日 1 回
ピリドスチグミン	SAM（アセチルコリンエステラーゼ阻害薬）	30 mg を 1 日 2 回〜60 mg を 1 日 3 回
ドンペリドン	SAM（末梢性ドパミン D₂ 受容体拮抗薬）	10 mg を 1 日 2 回〜30 mg を 1 日 3 回
デスモプレシン	VE（バソプレシンアナログ）	100〜400 μg を就寝時
オクトレオチド	VC（ソマトスタチンアナログ）	25〜150 μg を毎食前
インドメタシン	VDI（NSAIDs）	75〜150 mg を 1 日 1 回
dihydroergotamine	VC（セロトニン受容体作動薬）	3〜5 mg を 1 日 3 回
エフェドリン	VC（α₁ アドレナリン受容体作動薬）	15 mg を 1 日 3 回
yohimbine	SAM（α₂ アドレナリン受容体阻害薬）	6 mg を 1 日 1 回
クロニジン	VE（α₂ アドレナリン受容体作動薬）	0.4〜0.8 mg を 1 日 1 回
アトモキセチン	SAM（SNRI）	18〜36 mg を 1 日 1 回

5. 必要に応じて，仰臥位高血圧に対して就寝時の投薬を開始する		
薬物	作用機序	用量[*A]
カプトプリル	VD/UE（ACE 阻害薬）	25～50 mg
クロニジン	VD（α_2 アドレナリン受容体作動薬）	0.1～0.2 mg
ヒドララジン	VD（血管拡張薬）	10～50 mg
ロサルタン	VD/UE（アンジオテンシン II 受容体拮抗薬）	50～100 mg
ニトログリセリンテープ	VD（一酸化窒素前駆体）	0.1～0.2 mg/h

ACE：アンジオテンシン変換酵素，NSAIDs：非ステロイド性抗炎症薬，RA：レニン・アンジオテンシン，SAM：交感神経活性調整薬，SNRI：選択的ノルアドレナリン再取り込み阻害薬，UE：尿量増加作用，VC：血管収縮作用，VD：血管拡張作用，VDI：血管拡張阻害作用，VE：循環血漿量増加作用

[*A] 訳注：本表で記載されている薬物用量は，米国での投与量であり，日本のそれとは異なるので注意が必要である。

[*B] 米国食品医薬品局（FDA）は，ミドドリンを「症候性の起立性低血圧」に対する適応で 1996 年に，ドロキシドパを「原発性自律神経障害（Parkinson 病，多系統萎縮症，純粋自律神経不全症）による症候性の神経原性起立性低血圧」に対する適応で 2014 年にそれぞれ承認している。

and supine hypertension in Parkinson's disease and related synucleinopathies: prioritisation of treatment targets. *Lancet Neurol* 15(9) 954-966.

Fereshtehnejad, S. M. et al. 2015. New clinical subtypes of Parkinson disease and their longitudinal progression: a prospective cohort comparison with other phenotypes. *JAMA Neurol* 72(8) 863-873.

Freeman, R. et al. 2011. Consensus statement on the definition of orthostatic hypotension, neurally mediated syncope and the postural tachycardia syndrome. *Clin Auton Res* 21(2) 69-72.

Freidenberg, D. L., Shaffer, L. E., Macalester, S. and Fannin, E. A. 2013. Orthostatic hypotension in patients with dementia: clinical features and response to treatment. *Cogn Behav Neurol* 26(3) 105-120.

Gibbons, C. H. et al. 2017. The recommendations of a consensus panel for the screening, diagnosis, and treatment of neurogenic orthostatic hypotension and associated supine hypertension. *J Neurol* 264(8) 1567-1582.

Goldstein, D. S. and Sharabi, Y. 2009. Neurogenic orthostatic hypotension: a pathophysiological approach. *Circulation* 119(1) 139-146.

Huang, C. C. et al. 2007. Effect of age on adrenergic and vagal baroreflex sensitivity in normal subjects. *Muscle Nerve* 36(5) 637-642.

Low, P. A. et al. 1995. Prospective evaluation of clinical characteristics of orthostatic hypotension. *Mayo Clin Proc* 70(7) 617-622.

Low, P. A. and Singer, W. 2008. Management of neurogenic orthostatic hypotension: an update. *Lancet Neurol* 7(5) 451-458.

Low, P. A. and Tomalia, V. A. 2015. Orthostatic hypotension: mechanisms, causes, management. *J Clin Neurol* 11(3) 220-226.

Merola, A. et al. 2016. Orthostatic hypotension in Parkinson's disease: does it matter if asymptomatic? *Parkinsonism Relat Disord* 33 65-71.

Rutan, G. H. et al. 1992. Orthostatic hypotension in older adults. The Cardiovascular Health Study. CHS Collaborative Research Group. *Hypertension* 19(6 Pt 1) 508-519.

Tsukamoto, T., Kitano, Y. and Kuno, S. 2013. Blood pressure fluctuation and hypertension in patients with Parkinson's disease. *Brain Behav* 3(6) 710-714.

Veronese, N. et al. 2015. Orthostatic changes in blood pressure and mortality in the elderly: the Pro.V.A Study. *Am J Hypertens* 28(10) 1248-1256.

Wolters, F. J. et al. 2016. Orthostatic hypotension and the long-term risk of dementia: a population-based study. *PLoS Med* 13(10) e1002143.

Case 40 大脳皮質基底核：症候群 vs. 病理

症例

68歳の右利きの女性。6年前から記憶障害が出現した。重要な記念日や料理のレシピを思い出せないことに，家族が最初に気づいた。最近は同じことを何度も言い，直近の出来事や会話の内容を忘れるようになった。方向感覚が鈍くなり，標識に従うことも難しくなったため，自動車の運転ができなくなった。2年ほど前から，家に引きこもりがちになり，些細なことでイライラするようになった。また左半身が動かしにくく，歩行時に足を引きずり，腕の振りが小さくなった。道具を使えるかどうか尋ねると，左手で道具を使えないのは右利きだからだと言い訳した。

診察上，左優位の筋強剛，運動緩慢，ミオクローヌスを認めた。歩行時には左下肢のジストニアと，左腕の振りの減少が目立っていた（Video 40.1）。左手の立体覚と書字覚が低下していた。また，失行を評価する課題では，左手の空間的誤りと動作タイミングの誤りがみられた。Montreal Cognitive Assessment（MoCA）のスコアは17/30点で，Trail Making，立方体模写，数字の逆唱，音韻流暢性，抽象的思考，遅延再生（ヒントなしでは単語を1つも想起できず，多肢選択で5つのうち4つを再認）で減点された。脳MRIでは前頭葉，頭頂葉，側頭葉において右優位に皮質の萎縮が認められた（図40.1）。左右非対称性のパーキンソニズム，ジストニア，皮質性感覚障害と，画像所見から，大脳皮質基底核症候群（corticobasal syndrome：CBS）と診断された。

この患者のCBSの背景病理は，大脳皮質基底核変性症と考えるべきか？

大脳皮質基底核変性症（corticobasal degeneration：CBD）は，CBSの背景病理として最も多い。しかし，Alzheimer病（AD）など他の神経変性疾患でも同様の症状を呈しうる（表40.1）。頭頂葉領域の皮質症状（すなわち立体覚と書字覚低下），ならびにミオクローヌスがみられることをふまえると，ADが背景病理である可能性は考慮される。神経心理学検査や髄液ADバイオマーカーなど，追加精査を行う必要がある。

本症例では，神経心理学検査で記銘，意味記憶，視空間認知の障害がみられた。髄液ADバイオマーカーは，リン酸化タウ蛋白（p-tau）に若干の上昇（58.05 pg/mL）がみられるとともに，アミロイドβ42/総タウ蛋白比（ATI）が低下（1.18）していた。しかし，ADのバイオマーカーのカットオフ値（p-tau＞68 pg/mL，ATI＜0.8）には達しなかった。

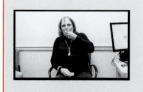

Video 40.1
診察では，指タッピングでの左右非対称性の運動緩慢とすくみ，歩行時には左下肢のジストニアを認めた。失行の評価では，スープを飲む仕草をさせると，左手で軽度の空間的誤り・動作タイミングの誤りがみられた。

解説

CBSは，皮質および皮質下構造に由来するさまざまな症状の組み合わせが，片側性に現れることを特徴とする症候群である。「左右どちらの大脳半球に

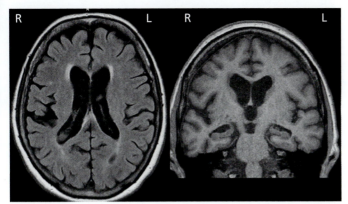

図 40.1 本症例の脳 MRI 画像：FLAIR 水平断と冠状断

右優位の前頭葉，頭頂葉，側頭葉，海馬の萎縮を認める。

表 40.1 大脳皮質基底核症候群の原因として報告されている疾患

孤発性の神経変性疾患	遺伝性の神経変性疾患	その他
・大脳皮質基底核変性症 ・進行性核上性麻痺 ・Pick 病 ・Alzheimer 病 ・Lewy 小体型認知症 ・TDP-43 プロテイノパチー ・Creutzfeldt-Jakob 病	・*MAPT* 遺伝子変異 ・プログラニュリン遺伝子変異 ・*C9orf72* 遺伝子変異 ・プレセニリン 1 遺伝子変異 ・*LRRK2* 遺伝子変異 ・SCA8 ・脳腱黄色腫症	・特発性基底核石灰化症 ・脳血管障害 ・神経梅毒 ・橋中心髄鞘崩壊症 ・進行性多巣性白質脳症

SCA：脊髄小脳失調症
出典：Chahine et al. (2014) より。

障害が強いか」に応じて，皮質症状として皮質性感覚障害，他人の手徴候[*1]，失行，ミオクローヌス，非流暢性失語，発語失行（apraxia of speech），錐体路徴候，視空間認知障害などがみられる[Hassan et al., 2011]。皮質下症状としては，ジストニアやパーキンソニズムがある。

CBS で最も多い背景病理は 4-repeat（4R）タウオパチーで，全体の半分を占める。4R タウオパチーからみると，CBD が 35％を占め，残りは進行性核上性麻痺を呈する[Lee et al., 2011]。AD の臨床像として CBS は必ずしも一般的ではないが，CBS 症例の最大 25％に AD 病理が存在している[Armstrong et al., 2013; Lee et al., 2011]。

CBS の臨床像を呈する患者において，背景病理を予測することは非常に難しい。タウオパチーによる CBS（CBS-Tau）は，AD による CBS（CBS-AD）と区別がつかないことがしばしばある。しかし，タウオパチーと AD の間で神経変性の分布が異なっているため，いくつかの特徴が背景病理を推定する

うえで役立つ。具体的には，タウオパチーでは前頭前野，運動前野，大脳基底核が障害されることが多いが，AD では頭頂側頭葉が障害される傾向がある[Whitwell et al., 2010]。

CBS では，認知機能障害はしばしばみられる[Borroni et al., 2011]。ロゴペニック型失語に加え，頭頂葉に局在をもつ皮質症状，例えば視空間認知障害，皮質性感覚障害，Gerstmann 症候群，消去現象などがみられれば，CBS-AD の可能性が高くなる[Boyd et al., 2014]。一方，非流暢性失語，失文法，発語失行，口部顔面失行など前頭葉病変に関連する症状は，CBS-Tau でみられることのほうが多い[Hassan et al., 2011]。

運動症状も，背景病理を予測するのに（不完全ながら）役立つことがある。例えば，ミオクローヌスは AD でみられることが多く，核上性眼球運動障害は CBS-Tau でみられることが多い。しかしこれらの運動症状は，それぞれの病理に必ずしも特異的ではない[Hassan et al., 2011]。一方，パーキンソニ

表 40.2 他人の手徴候の古典的および拡張された表現型と，その局在

病型	主な特徴	随伴する特徴	主な局在，病因
前頭葉型（wayward 型，"偽性"他人の手徴候）	"前頭葉型"他人の手徴候：把握反射，手探り*A，対側の手での道具の強迫的使用	手探り，把握反射，道具の強迫的使用が"拮抗的"，あるいは"wayward"だが，真の他人の手徴候ではない	前頭葉内側面，補足運動野，脳梁前部（腫瘍や左 ACA 領域の脳梗塞）
脳梁型	両手間抗争と，(通常は)対側の手への干渉（拮抗失行）	その他の離断症候群：観念運動性失行，触覚性呼称障害，失書	脳梁離断術，脳梁の脱髄疾患（多発性硬化症，Marchia-fava-Bignami 病），腫瘍（脂肪腫，神経膠腫，リンパ腫）
後方型（"古典的な"他人の手徴候）	"感覚性"他人の手徴候：対側の手を引っ込めたり避けたりする	片側感覚脱失，病態失認，半盲，ジストニア，皮質性感覚障害，一部の症例では"三重の失調*B"	頭頂後頭葉領域の病変（AD，DLB，CBD，CJD，PCA 領域の脳梗塞）

*A 訳注：手探り (groping) とは対象物を手の近くにかざしたときに，視覚刺激により探索・把握運動が生じ，患者の手が対象物を追いかける動きのことで，「visual groping」と呼ぶ。

*B 後方型の他人の手徴候のうち，広範囲の PCA 領域の脳梗塞では，"三重の失調"を伴うことがある。すなわち，感覚性失調（視床の後外側腹側核が関与），小脳性失調（歯状核赤核視床路の病変）と視覚性運動失調（脳梁膨大部と後頭葉皮質の障害）である。

ACA：前大脳動脈，AD：Alzheimer 病，CBD：大脳皮質基底核変性症，CJD：Creutzfeldt-Jakob 病，DLB：Lewy 小体型認知症，PCA：後大脳動脈

出典：Rodriguez-Porcel et al. (2016) より。

ズムと他人の手徴候は，どちらとも断定できない所見である [Borroni et al., 2011; Lee et al., 2011; Shelley et al., 2009]。ただし，他人の手徴候の神経症候は，萎縮の分布を特定するのには役立つ [Hassan and Josephs, 2016]。例えば前頭葉型，あるいは"wayward"型と呼ばれる病型は，衝動的な把握反射や道具の強迫的使用*2 などを特徴とし，他人の手であるかのような違和感は訴えないことがある。一方，後方型は手を無目的に挙上させる運動 (levitation) や四肢の違和感を特徴とする (**表 40.2**)。

構造画像の所見では，CBS-Tau は前頭葉優位に局所的な萎縮を示し，CBS-AD は頭頂側頭葉優位に広範囲の萎縮がみられる [Whitwell et al., 2010]。また，分子イメージング画像での代謝低下部位は，萎縮のパターンを反映する傾向にある。すなわち，前頭葉の代謝低下は CBS-Tau を示唆するのに対し，頭頂後頭葉および後部帯状回の代謝低下は CBS-AD を示唆する [Pardini et al., 2019]。

最後に，CBS 患者を評価する際には，AD バイオマーカーを検討する必要がある。アミロイド PET やタウ PET，髄液バイオマーカーなどがこれに相当する。ただし，CBS では複数の背景病理を合併していることが珍しくないので，留意する必要がある [Pardini et al., 2019]。例えば，CBD の少なくとも 20％にアミロイド病理が合併する。したがって，1つの病理学的所見がみられるからといって，他の病理学的所見の存在を否定することはできない。本症例の場合には，髄液バイオマーカーは境界域だったが，これは複数の病理を合併している，もしくは病理学的変化が局所的であるために，髄液中の p-tau 蛋白の量が少ないのかもしれない。

診断

Alzheimer 病 (AD) に伴う大脳皮質基底核症候群 (CBS)

Tip

CBS は AD 病理の臨床像となりうる。頭頂側頭葉の萎縮は CBS-AD を示唆する。そのため，アミロイドとタウのバイオマーカーを評価することが推奨される。

文献

Armstrong, M. J. et al. 2013. Criteria for the diagnosis of corticobasal degeneration. *Neurology* 80(5) 496-503.

Borroni, B. et al. 2011. CSF Alzheimer's disease–like pattern in corticobasal syndrome: evidence for a distinct disorder. *J Neurol Neurosurg Psychiatry* 82(8) 834-838.

Boyd, C. D. et al. 2014. Visuoperception test predicts pathologic diagnosis of Alzheimer disease in corticobasal syndrome. *Neurology* 83(6) 510-519.

Chahine, L. M. et al. 2014. Corticobasal syndrome: five new things. *Neurol Clin Pract* 4(4) 304-312.

Hassan, A. and Josephs, K. A. 2016. Alien hand syndrome. *Curr Neurol Neurosci Rep* 16(8) 73.

Hassan, A., Whitwell, J. L. and Josephs, K. A. 2011. The corticobasal syndrome-Alzheimer's disease conundrum. *Expert Rev Neurother* 11(11) 1569-1578.

Lee, S. E. et al. 2011. Clinicopathological correlations in corticobasal degeneration. *Ann Neurol* 70(2) 327-340.

Pardini, M. et al. 2019. FDG-PET patterns associated with underlying pathology in corticobasal syndrome. *Neurology* 92(10) e1121.

Rodriguez-Porcel, F. et al. 2016. Fulminant corticobasal degeneration: agrypnia excitata in corticobasal syndrome. *Neurology* 86(12) 1164-1166.

Shelley, B. P. et al. 2009. Is the pathology of corticobasal syndrome predictable in life? *Mov Disord* 24(11) 1593-1599.

Whitwell, J. L. et al. 2010. Imaging correlates of pathology in corticobasal syndrome. *Neurology* 75(21) 1879-1887.

＊1 訳注：明確な定義はなく，道具の強迫的使用，使用行動，模倣行動，拮抗失行など複数の症候を含む概念となっているが，患肢（主に左手）が自分に所属しない感覚があり，自己の意思によらない行為をするものを指す。

＊2 訳注：物に触れたり，見たりすることで，本人の意志とは無関係にそれを使用してしまう行為障害で，主に右手に生じる。

Part 9

画像診断の手掛かりを見逃す

Case 41　また血管性認知症？

Case 42　水頭症における偽萎縮性パターン

Case 43　放射線療法後のパーキンソニズム，運動失調，
認知機能障害

Case 44　Alzheimer 病ではない。では何？

Case 45　全体像を見る

Case 41 また血管性認知症?

症例 52歳の右利きの女性。集中力の低下に始まり，軽いうつと不安といった過去10年間の認知機能障害を主訴に受診した。抗うつ薬により気分障害は改善したものの，集中力の悪化は続いた。数年後には，マルチタスクが困難となり，記載岩石学者[*1]（petrographer）としての仕事にも影響が出てきた。基本的なADLは可能であったが，以前よりも多くの労力を要するようになった。関連する病歴として，前兆のある片頭痛と高血圧があるが，この8年間は安定している。内服はbupropion[*2] 450 mgとアムロジピン5 mgを毎日服用していた。家族歴として，母親が50代に脳卒中を発症，母親と妹が片頭痛もちであった。神経診察では，腱反射亢進とつぎ足歩行の困難さが顕著であった。神経心理学検査では，処理速度，タスクの切り替え，作業記憶を含む遂行機能の低下があり，記銘と想起についての記憶障害を認めた。脳MRIでは，広範で対称性の白質変化がみられた（図41.1）

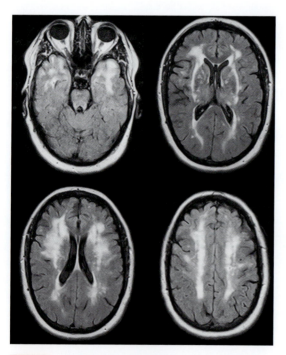

図41.1 本症例の脳MRI画像：FLAIR水平断
側頭極および外包，最外包の対称性病変はCADASILに特徴的である。

この白質変化は，高血圧による二次的なものでよいか?

高血圧が比較的軽症であるのに対し白質病変が不釣り合いに大きいことと，進行性の注意障害と遂行機能障害に融合性の白質信号変化があることを考慮すると，（遺伝性の）白質脳症の可能性も考えられる。また，低用量アムロジピンによる十分な血圧管理を行ったにもかかわらず，認知機能は悪化し続けている。重要な点として，外包，最外包，および側頭極は高血圧性脳症で一般に含まれる領域ではない。このパターンは，皮質下梗塞と白質脳症を伴った常染色体優性脳動脈症（cerebral autosomal dominant arteriopathy with subcortical infarcts and leukoencephalopathy：CADASIL）と合致しており，臨床的には40代での発症であることや，脳卒中と片頭痛の家族歴がそれを支持している。

本症例では，NOTCH3遺伝子に変異（520T>C）を認め，CADASILの診断が確定した。

解説
脳血管障害は，2つの機序で認知機能障害を生じる。戦略的な脳梗塞・脳出血性病変（Case 11参照），あるいは小血管病（small-vessel disease：SVD）であ

表 41.1 脳血管疾患の原因を鑑別するための臨床，画像所見のヒント

血管病	例	臨床でのヒント	画像所見のヒント
動脈硬化性	高血圧に関連したアテローム硬化	血管リスク因子のコントロール不良	大脳基底核，視床，内包後脚，橋の白質高信号病変
脳アミロイド血管症	孤発性脳アミロイド血管症	脳出血の病歴	複数の出血を頭頂葉や後頭葉に認める。（脳アミロイド血管症関連）炎症はまれ
遺伝性血管病	CADASIL	若年成人 片頭痛の病歴 家族に類似した症状	側頭極，外包，脳梁に対称性の白質高信号病変を認める
炎症性血管炎	Susac 症候群	若年成人 聴力低下，網膜症，脳症	脳梁や髄膜（軟膜もしくは硬膜）を含む白質高信号病変を認める
放射線治療	放射線全脳照射	放射線治療の病歴	急性期：造影される 慢性期：石灰化，皮質下核を含まない壊死

CADASIL：皮質下梗塞と白質脳症を伴った常染色体優性脳動脈症

る。前者は症状の出現や病変の局在により特定は容易であるが，後者の診断は 2 つの理由で困難である［Skrobot et al., 2017］。

第一に SVD の検出とその病因の特定である。MRI は白質病変の検出において非常に感度が高いが，病態の鑑別にはあまり有用ではない［Smith, 2016］。加えて，白質病変の程度は認知機能障害の重症度とあまり相関しないことも知られている［Brickman et al., 2011］。T2 強調画像における皮質下白質の高信号病変は，血管性に似る遺伝性白質脳症や前頭側頭葉変性症などの神経変性疾患を含む幅広い鑑別疾患が挙げられる［Ahmed et al., 2014; Ayrignac et al., 2015］。脳血管障害による白質の高信号病変は通常，ラクナ梗塞や微小出血を伴い，しばしば基底核，視床，内包後脚に認める［Sarbu et al., 2016］。さらに，脳血管障害には複数の病態がある（表 41.1）［Kanekar and Poot, 2014］。アテローム硬化性 SVD が最も一般的な原因であるが，他の原因も考慮する必要がある。

第二に，脳血管障害があってもそれが認知機能障害の原因とは限らない。SVD が患者の認知機能障害を説明するのに十分かどうかを判断することは，非常に困難である［Smith, 2016］。この場合，客観的な評価方法がないため，血管病変の場所と重症度をもとに臨床的な判断を行うしかない。さらに，脳 MRI では SVD もしくは SVD 様の病変がみられる，あるいは新規に出現したとしても，神経変性疾患（Alzheimer 病や前頭側頭葉変性症など）が合併している可能性を除外できない［Gorelick et al., 2011］。最後に，段階的な症状の進行は，脳梗塞の繰り返しと一般には考えられるが，その他の機序でも認めることがある［Espay et al., 2008］。

診断

皮質下梗塞と白質脳症を伴った常染色体優性脳動脈症（CADASIL）

 Tip

脳 MRI で SVD を示唆する白質病変は，認知機能障害や血管リスク因子と相関するはずである。もしそれが乖離している場合，その他の血管障害，遺伝性の白質脳症，もしくは合併する神経変性疾患を考慮する必要がある。

文献

Ahmed, R. M. et al. 2014. A practical approach to diagnosing adult onset leukodystrophies. *J Neurol Neurosurg Psychiatry* 85(7) 770-781.

Ayrignac, X. et al. 2015. Adult-onset genetic leukoencephalopathies: a MRI pattern-based approach in a comprehensive study of 154 patients. *Brain* 138(Pt 2) 284-292.

Brickman, A. M. et al. 2011. White matter hyperintensities and cognition: testing the reserve hypothesis. *Neurobiol Aging* 32(9) 1588-1598.

Espay, A. J. et al. 2008. Lower-body parkinsonism: reconsidering the threshold for external lumbar drainage. *Nat Clin Pract Neurol* 4(1) 50-55.

Gorelick, P. B. et al. 2011. Vascular contributions to cognitive impairment and dementia: a statement for healthcare professionals from the American Heart Association/American Stroke Association. *Stroke* 42(9) 2672-2713.

Kanekar, S. and Poot, J. D. 2014. Neuroimaging of vascular dementia. *Radiol Clin North Am* 52(2) 383-401.

Sarbu, N. et al. 2016. White matter diseases with radiologic-pathologic correlation. *Radiographics* 36(5) 1426-1447.

Skrobot, O. A. et al. 2017. The Vascular Impairment of Cognition Classification Consensus Study. *Alzheimers Dement* 13(6) 624-633.

Smith, E. 2016. Vascular cognitive impairment. *Continuum* 22(2) 490-509.

＊1 訳注：岩石の組織や構成鉱物などの記載や，岩石名の命名，岩石の分類を行う学者のこと。

＊2 訳注：抗うつ薬，ノルアドレナリン・ドパミン再取り込み阻害薬

Case 42 水頭症における偽萎縮性パターン

症例

77歳の男性。6年前からの短期記憶の増悪と尿意切迫を主訴に受診した。最初に，マルチタスクや長いリストを覚えることが困難となった。ただし，手掛かりがあると思い出すことができた。その後，言葉を見つけることが難しくなり，会話中に何の話をしているのかがわからなくなることがあった。同時期から尿意切迫が増悪し，尿失禁をするようになった。受診の2年前から，歩行はだんだん緩慢となり，何度も転倒するようになった。さらに内向的で怒りっぽくなった。診察では，左右対称性の寡動，筋強剛，姿勢反射障害を認めた。歩容は足が外旋し，開脚歩行であり，つぎ足歩行はできなかった(Video 42.1)。脳MRIでは，非対称性の大脳皮質萎縮と非対称性の脳室拡大を認めた(図42.1)。記憶障害の病歴と画像上の脳萎縮の所見からAlzheimer病(AD)と診断され，ドネペジルによる治療が試されることになった。

■ この臨床所見はAlzheimer病に該当するか？

マルチタスク時に目立つ記憶障害と物忘れがあり，それが手掛かりによって改善すること，会話の流れを追えないことなどからは，記憶障害というよりも注意や遂行機能障害が疑われる。これらの特徴はADに典型的な側頭葉病変ではなく，前頭葉-皮質下の障害を示唆するものである。さらに，ADでも歩行障害を認めることもあるが，通常は軽度であり，病初期には無症候性である。

■ 脳MRIの萎縮パターンを考慮すると，どのような鑑別診断を検討すべきか？

脳MRIでは脳実質の萎縮に伴う脳室拡大とされたが(図42.1)，詳細に見ると高位水平断像で片側の局所的な脳溝拡大と円蓋部脳溝狭小化を認め(図42.1B)，脳萎縮が仮にあったとしても，それとは不釣り合いな脳溝拡大があり，交通性水頭症が示唆される。これらの画像的特徴に加えて，進行性の歩行障害，排尿障害，前頭葉-皮質下の認知機能障害から，正常圧水頭症(normal pressure hydrocephalus：NPH)の診断が支持された。

その後，髄液を持続的に毎時10 mL排出させる腰椎穿刺試験が3日間にわたり行われた。その結果，歩行速度(33％)，歩幅(26％)，排尿症状が改善した(Video 42.2)。神経心理学検査でははっきりしなかったが，本人と家族は注意力，処理速度，気分の著明な改善を感じた。脳室腹腔シャントが推奨された。

解説

NPHは，髄液圧が正常で，脳実質の萎縮や閉塞性の要因では説明できない脳室拡大を指し，脳脊髄液の産生と再吸収のアンバランスにより生じると考えられる。脳室拡大は，脳室周囲白質の連絡線維の障害を引き起こし，特に前頭葉で顕著になるとされている[Lenfeldt et al., 2008]。NPHは緩徐進行性の疾患であり，脳室腹腔シャントに対する治療反応性はさまざまである。これは脳内ネットワークの障害が

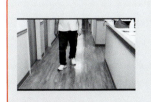

Video 42.1
診察では足が外旋し，わずかに開脚歩行である。

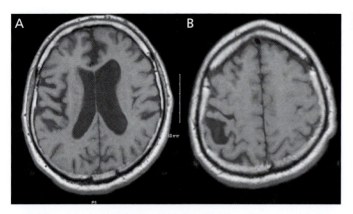

図42.1 ▶ 脳MRI T1強調画像：水平断
（A）非対称性の脳室拡大，（B）その反対側に孤立した脳溝拡大があり，周囲の脳溝は狭い。

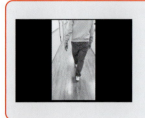

Video 42.2
腰椎穿刺試験後の診察の様子である。試験前の動画と比較し，歩行速度と方向転換時の改善に注目。

不可逆的であったり，水頭症の画像所見を呈する神経変性疾患が合併していることがあるからである（Case 50 参照）。

　NPHの臨床症状は緩徐進行性であり，最初に歩行障害，次いで排尿障害，最後に認知機能障害が出現する［Williams and Relkin, 2013］。しかし本症例のように，NPHの初発症状が歩行障害でないこともあり，"古典的"な経過をたどらない場合でもNPHを考慮することが重要である［Mori et al., 2012］。とはいえ，認知機能障害を発症時から認める症例は少ない。メイヨークリニックでNPHの診断基準を満たした患者41人のうち，シャント術による効果が3年後も持続していた6人のうち1人のみが発症時に認知機能障害を有していた［Klassen and Ahlskog, 2011］。臨床所見は，脳実質の著明な萎縮（代償性水頭症）を伴わない交通性水頭症の所見により裏付けられる必要がある。

　Evans indexは，水頭症をスクリーニングする指標として最も一般的なものである。これは，同じ水平断像において，両側側脳室前角間最大幅/その部位における頭蓋内腔幅比として定義されている（図42.2A）［Mori et al., 2012］。NPHガイドラインでは，Evans index 0.3以上をカットオフとしている［Williams and Relkin, 2013］。ただし，画像スライスや画像プロトコルなど複数の変数がEvans indexに影響を与えることや，脳室容積との相関が小さいことから，信頼性が疑問視されている［Toma et al., 2011］。第三脳室は通常拡大するが，第四脳室は拡大しないこともある［Greitz, 2004］。そのため，第三脳室と第四脳室を評価できる矢状断像で，閉塞性水頭症の所見を慎重に確認する必要がある。

　患者によっては，くも膜下腔に脳脊髄液が貯留することがあり，脳溝や脳裂が拡大し，本症例のように脳実質の萎縮と間違われることがある。くも膜下腔の拡大には2つのパターンがあり，1つはくも膜下腔の不均衡な拡大を伴う水頭症（disproportionately enlarged subarachnoid space hydrocephalus：DESH）で，もう1つは孤立した脳溝拡大である［Mori et al., 2012］。DESHは，シルビウス裂と脳底部のくも膜下腔の拡大と，高位円蓋部・正中部のくも膜下腔の狭小化という画像所見が特徴である（図42.2）［Hashimoto et al., 2010］。DESHは，脳脊髄液分布の異常の指標として有用である。脳溝拡大が低い水平断像でみられても，高位円蓋部でくも膜下腔が狭小化しているのは，NPHでみられる偽性脳萎縮の所見であり，脳実質が萎縮して水頭症を呈す

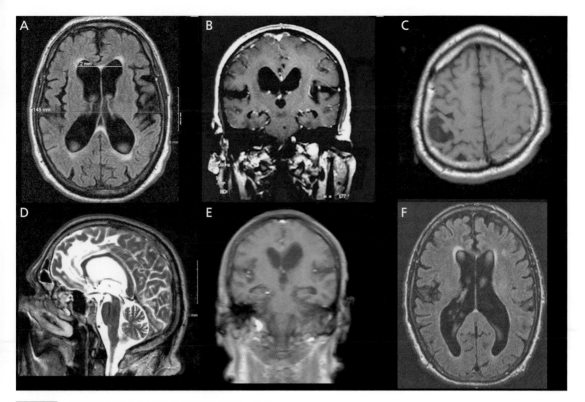

図42.2 正常圧水頭症を示唆する MRI 所見の変化

(A) Evans index 0.3 以上，(B) シルビウス裂拡大を伴う脳室拡大を認めるが，円蓋部の脳溝の狭小がある DESH 所見，(C) 狭い脳溝に隣接した孤立する脳溝の拡大，(D) 弓なりの脳梁，(E) 冠状断像での脳梁角の鋭角化，(F) 脳室上衣を通過する脳脊髄液の流れを示唆する脳室周囲での T2 高信号帯。

る神経変性疾患による認知症との鑑別に有用である［Hashimoto et al., 2010; Kitagaki et al., 1998］。孤立した脳溝拡大または"脳溝の閉じ込め（sulcal entrapment）"は，円蓋部の内側でみられることが多く，隣接する脳溝が著明に狭小化していることで識別できる（図42.2C）［Kitagaki et al., 1998］。

また非代償性水頭症は，神経変性疾患の場合と異なり，脳室系の拡張が起こり，隣接する構造物に形態的影響を与える。矢状断像では脳梁が弓なりになり（図42.2D），冠状断像では脳梁角がより鋭角になる（図42.2E）［Cagnin et al., 2015; Ishii et al., 2008; Lane et al., 2001］。

水頭症の評価を行う際は，常に脳 MRI で脳実質の全体像を確認する必要がある。海馬の萎縮と海馬溝の拡大は，AD と比較して軽度である［Savolainen et al., 2000］。脳室角を含む脳室周囲に認める淡い帯状の T2 高信号は，脳室上衣細胞層を通過する脳脊髄液の流れ（transependymal flow）を示唆する（図42.2F）。これらの変化は，脳血管障害による白質病変と区別することが難しく，両者が併存することもある［Malm et al., 2013］。水頭症様の画像を呈する神経変性疾患である可能性は，シャント術を検討するうえで必ず考慮しなければならない（Case 50 参照）［Starr et al., 2014］。実際にメイヨークリニックでは，シャント術を施行された"NPH 患者" 12 人のうち 5 人は，神経変性疾患に診断が変更されたか，神経変性疾患と水頭症との合併と判断された（その 5 人のいずれも，脳室腹腔シャントによって持続的に症状が改善した者はいなかった）［Klassen and Ahlskog, 2011］。

正常圧水頭症（NPH）

 Tip

NPHと神経変性疾患による水頭症を区別するために，脳室系とその周囲の脳実質を注意深く評価することが必要である。円蓋部の脳溝が狭いにもかかわらず脳溝の拡張を認めた場合は，真の脳実質の萎縮ではなく，脳脊髄液の"閉じ込め"を示唆する。

文献

Cagnin, A. et al. 2015. A simplified callosal angle measure best differentiates idiopathic-normal pressure hydrocephalus from neurodegenerative dementia. *J Alzheimers Dis* 46(4) 1033-1038.

Greitz, D. 2004. Radiological assessment of hydrocephalus: new theories and implications for therapy. *Neurosurg Rev* 27(3) 145-165; discussion 166-147.

Hashimoto, M., Ishikawa, M., Mori, E. and Kuwana, N. 2010. Diagnosis of idiopathic normal pressure hydrocephalus is supported by MRI-based scheme: a prospective cohort study. *Cerebrospinal Fluid Res* 7 18.

Ishii, K. et al. 2008. Clinical impact of the callosal angle in the diagnosis of idiopathic normal pressure hydrocephalus. *Eur Radiol* 18(11) 2678-2683.

Kitagaki, H. et al. 1998. CSF spaces in idiopathic normal pressure hydrocephalus: morphology and volumetry. *AJNR Am J Neuroradiol* 19(7) 1277-1284.

Klassen, B. T. and Ahlskog, J. E. 2011. Normal pressure hydrocephalus: how often does the diagnosis hold water? *Neurology* 77(12) 1119-1125.

Lane, J. I., Luetmer, P. H. and Atkinson, J. L. 2001. Corpus callosal signal changes in patients with obstructive hydrocephalus after ventriculoperitoneal shunting. *AJNR Am J Neuroradiol* 22(1) 158-162.

Lenfeldt, N. et al. 2008. Idiopathic normal pressure hydrocephalus: increased supplementary motor activity accounts for improvement after CSF drainage. *Brain* 131(Pt 11) 2904-2912.

Malm, J. et al. 2013. Influence of comorbidities in idiopathic normal pressure hydrocephalus - research and clinical care. A report of the ISHCSF task force on comorbidities in INPH. *Fluids Barriers CNS* 10(1) 22.

Mori, E. et al. 2012. Guidelines for management of idiopathic normal pressure hydrocephalus: second edition. *Neurol Med Chir* 52(11) 775-809.

Savolainen, S. et al. 2000. MR imaging of the hippocampus in normal pressure hydrocephalus: correlations with cortical Alzheimer's disease confirmed by pathologic analysis. *AJNR Am J Neuroradiol* 21(2) 409-414.

Starr, B. W., Hagen, M. C. and Espay, A. J. 2014. Hydrocephalic Parkinsonism: lessons from normal pressure hydrocephalus mimics. *J Clin Mov Disord* 1 2.

Toma, A. K., Holl, E., Kitchen, N. D. and Watkins, L. D. 2011. Evans' index revisited: the need for an alternative in normal pressure hydrocephalus. *Neurosurgery* 68(4) 939-944.

Williams, M. A. and Relkin, N. R. 2013. Diagnosis and management of idiopathic normal-pressure hydrocephalus. *Neurol Clin Pract* 3(5) 375-385.

Case 43 放射線療法後のパーキンソニズム，運動失調，認知機能障害

症例
60歳の女性。6年前から両手がふるえ，歩行障害が進行していることを訴えて受診した。はじめは，物を持ったときに両手がふるえることを自覚した。その後，バランスが悪く，足を引きずる緩慢な歩行となり，前のめりに転びやすくなった。発症から4年以内に，移動には車椅子を要するようになった。当初から，短期記憶の障害のために情報を処理する能力が低下していることを訴えており，ここ1年でますます悪化していた。発症の2年前に，肺癌治療のために化学療法（カルボプラチンとエトポシド）と予防的全脳照射を施行された。

認知機能障害と運動障害の家族歴はない。姉の子2人には知的障害がある。本人は不妊症のため，子供はいない。診察上，左右対称性の運動緩慢と軽度動作時振戦を認めたが，筋強剛はみられなかった。歩行には支えが必要で，歩幅は広く，方向転換が難しく，すくみ足を認めた（Video 43.1）。Montreal Cognitive Assessment（MoCA）のスコアは12/30点で，見当識，視空間認知/遂行機能，注意，音韻流暢性，遅延再生（自由想起は単語を1つも想起できず，多肢選択で5つのうち3つを再認）で減点された。脳MRIでは，中等度の白質脳症を伴うびまん性脳萎縮を認めた（図43.1）。最近の全脳照射の治療歴があることから，症状とMRI所見は，放射線療法後の認知機能障害を支持するものとされた。

この症状は，本当に放射線療法の影響によるものか？

この患者の症状が全脳照射に起因するかどうかは不確実である。発症時に運動失調と振戦があり，その後に認知機能障害が生じている点は，放射線療法後脳障害の所見としては非典型である［Greene-Schloesser et al., 2012］。放射線療法後脳障害では治療後6か月以内に，認知症，構音障害，痙攣が遅発性に発症し進行することが知られている。放射線治療の6か月後以降は，認知機能障害の頻度は時間とともに増加する[*1]［Greene-Schloesser et al., 2012］。また本症例では，早期の運動症状としてパーキンソニズムが目立つ点も，放射線療法後脳障害としては非典型である。さらに，家族歴がある点（甥に知的障害）には注目すべきで，白質脳症の変化が脳梁膨大部に及ぶ点も非典型的である。したがって，全脳照射は本症例のすべての症状を統一的に説明できるとは言い難い。

代わりにどのような疾患を考えるべきか？

進行性の運動失調，動作時振戦，パーキンソニズム，および認知機能障害があり，知的障害の家族歴と不妊症の既往歴があることから，脆弱X関連振戦/失調症候群（fragile X-associated tremor/ataxia syndrome：FXTAS）の可能性が強く示唆される。この疾患は，男性のほうがはるかに頻度が高い。脳梁膨大部におけるFLAIRおよびT2強調画像の高信号

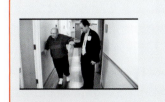

Video 43.1
診察上，左右対称性の運動緩慢，軽度の動作時振戦，軽微な四肢運動失調を認める。歩幅の広い歩行であり，方向転換が困難である。

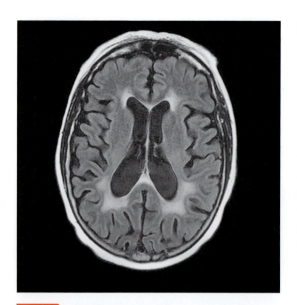

図43.1 本症例の脳MRI画像：FLAIR水平断
脳室周囲から脳梁膨大部にかけての白質に，融合性の高信号病変を認める．

表43.1	脆弱X関連振戦/失調症候群（FXTAS）によく併存する疾患
注意欠如・多動症（ADHD）	
強迫性障害	
睡眠時無呼吸症候群	
高血圧	
甲状腺機能低下症	
自律神経性ニューロパチー	
片頭痛	
早発卵巣不全	

注：FMR1遺伝子の前変異の保因者では，上記疾患との併存頻度が高い．認知機能障害に関連しうる疾患を太字で示す．

（図43.1）は支持的な所見である．FMR1（fragile X mental retardation 1）遺伝子のCGGリピート数を評価したところ，前変異（premutation）の範囲にある82回および132回のリピート伸長を有する保因者であることが判明し，FXTASと確定診断された．

解説

FXTASは，FMR1遺伝子の前変異，すなわちCGGリピートが55〜200回の範囲で異常伸長することで生じる神経変性疾患である［Hagerman and Hagerman, 2016］．主に55歳以上の男性に発症し，FMR1遺伝子の前変異に関連した重篤な神経症状を引き起こす．前変異の保有率は女性で約1/150，男性で約1/450である．しかし，浸透度は女性のほうが低く，男性保因者の約40〜75％がFXTASを発症するのに対し，女性保因者では16〜20％にすぎない［Hagerman and Hagerman, 2016］．その理由としては，ライオニゼーション（lyonization）の過程で体細胞すべてのX染色体の1本がランダムに不活性化されることや，正常なほうのX染色体による保護作用などが機序として考えられている［Hagerman and Hagerman, 2016; Hall et al., 2014; Seltzer et al., 2012］．本症例の症状が通常よりも重症なのは，2つの対立遺伝子がともに前変異をもつためであると考えられる．FXTASは古典的には，進行性の動作時振戦，小脳性運動失調，認知機能障害を起こす［Hagerman et al., 2001］．振戦は通常，左右対称性で振幅の大きな動作時振戦で，しばしば本態性振戦と誤診される．その後，典型的には体幹失調と易転倒性が出現する［Leehey et al., 2007］．CGGリピート数が多ければ認知機能障害，振戦，運動失調もより重症となり，女性では男性に比べて軽症となる［Leehey et al., 2008］．全般的な運動緩慢，筋強剛，緩慢な歩行など，レボドパにある程度の反応を示す軽度のパーキンソニズムが，特に女性にはみられることがある［Leehey, 2009］．末梢神経障害は，ほぼすべての患者にみられる特徴である［Leehey, 2009］．

遂行機能，特に抑制と作業記憶は，病初期から顕著に障害される認知領域である［Grigsby et al., 2014］．記憶障害があっても記銘と再認は正常であることから，前頭葉ネットワークの機能障害による想起障害が示唆される［Yang et al., 2014］．病初期に軽度の失名辞を認めることもあるが，それを除けば言語機能や視空間認知は正常である［Grigsby et al., 2014］．高齢男性では，認知機能障害が認知症へと進行しやすい傾向がある［Seritan et al., 2008; Seritan et al., 2013］．行動異常の特徴として，モリア（不適

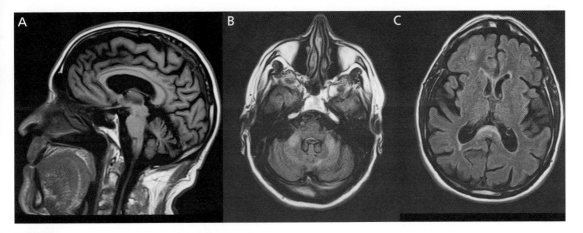

図 43.2 ▶ FXTAS にみられる MRI 画像の異常所見
(A)大脳皮質，小脳，脳梁に萎縮を認める。(B)両側中小脳脚に高信号を認める。(C)脳梁膨大部に高信号を認める。

切に高揚してふざける様子)や不安感がある一方，抑うつ症状はそれほど多くない[Hagerman and Hagerman, 2016]。FXTAS にみられる認知面および行動面の変化は，小脳性認知・情動症候群(cerebellar cognitive affective syndrome)の症状に対応する。FXTAS では，Alzheimer 病や Lewy 小体病を含め，他の変性病理が併存しうることが報告されているが，その頻度は不明である[Tassone et al., 2012]。FXTAS の症状の有無によらず，前変異の保因者は複数の併存疾患を合併するリスクが高く，その一部は認知機能障害をきたす可能性がある。したがって，評価の際には併存疾患を考慮すべきである(表 43.1)[Hagerman and Hagerman, 2016]。

FXTAS における脳画像検査は必ず異常を示し，全般性の脳萎縮を認め，脳梁と小脳の萎縮を伴う場合と伴わない場合がある(図 43.2A)[Apartis et al., 2012]。白質の異常はよくみられる所見であり，脳室周囲や橋に T2 強調画像で高信号がみられる[Hagerman and Hagerman, 2016]。60％の患者では両側の中小脳脚に高信号を認める(図 43.2B)が，この所見は多系統萎縮症(MSA-C)などの他の疾患でも認められる[Brunberg et al., 2002]。脳梁膨大部の高信号(図 43.2C)は女性により多くみられるが，疾患特異性は低い(表 43.2)[Apartis et al., 2012]。

FMR1 遺伝子の 5' 非翻訳領域における CGG リピート数は，正常の場合は 5～40 回である[Hagerman, 2013]。この正常範囲よりもリピート数が多い場合，リピート数に応じて，2 種類の異なる病理学的プロセスが生じる。完全変異(CGG リピート数が 200 回以上)の場合，エピジェネティックな遺伝子発現抑制に関連する[Hagerman and Hagerman, 2016]。完全変異をもつ患者は脆弱 X 症候群(fragile X syndrome：FXS)と呼ばれ，主に男性であり，小児期に非進行性の知的障害または自閉症スペクトラム障害を示す[Hagerman and Hagerman, 2016]。リピート数が 55～200 回(前変異)の場合，mRNA 産生が増加し，機能獲得性の毒性(gain-of-function toxicity)を示す[Hagerman and Hagerman, 2016]。CGG リピートは不安定であり，保因者である親と比べて，その子のリピート数はさらに増加する。したがって，運動失調と動作時振戦を認める高齢男性において，その孫が知的障害や自閉症スペクトラム障害を示す場合には，FXTAS の可能性を検討すべきである(親が FXTAS であれば，子は FXS になりうる)。女性の場合も，同様の症状に加えて早発卵巣不全の既往歴がある場合，FXTAS の可能性が高くなる。

表 43.2 中小脳脚および脳梁膨大部に異常信号を示す疾患

	両側中小脳脚の異常信号を呈する疾患	脳梁膨大部の異常信号を呈する疾患
神経変性	・FXTAS ・多系統萎縮症（MSA-C）	・FXTAS
脱髄性	・多発性硬化症 ・進行性多巣性白質脳症[*A] ・急性散在性脳脊髄炎[*A]	・多発性硬化症 ・進行性多巣性白質脳症[*A] ・急性散在性脳脊髄炎[*A]
髄鞘形成異常	・副腎白質ジストロフィー	・副腎白質ジストロフィー ・異染性白質ジストロフィー
血管性	・PRES[*A] ・両側前下小脳動脈梗塞	・PRES[*A] ・両側後大脳動脈梗塞
中毒・代謝性	・浸透圧性脱髄症候群[*A] ・肝性脳症[*A] ・Wilson 病 ・ヘロイン中毒[*A] ・トルエン中毒[*A] ・メトトレキサート脳症[*A]	・Marchiafava-Bignami 病 ・アンフェタミン中毒[*A] ・シクロスポリン脳症[*A] ・フェニトイン脳症[*A] ・メトロニダゾール脳症[*A]
腫瘍性	・中枢神経系原発悪性リンパ腫 ・星状細胞腫	・中枢神経系原発悪性リンパ腫 ・多形膠芽腫
感染性/その他	・ウイルス感染 ・Whipple 病 ・ライム病	・低酸素性虚血性脳症[*A] ・痙攣後脳症[*A] ・ウイルス感染[*A] ・脳室シャント後[*A]

[*A] 一過性のことがある病態。
FXTAS：脆弱 X 関連振戦/失調症候群，PRES：posterior reversible encephalopathy syndrome

---

診断
脆弱 X 関連振戦/失調症候群（FXTAS）

Tip
FXTAS は，男性において頻度が高い。しかし運動失調，動作時振戦，パーキンソニズム，および認知機能障害を認め，知的障害や自閉症スペクトラム障害の家族歴，または早発卵巣不全の既往歴がある患者では，女性においても FXTAS の可能性を検討すべきである。MRI では，中小脳脚と脳梁膨大部に高信号を示すことがある。

文献

Apartis, E. et al. 2012. FXTAS: new insights and the need for revised diagnostic criteria. *Neurology* 79(18) 1898-1907.

Brunberg, J. A. et al. 2002. Fragile X premutation carriers: characteristic MR imaging findings of adult male patients with progressive cerebellar and cognitive dysfunction. *AJNR Am J Neuroradiol* 23(10) 1757-1766.

Greene-Schloesser, D. et al. 2012. Radiation-induced brain injury: a review. *Front Oncol* 2 73.

Grigsby, J. et al. 2014. The cognitive neuropsychological phenotype of carriers of the FMR1 premutation. *J Neurodev Disord* 6(1) 28.

Hagerman, P. 2013. Fragile X-associated tremor/ataxia syndrome (FXTAS): pathology and mechanisms. *Acta Neuropathol* 126(1) 1-19.

Hagerman, R. J. and Hagerman, P. 2016. Fragile X-associated tremor/ataxia syndrome – features, mechanisms and management. *Nat Rev Neurol* 12(7) 403-412.

Hagerman, R. J. et al. 2001. Intention tremor, parkinsonism, and generalized brain atrophy in male carriers of fragile X. *Neurology* 57(1) 127-130.

Hall, D. A. et al. 2014. Emerging topics in FXTAS. *J Neurodev Disord* 6(1) 31.

Leehey, M. A. 2009. Fragile X-associated tremor/ataxia syndrome: clinical phenotype, diagnosis, an treatment. *J Investig Med* 57(8) 830-836.

Leehey, M. A. et al. 2008. FMR1 CGG repeat length predicts motor dysfunction in premutation carriers. *Neurology* 70(16 Pt 2) 1397-1402.

Leehey, M. A. et al. 2007. Progression of tremor and ataxia in male carriers of the FMR1 premutation. *Mov Disord* 22(2) 203-206.

Seltzer, M. M. et al. 2012. Prevalence of CGG expansions of the FMR1 gene in a US population-based sample. *Am J Med Genet B Neuropsychiatr Genet* 159b(5) 589-597.

Seritan, A., Cogswell, J. and Grigsby, J. 2013. Cognitive dysfunction in FMR1 premutation carriers. *Curr Psychiatry Rev* 9(1) 78-84.

Seritan, A. L. et al. 2008. Dementia in fragile X-associated tremor/ataxia syndrome (FXTAS): comparison with Alzheimer's disease. *Am J Med Genet B Neuropsychiatr Genet* 147b(7) 1138-1144.

Tassone, F. et al. 2012. Neuropathological, clinical and molecular pathology in female fragile X premutation carriers with and without FXTAS. *Genes Brain Behav* 11(5) 577-585.

Yang, J. C. et al. 2014. ERP abnormalities elicited by word repetition in fragile X-associated tremor/ataxia syndrome (FXTAS) and amnestic MCI. *Neuropsychologia* 63 34-42.

＊1　訳注：原文では，認知機能障害の有病率が年齢とともに増加するとあるが，引用文献（PMID: 22833841）では，治療 6 か月後から 72 か月後まで認知機能障害の頻度が単調に増加していることを示しているため，該当箇所を補足した。

Case 44 Alzheimer病ではない。では何？

症例 85歳の右利きの男性。5年前からの物忘れを訴えて受診した。娘によると，最近の出来事を思い出すことが難しくなり，徐々に悪化したとのことであった。当初は，同じ話を繰り返し，頻繁に物を置き忘れた。2年前からは，予定を忘れ，カレンダーにメモを取るようになった。それ以外は，生活は自立しており，毎日運動するなど活動的である。運動障害や性格変化はなかった。本人は物忘れに困っておらず，通常の加齢の範囲だと考えていた。内服薬は前立腺肥大症の治療のためのタムスロシンのみだった。神経診察では，遅延再生の障害（1語は自由想起できたが，他の単語は多肢選択でも想起できなかった）と日時の見当識障害があり，Montreal Cognitive Assessment（MoCA）のスコアが25/30点である以外は正常であった。脳MRIでは，他の部位に比較して不釣り合いな両側海馬の萎縮を認めた（図44.1）。Alzheimer病（AD）による軽度認知障害（MCI）が疑われた。研究調査の一環としてアミロイド画像検査が施行されたが，正常であった。その後，腰椎穿刺により髄液のADバイオマーカーを評価したところ，総タウ蛋白（t-tau）は境界域まで上昇していたが，アミロイドβ（Aβ）とリン酸化タウ蛋白（p-tau）は正常であった。

ADのバイオマーカーが陰性の場合，正常な加齢性変化と判断できるだろうか？

髄液のAβとp-tauが正常であることから，ADは

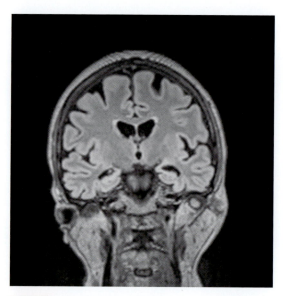

図44.1 本症例の脳MRI画像：FLAIR冠状断
両側海馬の萎縮に注目。

鑑別疾患から除外される[McKhann et al., 2011]。しかし，t-tauが境界域まで上昇していることからは何らかの神経変性過程が示唆される。Lewy小体型認知症では海馬の萎縮もみられるが，通常，この所見は長い経過のあとにみられる[Chow et al., 2012]。非Alzheimer病病態生理の疑い（suspected non-Alzheimer disease pathophysiology：SNAP）とは，脳内Aβは正常レベルだが，神経変性バイオマーカー（脳MRIなど）に異常を認める症例に使用される用語である[Jack et al., 2016]。これは，TDP-43プロテイノパチーやタウオパチーなど，ADとは異なる病理によると考えられている（表44.1）。これらの病理所見が正常な老化によるものなのか，それとも病的なものなのかはまだ議論の余地がある。しかし，萎縮の程度と症状の進行を考えると，本症例では何らかの病的な神経変性過程がある可能性が高い。

解説

ADのバイオマーカーは，神経変性マーカーと疾患

表 44.1 海馬萎縮を生じる神経変性疾患

疾患	病理	関連した所見	コメント
FTLD に関連する海馬硬化症	TDP-43 A 型	FTD の症状に加え，前向性健忘，運動ニューロン所見，家族歴	GRN と C9orf72 遺伝子検査を検討
大脳辺縁系優位型老年期 TDP-43 脳症	TDP-43	単独の健忘症状	高齢者によくみられる
嗜銀性顆粒病	4R タウオパチー	緩徐進行性性格や情動変化	PSP や CBD の状況において海馬萎縮に至ることがある
高齢者タウオパチー	3/4R タウオパチー	緩徐進行性側頭葉に限局した病変	以前は「神経原線維変化優位型老年期認知症」として知られていた
Pick 病	3R タウオパチー	FTD の症候	bvFTD として最も多い
慢性外傷性脳症	血管周囲タウオパチーと TDP-43 プロテイノパチー	頭部外傷の病歴	うつ病や自殺企図などと関連

bvFTD：行動障害型前頭側頭型認知症，CBD：大脳皮質基底核変性症，FTD：前頭側頭型認知症，FTLD：前頭側頭葉変性症，PSP：進行性核上性麻痺

特異的マーカー（すなわち，Aβと p-tau）の大きく2 つに分類される[Jack et al., 2016; Jack et al., 2018]。神経変性マーカーには，髄液の t-tau の上昇，FDG-PET での頭頂側頭部の代謝低下，MRI での内側側頭葉の萎縮がある。これらのバイオマーカーのなかで，画像所見は AD に関しては最も特異度が低い[Fotuhi et al., 2012]。その理由としては第一に，AD は後部皮質萎縮症のような他の神経変性疾患のパターンを呈することがある。第二に，頭頂側頭部の代謝低下や内側側頭葉の萎縮は，AD でなくとも認めることがあり，その他の神経変性過程や非神経変性過程と関連することがある。

海馬硬化は，海馬とその関連構造の神経細胞脱落やグリオーシスを指す。海馬は無酸素・低酸素障害の影響を非常に受けやすい。脳血管障害と酸素欠乏は，たとえそれが脳卒中や低酸素脳症に至らなかったとしても，海馬の萎縮をきたす独立した要因であることがわかっている[Fotuhi et al., 2012]。具体例として，閉塞性睡眠時無呼吸症候群，高血圧，糖尿病，自己免疫性疾患，心停止などがある[Fotuhi et al., 2012; Lu et al., 2017]。小児期や思春期に認める側頭葉てんかんは，海馬硬化症とも関連しており，通常は非対称性または片側である[Tai et al., 2018]。

神経変性疾患では，前頭側頭葉変性症に関連した海馬硬化症，大脳辺縁系優位型老年期 TDP-43 脳症（LATE）などの TDP-43 プロテイノパチーや，嗜銀性顆粒病や高齢者タウオパチー（以前は「神経原線維変化優位型老年期認知症」として知られていた）などのタウオパチーは，病初期から海馬萎縮を伴うことがある（**表 44.1**）。病初期に海馬が障害されると，主に記憶障害パターンを呈することから，AD の初期段階と臨床的に区別するのが難しい。ただし，海馬萎縮を呈する他の神経変性疾患と比較して，AD では記憶，言語，視空間認知を含む認知機能の低下が著しい[Smirnov et al., 2019]。残念ながら，これらを評価する臨床的基準やバイオマーカーは現時点では存在しない[Jicha and Nelson, 2019]。前頭側頭型認知症（例：行動障害型，進行性失語など）や運動ニューロン疾患を示唆する所見や家族歴があれば，病的な神経変性による海馬萎縮を考慮する必要がある。GRN 変異や C9orf72 異常伸長を含む遺伝子検査を検討すべきである。可能であればタウ画像検査も検討すべきであり，陽性であれば背景に高齢者タウオパチーがあることを示唆する。最後に，これら

の疾患は現在独立したものと考えられているが，ADを含めた他の神経変性過程と併存し，症状や経過を修飾している可能性がある［Josephs et al., 2008; Josephs et al., 2014］。さらに，これらは明らかな認知機能障害を認めない剖検例でも報告されており，その病的意義については議論がある［Jicha and Nelson, 2019］。

本症例では認知機能，行動異常，その他の神経疾患に関して家族歴はなく，患者はさらなる検査を希望しなかった。

非Alzheimer病病態生理の疑い（SNAP）

💡 **Tip**

海馬の萎縮を伴うがADのバイオマーカーが正常である患者で，進行性の記憶障害を中心とした認知機能障害がある場合には，背景にタウオパチーやTDP-43プロテイノパチーがあることを示唆している。

文献

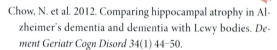

Chow, N. et al. 2012. Comparing hippocampal atrophy in Alzheimer's dementia and dementia with Lewy bodies. *Dement Geriatr Cogn Disord* 34(1) 44-50.

Fotuhi, M., Do, D. and Jack, C. 2012. Modifiable factors that alter the size of the hippocampus with ageing. *Nat Rev Neurol* 8 189-202.

Jack, C. R., Jr. et al. 2016. A/T/N: an unbiased descriptive classification scheme for Alzheimer disease biomarkers. *Neurology* 87(5) 539-547.

Jack, C. R., Jr. et al. 2016. Suspected non-Alzheimer disease pathophysiology: concept and controversy. *Nat Rev Neurol* 12(2) 117-124.

Jack, C. R., Jr. et al. 2018. NIA-AA research framework: toward a biological definition of Alzheimer's disease. *Alzheimers Dement* 14(4) 535-562.

Jicha, G. A. and Nelson, P. T. 2019. Hippocampal sclerosis, argyrophilic grain disease, and primary age-related tauopathy. *Continuum* 25(1) 208-233.

Josephs, K. A. et al. 2008. Abnormal TDP-43 immunoreactivity in AD modifies clinicopathologic and radiologic phenotype. *Neurology* 70(19 Pt 2) 1850-1857.

Josephs, K. A. et al. 2014. TDP-43 is a key player in the clinical features associated with Alzheimer's disease. *Acta Neuropathol* 127(6) 811-824.

Lu, J. Q., Steve, T. A., Wheatley, M. and Gross, D. W. 2017. Immune cell infiltrates in hippocampal sclerosis: correlation with neuronal loss. *J Neuropathol Exp Neurol* 76(3) 206-215.

McKhann, G. M. et al. 2011. The diagnosis of dementia due to Alzheimer's disease: recommendations from the National Institute on Aging-Alzheimer's Association workgroups on diagnostic guidelines for Alzheimer's disease. *Alzheimers Dement* 7(3) 263-269.

Smirnov, D. S. et al. 2019. Trajectories of cognitive decline differ in hippocampal sclerosis and Alzheimer's disease. *Neurobiol Aging* 75 169-177.

Tai, X. Y. et al. 2018. Review: neurodegenerative processes in temporal lobe epilepsy with hippocampal sclerosis: clinical, pathological and neuroimaging evidence. *Neuropathol Appl Neurobiol* 44(1) 70-90.

Case 45 全体像を見る

症例

70歳の右利きの女性。2年前から緩徐に認知機能が低下し，最近になって急激に悪化したため受診した。特に，最近の出来事を思い出したり，言葉を思い浮かべたりすることがより難しくなってきた。この1か月の間に思考が遅くなり，すぐに混乱するようになったと家族は感じている。受診の1週間前，床に倒れて反応がないところを発見され救急搬送された。救急外来では，痙攣発作が目撃された。代謝異常や感染症は除外され，腰椎穿刺では蛋白の上昇（80 mg/dL）を認めたが，それ以外の異常はなかった。単純脳MRIでは，非対称性に皮質下と脳室周囲のT2高信号を認めた（図45.1）。レベチラセタム500 mg 1日2回の内服が開始された。それ以後，痙攣発作の再発はないものの認知症状が増悪した。診察では，精神緩慢と覚醒度の変動を認めた。Montreal Cognitive Assessment（MoCA）のスコアは15/30点であり，Trail Making，時計描画，数字の逆唱，シリアルセブン[*1]，音韻流暢性[*2]，遅延再生（自由想起は単語2つを想起でき，1つは多肢選択で再認），日付と曜日の見当識で減点された。

次の最適なステップは？

亜急性に進行する認知機能障害，痙攣発作があったこと，髄液の蛋白上昇，脳MRIでの非対称性の皮質下白質の信号変化をふまえると，炎症性の病態を考慮すべきである。造影脳MRIと傍腫瘍性神経症候群関連抗体パネルの提出（Case 17参照）が診断に有用であると思われる。

翌日再度，磁化率強調画像〔SWI（gradient echo法に類似したシーケンスで，前回のMRIでは撮像されなかった）〕を含む脳MRIが撮像され，ヘモジデリン沈着を示唆する複数病変を認めた（図45.2）。

この画像の異常所見はどのように役立つか？

複数のヘモジデリン沈着の存在は微小出血を示唆し，脳アミロイド血管症（cerebral amyloid angiopathy：CAA）の可能性が高い。臨床症状と髄液所見を考慮すると，CAA関連炎症が最も考えられる。免疫抑制治療が奏効することがある。

メチルプレドニゾロン1,000 mg/日が5日間投与されたあと，プレドニゾロン60 mgを2週間かけて漸減した。患者の覚醒度と認知機能は，元通りまでには戻らなかったものの改善した。3か月後，MoCAスコアは24/30点に改善し，シリアルセブン，音韻流暢性，遅延再生（自由想起は2つを想起でき，3つはカテゴリーの提示で想起）で減点され

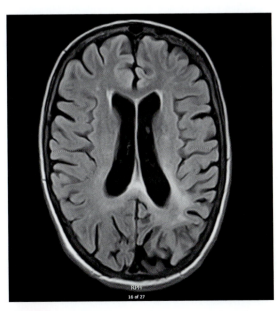

図45.1 本症例の脳MRI画像：FLAIR水平断
非対称性で融合性の白質高信号病変に注目。

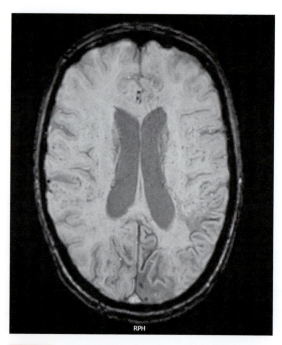

図45.2 本症例の脳 MRI 画像：SWI 水平断
出血を示唆する複数の病変を認める。

た。

解説

CAAは，脳や軟膜の小・中血管内にアミロイドが沈着するのを特徴とする血管障害である(**表45.1**)。CAAは高齢者を中心に散発的にみられ，85歳以上の患者の約12％に認める[Greenberg and Vonsattel, 1997]。*APOE2*や*E4*対立遺伝子の保因者は，*APOE3*対立遺伝子(最も一般的)のみをもつ者よりもCAA関連出血のリスクが高い[Charidimou et al., 2017]。さらに，常染色体顕性の*APP*(アミロイド前駆体蛋白)遺伝子変異はCAAの早期発症に関係し，50代前半に症状が出現する[Wermer and Greenberg, 2018]。

CAAの最も一般的な臨床症状は特発性脳内出血で，多くの場合，脳の後部領域に対称性または非対称性に生じる。CAAでは出血のリスクが高く，最初の出血部位に近いところで再出血することが多い[Rosand et al., 2005]。微小なくも膜下皮質の出血を認めることがあり，その後，脳表シデローシスと呼ばれるヘモジデリン沈着を起こす[Wermer and Greenberg, 2018]。出血部位と大きさによって神経脱落症状はさまざまである。また，短い定型的な陽性症状(しびれや痙攣など)あるいは陰性症状(脱力や失語など)がみられ，これが全身に広がることがある[Charidimou et al., 2012]。これらは皮質のくも膜下出血と脳表ヘモジデリン沈着による血管攣縮が原因であると考えられているが，ときにてんかんや脳虚血発作と間違われることがある。

CAAは繰り返す脳出血のほかに，急性または亜急性の認知機能低下を呈する急性炎症性変化(「CAA関連炎症」として知られる)として発症することがある[Kinnecom et al., 2007]。頭痛，神経局在徴候，てんかん発作を起こすこともある[Eng et al., 2004]。脳MRIでは，脳葉の微小出血に加え，FLAIRまたはT2強調画像でまばら，または融合性の高信号病変を認める[Auriel et al., 2016]。軟膜や脳実質に造影効果がみられることがあるが，この所見はCAAの診断基準に含まれていない[Auriel et al., 2016]。進行抑制と一部脱落所見の回復を目的に，CAA関連炎症の症例では迅速な免疫抑制療法が推奨される。治療への反応はさまざまだが，元通りにまで回復する割合は少ない[Eng et al., 2004]。

認知機能障害は，CAAでよくみられる特徴である。処理速度と遂行機能の障害が主体で，エピソード記憶は比較的保たれる[Charidimou et al., 2017]。(CAAに)Alzheimer病(AD)病理を合併することはよくあるが，必ず起こるわけではない[Arvanitakis et al., 2011]。ADとCAA両者とも，アミロイドPETで脳アミロイドの上昇を認め，髄液中のアミロイドβ(Aβ)42は減少する。しかし，CAAではADと比較して髄液中のAβ40，総タウ蛋白(t-tau)，リン酸化タウ蛋白(p-tau)がいずれも低く，t-tau，特にp-tauが高値の場合はADの可能性が高い。これら髄液所見は，CAAの病理学的特徴であるAβ42よりもAβ40が優位に血管に沈着していること，特に出血を伴う症候性CAAの患者においてタウを含む病変が多様に存在することと一致する。脳葉における微小出血数の多さ，白質高信号の

表 45.1 脳アミロイド血管症（CAA）と CAA 関連炎症の診断基準

probable CAA	臨床所見と MRI もしくは CT で以下を認める 脳葉，皮質，皮質下に限定する複数の出血病変（小脳出血も含む），**もしくは**単一の脳葉，皮質，皮質下の出血病変と限局性か播種性の脳表シデローシス*A 55 歳以上 その他の出血や脳表シデローシスの原因を認めない
possible CAA	臨床所見と MRI もしくは CT で以下を認める 単一の脳葉，皮質，皮質下の出血病変，**もしくは**局所性か播種性の脳表シデローシス*A 55 歳以上 その他の出血や脳表シデローシスの原因を認めない
probable CAA 関連炎症	40 歳以上 以下の臨床的特徴を 1 つ以上含む：頭痛，意識レベルの低下，行動変化，もしくは神経局在徴候と痙攣発作。これらの症状は，急性 ICH に直接起因していないこと MRI において単独もしくは多巣性の WMH 病変を認め（皮質・皮質下もしくは深部白質），非対称性で皮質直下白質に進展している。非対称性は過去の ICH に起因しないこと 以下の皮質・皮質下出血性病変を 1 つ以上認める：粗大な出血（macrobleed）や微小出血（microbleed），もしくは脳表シデローシス 腫瘍，感染症，その他の原因を認めない
possible CAA 関連炎症	40 歳以上 以下の臨床的特徴を 1 つ以上含む：頭痛，意識レベルの低下，行動変化，もしくは神経局在徴候と痙攣発作。これらの症状は，急性 ICH に直接起因していないこと MRI において皮質直下白質に進展する WMH 病変を認める 以下の皮質・皮質下出血性病変の存在を 1 つ以上認める：粗大な出血や微小出血，もしくは脳表シデローシス 腫瘍，感染症，その他の原因を認めない

注：definite CAA には完全な剖検所見，probable CAA with supporting pathology には脳病理所見が必要である。
*A　脳表シデローシスは，3 つ以下の脳溝に限定される場合に局所性と定義される。4 つ以上の脳溝に認める場合は播種性と考える。
訳注：probable は「ほぼ確実な」，possible は「疑い」。
ICH：脳内出血，WMH：白質高信号
出典：Linn et al.（2010）and Auriel et al.（2016）より。

容積，皮質の脳表シデローシス（CAA の MRI マーカー）は，Aβ40 濃度の低下と相関している。t-tau が示す全体的な神経変性と p-tau が示す皮質での tangle 形成の程度は，CAA より AD のほうが高い。

　CAA の確定診断は，脳の剖検によってのみ可能である。MRI の gradient echo weighted（GRE）や SWI で微小出血を認める場合は，CAA を強く示唆する［Greenberg, 1998］。

　CAA の治療は，再出血を防ぐことが重要である。高血圧患者においては，より厳格な血圧管理が必要である。抗凝固薬や抗血小板薬は，出血リスクを高めるため推奨されない。しかし，心房細動のような状況で抗凝固薬や抗血小板薬が必要な場合もあり，まだ議論の余地が残る領域である［Charidimou et al., 2018］。

診断

脳アミロイド血管症（CAA）関連炎症

Tip

皮質下白質変化に伴う突然もしくは段階的な認知機能低下を呈する患者では，治療可能性のある CAA 関連炎症を考慮する。微小出血は，GRE および SWI シーケンスで評価するとよい。

文献

Arvanitakis, Z. et al. 2011. Cerebral amyloid angiopathy pathology and cognitive domains in older persons. *Ann Neurol* 69(2) 320-327.

Auriel, E. et al. 2016. Validation of clinicoradiological criteria for the diagnosis of cerebral amyloid angiopathy-related inflammation. *JAMA Neurol* 73(2) 197-202.

Charidimou, A. et al. 2012. Spectrum of transient focal neurological episodes in cerebral amyloid angiopathy: multicentre magnetic resonance imaging cohort study and meta-analysis. *Stroke* 43(9) 2324-2330.

Charidimou, A. et al. 2017. Emerging concepts in sporadic cerebral amyloid angiopathy. *Brain* 140(7) 1829-1850.

Charidimou, A. et al. 2018. Cerebral amyloid angiopathy, cerebral microbleeds and implications for anticoagulation decisions: the need for a balanced approach. *Int J Stroke* 13(2) 117-120.

Eng, J. A. et al. 2004. Clinical manifestations of cerebral amyloid angiopathy-related inflammation. *Ann Neurol* 55 (2) 250-256.

Greenberg, S. M. 1998. Cerebral amyloid angiopathy: prospects for clinical diagnosis and treatment. *Neurology* 51(3) 690-694.

Greenberg, S. M. and Vonsattel, J. P. 1997. Diagnosis of cerebral amyloid angiopathy: sensitivity and specificity of cortical biopsy. *Stroke* 28(7) 1418-1422.

Kinnecom, C. et al. 2007. Course of cerebral amyloid angiopathy-related inflammation. *Neurology* 68(17) 1411-1416.

Linn, J. et al. 2010. Prevalence of superficial siderosis in patients with cerebral amyloid angiopathy. *Neurology* 74(17) 1346-1350.

Rosand, J. et al. 2005. Spatial clustering of hemorrhages in probable cerebral amyloid angiopathy. *Ann Neurol* 58(3) 459-462.

Wermer, M. J. H. and Greenberg, S. M. 2018. The growing clinical spectrum of cerebral amyloid angiopathy. *Curr Opin Neurol* 31(1) 28-35.

＊1　訳注：100 から 7 を引き算していく課題。MoCA では 100-93-86-79-72-65 まで施行し，1 問正答で 1 点，2 〜 3 問正答で 2 点，4 〜 5 問正答で 3 点となる。

＊2　訳注：頭文字より語想起を促す課題で，例えば「か」で始まる名詞を 1 分間でいくつ言えるか，というもの。音韻性語流暢性課題ともいう。

Part **10**

マネジメントの
失敗

Case 46　やめられない

Case 47　今でも効いている？

Case 48　介護する人への配慮

Case 49　安全第一？

Case 50　過大な期待

Case 51　何もできることがない

Case 46 やめられない

症例

59歳の右利きの男性が異常な行動変化を認めた。4年前にParkinson病（PD）と診断されていたが，それ以来，プラミペキソール1 mgを1日3回に漸増し運動機能は改善した。本人は何も問題はないと感じていたが，妻によると，この1年間で引きこもりがちになり，長年の習慣だった毎週土曜日のテニスや，ずっと好きだったオートバイに乗ることもしなくなった。以前はとても社交的だったが，社会的な活動には参加せず，家にいることを好むようになった。インターネットゲームに熱中するようになり，そのほとんどは金銭が絡むものだったが，そんなことはこれまでしたことがなかった。深夜までゲームをしているので，睡眠時間が短くなっていることに妻は気づいていたが，こういったゲームにどれだけのお金が費やされたかはわからないという。仕事は続けていたが，上司は彼の仕事の成果が落ちていることに気づいており，それは長時間のネットゲームをしていることが原因と考えていた。本人の運動機能はおおむね問題ないものの，妻はこの変化はうつ病ではないかと考えていた。気分の落ち込みはないが，セルトラリンが開始され1日1回100 mgまで漸増されたが，症状の改善は得られなかった。診察では，軽度の静止時振戦，筋強剛と寡動を左優位に認めた。歩容は左の腕の振りが少ない以外は正常だった。Montreal Cognitive Assessment（MoCA）のスコアは27/30点であり，Trail Making，立方体模写，音韻流暢性で減点された。

原因はアパシー，あるいはうつ？

この患者のネット賭博は，ほかの趣味ができなくなったために空いた時間を埋める手段であったと解釈された。しかし，睡眠時間を削ってゲームだけに固執していることをふまえると，衝動制御障害のほうが症状の説明として合致する。ドパミン作動薬であるプラミペキソールの影響が疑われ，漸減すべきと考えられる。

ドパミン作動薬に関連した衝動制御障害（impulse control disorder：ICD）が疑われることについて，本人と妻に説明がなされた。ICDのその他の特徴を列挙したところ，妻はバイクのヘルメットや家のスピーカーなど本当に必要でないものを購入してしまうという，ICDらしい例を挙げた。

プラミペキソールは漸減中止された。漸減中に振戦が悪化したが，レボドパ/カルビドパ合剤を追加することで改善した。プラミペキソールを中止して

から10日経過したところで，賭博や過度なオンラインショッピングをしなくなった。

解説

PDにおける行動変化は疾患に関連した症状，あるいは治療の合併症の可能性がある。衝動的・強迫的行動（impulsive-compulsive behavior：ICB）は，結果を予想したり考慮したりせずに破滅的で反復的な行動をとることを特徴とする［Evans et al., 2019; Weintraub and Claassen, 2017］。ICBには，ICDとドパミン調整障害症候群（dopamine dysregulation syndrome：DDS）があり，いずれもドパミン作動薬による治療に関連する（**表46.1**）［Bereau et al., 2018］。これらの行動変化は羞恥心や，そもそも気づかれていないなどの理由で，患者や家族から申告されることが少ない。また，臨床医も見過ごすことが多い。重大な結果に至りかねない点や治療が可能である点を考慮すると，ドパミン作動薬を使用して

表46.1 ドパミン作動薬に関連する衝動的・強迫的行動の特徴

	特徴	カテゴリーと例
衝動制御障害(ICD)	快楽をもたらす活動に過剰に没頭する 制御するのが困難な活動について過剰に考えたり，駆り立てられる 活動への没頭により問題が起きる(例：仕事のパフォーマンスや家計に影響する)	**賭博**：カジノ，ネット賭博，宝くじ，スクラッチゲーム，スポーツ，スロットやポーカーマシーン，仲間内での賭博 **性的行動**：他人に性的要求をする，乱交，買春，性的指向の変化，自慰行為，インターネットや電話での性的活動，ポルノ **購買**：過剰な買い物 **食事**：過去と比較してより多くの，異なる種類の食事を，いつもより速く，不快なほど満腹となるまで，空腹でないのに，摂取する
その他の衝動的・強迫的行動(ICB)	一見無目的な活動に過剰に没頭する 大きな問題に至らないこともある	趣味への過剰な没頭(hobbyism) 反復常同行動(punding) ためこみ症(hoarding)
ドパミン調整障害症候群(DDS)	ドパミン系治療薬の過剰摂取により，運動機能や行動に副作用が生じる 自己判断での増量 増量を正当化するために薬の効果が低下していると訴える	重度のジスキネジアやジストニア 神経精神科的な変動(オン時の軽度躁状態，オフと患者が感じる期間の抑うつ。客観的には，患者はほぼ持続的にオン状態である)

いるすべての PD 患者において，ICB の存在を定期的にモニタリングすることが必須である。

ICD は，快楽的で本人や他人に最終的に悪い結果をもたらすような活動に興じる衝動(「欲求」「駆り立てるもの」「誘惑」とも表現される)に抗えないことを特徴とする[Weintraub et al., 2015]。これらの活動は，生活機能の中心に支障をきたすほど反復的かつ過剰に行われる[Weintraub et al., 2015]。PD では主に 4 つの ICD が報告されている。すなわち，病的賭博，性欲亢進，買いあさり，過食症である。一般集団での傾向と同様に，衝動的な性的行動は男性に多く，買い物中毒や過食は女性に多い。ICD は，ドパミン作動薬を服用している患者で多くみられる。ICD の発症リスクがドパミン作動薬の服用量と関連しているかどうかは，相反する報告があるためまだ議論の余地がある[Bastiaens et al., 2013; Weintraub et al., 2010]。また，ラサギリン，レボドパ，アマンタジンで ICD を発症することもある[Weintraub et al., 2010]。ICD を発症するリスク因子としては，若年，男性，若年発症の PD に加えて，賭博やアルコール依存症，衝動的な傾向，喫煙などの既往があることが挙げられる[Weintraub and Claassen,

2017]。

DDS は短時間作用型のドパミン作動薬，レボドパ，アポモルヒネに対する"中毒"ととらえることができる[Giovannoni et al., 2000]。薬効が乏しいことを理由に，不適切に高用量のドパミン作動薬を強迫的に自己調整することが特徴である。レボドパの増量は，重度の peak-dose ジスキネジアや神経精神症状の変動を生じる。典型的にはオン時の軽躁病と，オフ時の薬物離脱症候群に類似した不快感，抑うつ，易怒性，不安感を認める[Bereau et al., 2018]。

PD では，ICD と DDS のほかにも関連した現象を認める。反復常同行動(punding)は，特定のものや活動に絞った反復的で無目的な活動(物を収集する，並べる，分解する，頻繁に飾り棚の物を整理するなど)を認める。これは行動自体がもたらす快楽により駆り立てられるもので，強迫性障害のように行動の結果得られる安堵感はない[Spencer et al., 2011]。趣味への過剰な没頭(hobbyism)は反復常同行動に類似しているが，読書や複雑なプロジェクトに取り組むなど，より複雑な活動である。ためこみ症(hoarding)を発症し，危険で不衛生な生活環境に至ることもある[Weintraub et al., 2015]。

ICBおよびその関連疾患への対応としては，ドパミン作動薬による治療を検討する時点で，その潜在的リスクをきちんと患者本人と家族に教えることが重要である．ICBをどう見つけるかということと，治療可能であることを強調する．治療開始後は，これらの症状が出現しないか定期的・恒久的に観察する必要がある［Antonini et al., 2016］．ICBのスクリーニングツールには，Parkinson病における衝動性障害スクリーニング質問票（Questionnaire for Impulsive-Compulsive Disorders in Parkinson Disease：QUIP）や，その評価尺度版（QUIP-RS）がある［Weintraub et al., 2009; Weintraub et al., 2012］．生活に支障をきたすICBを認めた場合は，ドパミン治療を変更する必要がある．まず，ICDではドパミン作動薬，DDSでは短時間作用型レボドパ製剤を行動障害が消失する量まで漸減する．ドパミン作動薬離脱症候群（dopamine agonist withdrawal syndrome：DAWS）を避けるため，ドパミン作動薬の減薬は緩徐に行うことが推奨される．離脱に伴い不安，パニック発作，抑うつ，疲労，疼痛，薬物への渇望などの症状を認めることがある［Rabinak and Nirenberg, 2010］．これらの症状や運動症状の悪化に対応するために，レボドパ製剤の増量が必要になる場合がある．ICDの場合，その他の手段として，アマンタジン（ICDをきたすことが指摘されているが，ドパミン作動薬よりは少ない），ナルトレキソン，認知行動療法がある［Weintraub and Claassen, 2017］．脳深部刺激療法によりドパミン作動薬を有意に減量できるなら，ICDの症状改善につながる［Weintraub and Claassen, 2017］．

> [!診断]
> ### プラミペキソールによる衝動制御障害（ICD）

 Tip

ドパミン系治療薬，特にドパミン作動薬を服用しているPD患者に，ICDのリスクを教育することは重要である．定期的，継続的なスクリーニングが必要である．

文献

Antonini, A. et al. 2016. Impulse control disorder related behaviours during long-term rotigotine treatment: a post hoc analysis. *Eur J Neurol* 23(10) 1556-1565.

Bastiaens, J.,Dorfman, B. J., Christos, P. J. andNirenberg,M. J. 2013. Prospective cohort study of impulse control disorders in Parkinson's disease. *Mov Disord* 28(3) 327-333.

Bereau, M. et al. 2018. Hyperdopaminergic behavioral spectrum in Parkinson's disease: a review. *Rev Neurol* 174 (9) 653-663.

Evans, A. H. et al. 2019. Scales to assess impulsive and compulsive behaviors in Parkinson's disease: critique and recommendations. *Mov Disord* 34(6) 791-798.

Giovannoni, G. et al. 2000. Hedonistic homeostatic dysregulation in patients with Parkinson's disease on dopamine replacement therapies. *J Neurol Neurosurg Psychiatry* 68(4) 423-428.

Rabinak, C. A. and Nirenberg, M. J. 2010. Dopamine agonist withdrawal syndrome in Parkinson disease. *Arch Neurol* 67(1) 58-63.

Spencer, A. H., Rickards, H., Fasano, A. and Cavanna, A. E. 2011. The prevalence and clinical characteristics of punding in Parkinson's disease. *Mov Disord* 26(4) 578-586.

Weintraub, D. and Claassen, D. O. 2017. Impulse control and related disorders in Parkinson's disease. *Int Rev Neurobiol* 133 679-717.

Weintraub, D. et al. 2015. Clinical spectrum of impulse control disorders in Parkinson's disease. *Mov Disord* 30(2) 121-127.

Weintraub, D. et al. 2009. Validation of the questionnaire for impulsive-compulsive disorders in Parkinson's disease. *Mov Disord* 24(10) 1461-1467.

Weintraub, D. et al. 2010. Impulse control disorders in Parkinson disease: a cross-sectional study of 3090 patients. *Arch Neurol* 67(5) 589-595.

Weintraub, D. et al. 2012. Questionnaire for Impulsive-Compulsive Disorders in Parkinson's Disease Rating Scale. *Mov Disord* 27(2) 242-247.

Weintraub, D. et al. 2010. Amantadine use associated with impulse control disorders in Parkinson disease in cross-sectional study. *Ann Neurol* 68(6) 963-968.

Case 47 今でも効いている?

症例 76歳の男性。進行する記憶障害の評価のため,娘に連れられて再度外来を受診した。5年前の受診時に,神経心理学検査で記銘障害を指摘され,脳MRIで海馬の非対称性萎縮を認めた。Alzheimer病の可能性が高いという診断のもと,リバスチグミンが開始され,1回6 mgを1日2回まで漸増された。開始後6か月間は思考力と物忘れの改善がみられたが,その後は症状が悪化した。着替えや入浴が困難になり,物盗られ妄想がみられるようになった。リバスチグミンを開始して5年経ったところで,娘は治療薬を続けるべきかどうか悩んでいた。

コリンエステラーゼ阻害薬の投与は,症状がある程度進行したら中止を検討すべきか?

コリンエステラーゼ阻害薬(cholinesterase inhibitor：ChEI)やメマンチンは,疾患修飾治療薬ではなく,対症療法と考えられている。つまり,症状が改善しているように見えても神経変性は進行し,最終的には症状は悪化する。だからといって薬物の効果がなくなるわけではない。この患者は軽度の妄想を呈しており,リバスチグミンを中止すると妄想が悪化する可能性があり,注意が必要である。

特に副作用はなく,妄想も軽度で,患者はリバスチグミンの継続を希望したため,薬物変更は行わなかった。

解説

この質問は外来でしばしば尋ねられるが,適切な対処法についてコンセンサスは得られていない。ChEIは,副作用(吐き気,下痢,食思不振,振戦,鮮明な悪夢,尿失禁など)があれば中止しやすい。しかし,薬物の効果がはっきりしない場合にどうすべきか,研究結果が一貫せず,長期追跡データもないため議論が分かれる[Howard et al., 2012; Scarpini et al.,2011]。現実的な対処法として,費用や副作用の問題がないかぎり,効果がはっきりしなくてもChEIは中止しないことを筆者は提案する。ただし,

個別のアプローチが必要である。最初に,患者と家族にこれらの薬物は対症療法であり,疾患修飾療法ではないことを説明する。つまり,記憶障害が進行し続けていても,対症療法という点では効果が得られる可能性がある。また現時点で効果がはっきりしなくても,あとから出現するかもしれない意思疎通の問題に対して,ChEIは喚語・会話・話す意欲を助ける可能性がある[Ferris and Farlow, 2013]。ChEIは,ホスピスが検討されるような,より病気が進行した段階では中止されることもある。どの段階においても,特に妄想や幻覚を示す患者の場合,中止後に症状悪化や攻撃性などの新たな症状が出現するリスクを患者や家族に説明する必要がある[Daiello et al., 2009]。離脱のリスクがあることから,急激に処方を中止することは推奨されない[Lanctôt et al., 2015]。ChEIを漸減したあとに症状が悪化した場合,治療を再開することができるが,再開前と同様の効果が得られるかどうかは不明である。治療の一時中断が機能的転帰にどう影響するかは,依然として議論の余地がある[Doody et al., 2001; Pariente et al., 2012]。治療を中止すると決めたら,薬がすでに最低量になっている場合を除き,認知機能や行動パターンを注意深く観察しながら,1か月かけて漸減すべきである。

Alzheimer 型認知症

Tip

コリンエステラーゼ阻害薬の効果が持続しないことを理由に中止することは，費用的に困難な場合や介護度が進行した場合を除き，通常推奨されない。

文献

Daiello, L. A. et al. 2009. Effect of discontinuing cholinesterase inhibitor therapy on behavioral and mood symptoms in nursing home patients with dementia. *Am J Geriatr Pharmacother* 7(2) 74-83.

Doody, R. S. et al. 2001. Open-label, multicenter, phase 3 extension study of the safety and efficacy of donepezil in patients with Alzheimer disease. *Arch Neurol* 58(3) 427-433.

Ferris, S. H. and Farlow, M. 2013. Language impairment in Alzheimer's disease and benefits of acetylcholinesterase inhibitors. *Clin Interv Aging* 8 1007-1014.

Howard, R. et al. 2012. Donepezil and memantine for moderate-to-severe Alzheimer's disease. *N Engl J Med* 366(10) 893-903.

Lanctôt, K. et al. 2015. Predictors of worsening following cholinesterase inhibitor discontinuation trial in institutionalized persons with moderate to severe Alzheimer's disease: results of a double-blind, placebo controlled trial. *Alzheimer's Dementia* 11(7) P520.

Pariente, A. et al. 2012. Effect of treatment gaps in elderly patients with dementia treated with cholinesterase inhibitors. *Neurology* 78(13) 957-963.

Scarpini, E. et al. 2011. Cessation versus continuation of galantamine treatment after 12 months of therapy in patients with Alzheimer's disease: a randomized, double blind, placebo controlled withdrawal trial. *J Alzheimers Dis* 26(2) 211-220.

Case 48 介護する人への配慮

症例

76歳の右利きの男性。5年前から健忘症状があり，Alzheimer病が疑われていて再評価のために受診した。当初はドネペジルで改善がみられたが，その後3年間で認知機能が徐々に低下した。この6か月は，主な介護者である妻によると以前よりもさらに忘れっぽく，同じことを繰り返すようになったという。財布や本などをどこかに置き忘れたときに，たとえそれが見つかっても，盗まれたのだと思い込むようになった。単に置き忘れただけだと言って妻が何度も安心させようとしても，かえって本人は興奮し混乱した。妻を脅したり身体的危害を加えたりすることはなかった。受診時には，患者はその出来事についてまったく覚えていなかった。場所と人の見当識は保たれていた。発話は流暢であるが冗長であった。診察所見でそのほかに特に問題はなかった。

不穏に対処するために，薬物療法を考慮する必要があるだろうか？

不穏は認知症患者にみられることがあり，しばしば適切なコミュニケーションがとられていない，あるいは患者にとって環境が適切でないために起こる。患者の態度が攻撃的で，患者自身や他者への身体的危害のリスクや実害を伴う場合とは異なり，不穏時には医学的介入が全例で必要となるわけではない。薬物療法を検討する前に，環境誘因や修正可能な要因を特定し，介入する必要がある。本症例の物盗られ妄想は，認知機能障害，特に記憶障害の進行に起因すると思われる。ある物がいつも置いてある場所に見当たらない場合，盗まれたに違いないと思い込む，この「見つからないから盗られた」という考え自体は非論理的なものではないが，物忘れのために不完全な情報で判断してしまっている。さらに，記憶障害の自覚が患者にはないため，妻が思考を修正し追加情報を与えても，効果が限定される。なくし物が見つかったことを患者に伝えるのは重要ではあるが，妻が善意をもって説明したとしても，かえって不穏の引き金になる可能性がある。

どのような戦略をとるか？

ほとんどの介護者はやむなく介護を担うことになるため，プロの介護者に要求される認知症の理解や患者の行動に対する対応方法について，正式に教わる機会がない。まずは，介護者が認知症患者の行動についてどう理解していて，どれほどつらいのかを聞き取ることが重要である。これには，Neuropsychiatric Inventory（NPI）のような正式な評価尺度を用いるのがよい。NPIは，認知症患者の行動が患者ならびに介護者にどのような影響を与えているかを点数で評価する。Alzheimer病中期によくみられる単純な窃盗や不貞の妄想については，記憶障害から妄想につながることを介護者に説明することで，患者から罪もないのに責められる苦痛を軽減し，より適切な対応へと導く道筋を作る（表48.1）。次に，効果的なコミュニケーションの仕方，応答の仕方を介護者に教える。ある状況に対して介護者がどのように反応するかによって，患者の反応も変わることが多い。以下の"3R"を覚えるとよい（表48.1）。

1. 正しい（**R**ight）：患者は常に正しい。Alzheimer型認知症患者の認識は，（たとえ不完全であったとしても）その人にとっては現実であり，介護者はこれを受け入れる必要がある。記憶障害のため

表 48.1 認知症における行動・心理症状に対する介入方法の例

介護者の評価	**NPI などの行動についての正式な質問票を用いて，行動・心理症状の特定と，介護者に及ぼしている影響の度合いを評価する** 認知症とそれによってできなくなることの性質について，介護者を教育する 介護者の安全，**精神面および認知面の健康度**について質問し，必要があれば対処する 介護の支援団体についての情報を提供する
不穏状態への対応ステップ	安全を確保する 患者の側に立って物事を考え直し，患者が**正しい**（Right）と感じるよう対処する。介護者には，面と向かって患者を説得するようなことは避けるよう伝える 患者の心配事を受け止めたこと，解決方法を探すことを伝えて**安心させる**（Reassure） 患者の注意をほかの行動に向けさせることで，**気をそらす**（Redirect）
一般的方法	**食事，睡眠，活動の日課（ルーチン）を作り，日内リズムの変動を減らす** 慣れ親しんだ環境を優先させる（慣れている部屋で活動を行うなど） 補聴器や眼鏡を使う 過剰な感覚刺激を避ける
誘因の治療	疼痛を評価する 脱水を避ける 背景疾患（感染症，心不全など）を治療する 環境誘因を特定する

に，患者は順応・修正が難しい。

2. 安心させる（**Reassure**）：言葉で応答するときには，安心させることが大切である。状況の真偽を判断するのではなく，患者の心配事に寄り添う。なくし物の場合であれば，一緒に探し，次に同じ問題が起こらないよう安心してもらうことが大切である。説明は短くシンプルなのがよい。

3. 気をそらす（**Redirect**）：1つの行動や思考に固執するのを防ぐために，注意を別の作業や話題に向けさせる。認知症患者は，介護者の指示がないと思考のパターンをリセットできない。介護者には，患者の好きな食べ物，話題，活動などを挙げてもらい，困難な状況で患者の注意をそらす方法として用いるよう助言する。

最後に，介護者の体調についても診察時に確認する必要がある。介護者教育プログラム（地域の Alzheimer 病協会によって提供されることが多い），サポートグループ，オンラインのリソース，書籍などの介護者支援策を紹介する。

本症例では，上記のエピソードについて尋ねると，妻は夫の介護で精神的にも参っていると述べた。夫から自分が盗んだと言って責められることに傷つき，夫の間違いを正そうとしてもまったくうまくいかないのでイライラしていた。妻は，自分が夫に責められたときの対応に我慢が足りないのではないかと考えていた。

解説

神経精神症状（neuropsychiatric symptom：NPS）は，背景病理によらず認知症症候群でほぼ普遍的に観察される。その症状は，純粋な認知機能の障害よりも問題が多く，患者だけでなく介護者の健康や安全にも影響を及ぼしやすい[Van Den Wijngaart et al., 2007]。NPS を治療しないと，より速く病期が進行し，より早期に介護施設に入所することになる[Yaffe et al., 2002]。確立された治療法はほとんどないが，NPS が出現すると抗精神病薬に頼るのが一般的である。しかしその効果は控えめなものであり，むしろ深刻な副作用や，死亡と合併症のリスク上昇につながる[Sink et al., 2005]。

NPS は，さまざまな原因が重なって出現する。原因は神経変性過程だけでなく，介入可能な要因も含まれる[Tible et al., 2017]。薬物治療のみに焦点を当てると，重要な治療の機会を失いかねない[Kales et al., 2014]。また，非定型抗精神病薬は，Alzheimer病の不穏症状を治療できたとしても副作用のリスクも高い[Schneider et al., 2006]。犯罪を捜査する探偵のように，NPSを引き起こす誘因を調べ，行動を分析することが大切である[Brasure et al., 2016]。個々の出来事がどういう時系列で起きたのか，患者やほかの人たちがどのように関わったか，その出来事が起こった環境がどうだったのか，といったことすべてについてよく調べるべきである[Kales et al., 2014]。

NPSやその他の行動変容が急に出現した場合，原疾患の進行とは関連のない他の病態を考慮する。急性認知症の精査のときと同様に，感染症や医原性の要因を除外し，治療されていない痛みや睡眠障害がないかを評価し治療する必要がある。認知機能が低下すると，言語によるコミュニケーションがうまくできなくなり，患者は言葉の代わりに行動で感情を表現するようになる。さらに，生活機能が低下するために，目的を失い，退屈につながることもある。

ほとんどの場合，特に病初期には，介護者となるのは家族で，認知症患者の介護という複雑で負担のかかる課題について正式な教育を事前に受けているわけではない。多くの場合，介護者は子育てのときのような対応を取りがちだが，これは逆に幼児化をまねき，代償となるやり方を教えるにはよい方法とはいえない。また，患者の行動や能力が日によって変動する場合があること，行動のばらつきは患者の意図的なものではないことを介護者に知ってもらう必要がある。介護者のなかには，介護という負担のほかに，配偶者としての負担を背負っている人もいる。パートナーを失い，生活が変わり，将来の夢の挫折といった精神的ダメージを受けつつ，これまで経験したことのない新しい責任を背負わされている。多くの場合，介護者は自分自身がすべての介護をすべきと考えがちで，ほかの人に任せたり助けを求めたりしない。介護者の健康や幸福が犠牲になることも少なくない。介護者自身に認知機能障害があるために，適切な介護ができない場合もある。これらすべてが，患者との関わりやNPSへの対応に影響を及ぼす可能性がある。したがって，介護者の認知機能および感情面を評価することは，患者のケアに直接影響しうるので重要である。認知症患者のNPSについて介護者の理解を促し介入方法を教えることで，介護施設への入所を避けるなど患者へのメリットがあるばかりか，介護者の健全さにもつながる[Gitlin et al., 2008; Gitlin et al., 2010; Livingston et al., 2014]。

最後に，患者の生活環境を評価する必要がある。認知症患者は通常，複数の刺激を素早く処理することが難しいため，物品を最小限に抑え簡素化しておくのがよい。そのためには，自宅の片づけや騒音源の排除，作業を簡単なステップに分ける，対面では少人数で話をするなどの方法がある。認知症の患者は変化への適応力が弱いので，睡眠，食事，活動の日課（ルーチン）を作り，それを守るのがよい。認知症では日内リズムが狂うため，体内時計に代わる外的なものを導入する必要がある。

本症例では，診療時間の多くを割いて介護者のカウンセリングを行った。妄想と不穏状態とはどういうものか，不穏行動に直接対峙するのではなくどのように対応したらよいかという具体的な戦略を立て，介護者は患者を教育するのではなくサポート役である，という点を確認した。介護者の支援と教育を長期的に行うために，ソーシャルワーカーへの紹介を行った。

Alzheimer型認知症における妄想と興奮

Tip

介護者の教育の重要性は過小評価されていて，患者の行動に大きな影響を与える可能性がある。問題行動の誘因を特定し，介護者の病気に関する知識，介護者自身の認知機能や心身の健康状態の評価を行うことで大きな効果が期待できる。こうした薬物治療以外の方法を優先させるべきである。

文献

Brasure, M. et al. 2016. AHRQ comparative effectiveness reviews. In *Nonpharmacologic Interventions for Agitation and Aggression in Dementia.* Rockville, MD: Agency for Healthcare Research and Quality, pp. 1–263.

Gitlin, L. N. et al. 2008. Tailored activities to manage neuropsychiatric behaviors in persons with dementia and reduce caregiver burden: a randomized pilot study. *Am J Geriatr Psychiatry* 16(3) 229–239.

Gitlin, L. N. et al. 2010. A biobehavioral home-based intervention and the well-being of patients with dementia and their caregivers: the COPE randomized trial. *JAMA* 304(9) 983–991.

Kales, H. C. et al. 2014. Management of neuropsychiatric symptoms of dementia in clinical settings: recommendations from a multidisciplinary expert panel. *J Am Geriatr Soc* 62(4) 762–769.

Livingston, G. et al. 2014. Non-pharmacological interventions for agitation in dementia: systematic review of randomised controlled trials. *Br J Psychiatry* 205(6) 436–442.

Schneider, L. S. et al. 2006. Effectiveness of atypical antipsychotic drugs in patients with Alzheimer's disease. *N Engl J Med* 355(15) 1525–1538.

Sink, K. M., Holden, K. F. and Yaffe, K. 2005. Pharmacological treatment of neuropsychiatric symptoms of dementia: a review of the evidence. *JAMA* 293(5) 596–608.

Tible, O. P., Riese, F., Savaskan, E. and von Gunten, A. 2017. Best practice in the management of behavioural and psychological symptoms of dementia. *Ther Adv Neurol Disord* 10(8) 297–309.

Van Den Wijngaart, M. A., Vernooij-Dassen, M. J. and Felling, A. J. 2007. The influence of stressors, appraisal and personal conditions on the burden of spousal caregivers of persons with dementia. *Aging Ment Health* 11(6) 626–636.

Yaffe, K. et al. 2002. Patient and caregiver characteristics and nursing home placement in patients with dementia. *JAMA* 287(16) 2090–2097.

Case 49 安全第一?

症例

67歳の右利きの男性。2年前からの記憶力低下を訴えて受診した。職場でメモを多用するようになったのが始まりだったが，会計士としての仕事に問題はなかった。自宅では，妻が買い物リストを書いて渡すようになったが，これは以前にはなかったことだった。本人は言葉が出てこなくなり，最近会った人の名前を思い出すのが特に難しいと訴えた。日常生活はすべて自立していたが，金銭管理は子供たちがするようになり，子供たちの助言もあって退職を考えるようになった。運動機能は診察上，特に異常はなかった。Montreal Cognitive Assessment（MoCA）のスコアは24/30点で，音韻流暢性，遅延再生（自由想起では単語を1つも想起できず，多肢選択で2つを再認）で減点された。脳MRIでは，両側海馬の軽度萎縮が認められた。

診断は軽度認知障害（mild cognitive impairment：MCI）で，背景にAlzheimer病がある可能性を患者と家族に伝えたところ，子供たちが運転について質問した。運転能力に変化はなく，事故や違反もなかった。しかし，MCIの診断をふまえ，患者の安全を第一に考えて運転は控えてほしいと子供たちは希望した。本人は，まだ自分は運転できると感じていただけでなく，運転できないと自立した生活が大きく制限されるため，同意しなかった。

このような場合，どんな犠牲を払ってでも安全を優先すべきか？

運転は「単純な注意」から「行為」にわたる，ほぼすべての認知領域を包含する複雑なスキルである。これらの領域のいずれかに欠損があると，運転能力に影響を及ぼし，最悪の場合，命に関わる事故をまねく可能性がある。しかし運転は，特に高齢者では自立のための重要な要素であって，運転を禁止すれば患者や介護者のQOLに影響を与えることになる［Taylor and Tripodes, 2001］。このことから，MCIと診断された時点で運転を控えたほうが安全であるように思えるかもしれないが，QOLの低下や，MCIの管理上重要な身体活動・社会活動の制限につながりかねない。

この患者では，運転の中止を勧めるに足る重大なリスクはなかった。運転技能評価を受けることが推奨された。評価を受けることは家族にとっても安心材料になると説明したところ，患者は運転技能評価を受けることに同意し，問題なく合格し，家族も安心した。今後起こりうる変化について，経過観察し

ていくように助言した。

解説

認知症の重症度が上がるにつれて運転技能は低下する［Dubinsky et al., 2000］。しかし，認知機能障害のある患者が運転しても安全かどうかを判断する明確な指標はまだないため，臨床医は運転リスクを質的に判断するしかない。評価する際には，認知機能障害の重症度，運転習慣の変化，神経変性過程とは関係ないが運転能力に影響を与えるその他の要因などを考慮する。現時点では臨床医による評価が，危険な運転を予測する最良の方法である［Brown et al., 2005］。

認知機能障害の重症度を考慮する際，危険な運転のリスクが高い患者を特定するには，臨床認知症評価尺度（Clinical Dementia Rating Scale：CDR）が有用である。CDRが0を超えると，路上運転試験が不合格となる相対リスクは有意に増加するものの，0.5（非常に軽度）〜1（軽度）の範囲では，かなりの数の患者が路上運転試験に合格する。したがっ

て，CDR が 0.5 ～ 1（ごく軽度の認知症）の範囲であれば，他のリスク因子（後述）がないなら安全に運転できると判断されることが多い［Iverson et al., 2010］。認知症スクリーニング検査の点数は安全に運転できる能力と相関しないものの，Mini-Mental State Examination（MMSE）で 24 点以下，MoCAで 12 点以下といった低得点の場合，おそらく安全な運転はできないだろう［Esser et al., 2016］。神経心理学検査を用いれば，運転において重要な遂行機能と視空間認知をよりよく評価することができる。また，易怒性，衝動性，アパシーなどの神経精神的な特徴も，運転の安全性を評価する際に考慮する必要がある。認知機能障害に加えて，他の疾患（例：聴覚・視覚・運動障害）や薬物（例：鎮痛薬，睡眠薬，抗コリン作動薬）が運転の安全性に影響しうる。睡眠時無呼吸症候群は，覚醒や注意力，反応の選択，反応そのもの，判断のいずれにも支障をきたすことがあり，評価が必要である［Flemons et al., 1993］。過

度の眠気や日中の疲労感といった症状の訴えがあれば，睡眠時無呼吸症候群を調べる手掛かりとなるが，認知症や慢性的な睡眠障害があると，睡眠不足の程度を自覚しないこともある［Ohayon and Vecchierini, 2002; Strohl et al., 2013］。患者や介護者に，居眠り運転をしたことがあるか，眠気のために事故を起こしそうになったことがあるかなど，具体的に聞くとよい。

患者と介護者に，運転について不安があるかどうかについて述べてもらう。患者の自己評価は当てにならないが，介護者がぎりぎり安全，もしくは安全でないと感じている場合は，運転が危険であると判断する有用な材料となる［Iverson et al., 2010］。介護者が「もう一緒に乗らないようにしている」とか，「誰かと一緒でなければ運転させないようにしている」と言う場合は，運転が危険であることを示唆している。患者が自ら運転を避けていたり，制限している場合も，たとえ自分では運転に問題があると認識し

表 49.1 安全運転に関する介護者への質問票

	全く同意できない	同意できない	どちらでもない	同意できる	強く同意できる
患者が安全に運転できるかどうか心配だ					
患者が安全に運転できるかどうか，ほかの人が心配している					
患者自身が運転する機会を減らしている					
患者は夜間に運転しないようにしている					
患者は雨天のときに運転しないようにしている					
患者は交通量が多いときに運転しないようにしている					
患者は警察に捕まらないと思えば，制限速度より飛ばすだろう					
患者は警察に捕まらないと思えば，赤信号を無視するだろう					
患者は飲酒後でも運転するだろう					
患者はほかのドライバーに怒りを感じたら，車の警笛を鳴らしたり，怒りのジェスチャーをしたり，あおり運転をするだろう					
居眠り運転をする					

出典：Iverson et al.（2010）より。

ていない場合でもリスク因子と考えられる．患者と介護者に別々に，運転習慣の変化に関する質問票を記入してもらうとよい（**表 49.1**）．さらに，運転中の交通違反や事故などについての聞き取りも，患者とその介護者の両者に対して行うのが理想的である．軽度認知症よりも過去 3 年以内の事故歴や違反歴のほうが，その後の事故リスクが高いことを予測させる［Iverson et al., 2010］．ただし，運転に関するフィードバックを行う際には，介護者の能力や意向を考慮に入れる必要がある．認知機能障害がある人しか運転できない場合，介護者は意図的に，あるいは無自覚に，安全上の問題を過小申告する可能性がある．また，介護者自身に記憶障害があって過小申告になることもある．

最後に，路上運転試験や運転シミュレーターといった正式な運転技能評価は優れたリソースである．これらの評価結果により，運転をやめることを渋っている患者を説得することができる．逆に，評価で問題がなければ，心配する家族の安心材料となる．評価方法によらず，運転を続ける場合には最短 6 か月ごとに再評価が必要である．

診断

軽度認知障害（MCI），Alzheimer 病疑い

Tip

運転能力は，認知機能障害のどの段階にあっても評価することが重要である．認知機能障害の重症度に加えて，運転習慣の変化や事故歴の情報は運転の安全性を評価するうえで参考になる．また，睡眠時無呼吸症候群や鎮静作用のある薬物など，介入の余地がある要因に取り組むことも重要である．

文献

Brown, L. B. et al. 2005. Prediction of on-road driving performance in patients with early Alzheimer's disease. *J Am Geriatr Soc* 53(1) 94-98.

Dubinsky, R. M., Stein, A. C. and Lyons, K. 2000. Practice parameter: risk of driving and Alzheimer's disease (an evidence-based review): report of the quality standards subcommittee of the American Academy of Neurology. *Neurology* 54(12) 2205-2211.

Esser, P. et al. 2016. Utility of the MOCA as a cognitive predictor for fitness to drive. *J Neurol Neurosurg Psychiatry* 87(5) 567-568.

Flemons, W. W., Remmers, J. E. and Whitelaw, W. A. 1993. The correlation of a computer simulated driving program with polysomnographic indices and neuropsychological tests in consecutively referred patients for assessment of sleep apnea. *Sleep* 16(8 Suppl) S71.

Iverson, D. J. et al. 2010. Practice parameter update: evaluation and management of driving risk in dementia: report of the Quality Standards Subcommittee of the American Academy of Neurology. *Neurology* 74(16) 1316-1324.

Ohayon, M. M. and Vecchierini, M. F. 2002. Daytime sleepiness and cognitive impairment in the elderly population. *Arch Intern Med* 162(2) 201-208.

Strohl, K. P. et al. 2013. An official American Thoracic Society Clinical Practice Guideline: sleep apnea, sleepiness, and driving risk in noncommercial drivers. An update of a 1994 Statement. *Am J Respir Crit Care Med* 187(11) 1259-1266.

Taylor, B. D. and Tripodes, S. 2001. The effects of driving cessation on the elderly with dementia and their caregivers. *Accid Anal Prev* 33(4) 519-528.

Case 50 過大な期待

症例
77歳の右利きの男性。15年前から徐々に疲れやすくなり，認知機能が低下したことを自覚し外来を受診した。考えるのが遅くなり，集中したり，同時にいくつかのことをするのが困難である。この7年間で，歩行が遅くバランスが悪くなり，転倒しないよう慎重に歩くようになった。また，尿意切迫感があり，時折失禁することもあった。神経診察では，運動緩慢が認められ，右上肢により顕著だった。軽度の開脚歩行で速度も遅く，腕の振りは小さく，姿勢は前かがみであった。神経心理学検査では，認知処理が遅いものの，時間をかけると遂行機能を含むすべての認知領域で正常範囲内だった。脳MRIでは，脳室の拡大と，皮質下および脳室周囲の白質に複数の異常高信号域を認めた。脳実質の萎縮と釣り合わない脳室の拡大があると判断された(図50.1)。これらの所見から，正常圧水頭症(normal pressure hydrocephalus：NPH)が疑われた。

非対称性パーキンソニズムをどう考えるか？

非対称性の運動緩慢，筋強剛，静止時振戦からはパーキンソニズムを呈する神経変性疾患，特にParkinson病(PD)が示唆される。しかし，脳実質萎縮よりも脳室拡大が目立つ点，認知機能障害よりも歩行障害が主体である点を考えると，症候性脳室拡大(すなわち，水頭症)の可能性がある。つまり，NPHが疑われた。

その結果，3日間の持続腰椎ドレナージが行われ，歩行と排尿コントロールが著しく改善した(Video 50.1)。初診時のMini-Mental State Examination (MMSE)スコアは30/30点であったが，患者は認知機能も著明に改善したと述べた。これらの改善は，その後の数週間で徐々に消失した。脳室腹腔シャントを設置することになった。シャント設置後，歩行と認知機能に改善はあったが，腰椎ドレナージ後のような顕著なものではなかった。6か月後，歩行は初診時と比べるといくらかましな気もするが，歩行，尿意切迫感，認知処理能力とも徐々に低下していると感じていた。さらに，振戦が悪化し日常生活にも影響が出るようになった(Video 50.2)。本人と配偶者は症状が進行していることが心配で，脳室腹腔シャントバルブの調整について脳神経外科医との相

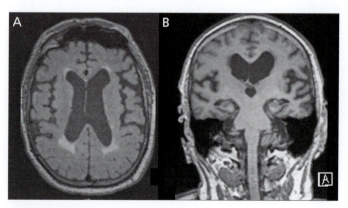

図50.1 本症例の脳MRI像
(A) FLAIR水平断像では，脳室拡大と脳室周囲の白質の高信号病変を認める。(B) T1強調冠状断像では，脳皮質の萎縮の程度に不釣り合いな脳室拡大がある。脳梁角は88°(90°以上は正常で，NPH患者では50〜90°であることが多い)[Ishii et al., 2008]。

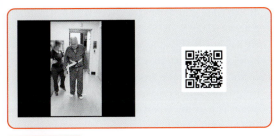

Video 50.1
持続腰椎ドレーン留置前後の歩行を示す。歩行速度が大きく変化していることがわかる。

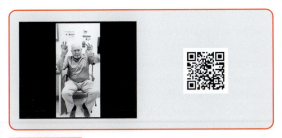

Video 50.2
6か月後の評価では，静止時振戦，運動緩慢，歩行が遅い所見が認められ，腕の振りが減少している。

談を希望した。

シャントバルブの調整は必要か？

最初の評価ではPDを考慮したが，症状の主な原因となっているのは水頭症であると判断された。シャント術は水頭症に関連する症状を軽減することができるが，背景にある神経変性に起因するものには効果はない。シャントバルブの調整を考慮してもよいが，おそらく効果は期待できず，過剰なドレナージによる副作用（起立性頭痛や硬膜下血腫など）につながる可能性がある。

レボドパを1日300 mgで開始したところ，振戦と歩行に中等度の効果があった。その後，脳室腹腔シャントバルブを調整したが，さらなる効果は得られなかった。

解説

NPHは，脳室またはくも膜下腔に脳脊髄液が過剰に蓄積するために生じる症候群である。脳脊髄液が過剰になると隣接する神経組織を圧迫することにより，その機能が阻害される。臨床症状は，脳室拡大に伴う歩行障害，尿失禁，認知機能障害の三徴である［Graff-Radford and Jones, 2019］。現在，シャントまたは髄液を大量に排液した結果，三徴のいずれかが改善すれば診断確定とされる[*1]。そのため，NPHは古典的には可逆的な認知機能障害の1つと考えられており，過剰診断および誤った治療になりやすい［Espay et al., 2017］。

しかし，髄液シャントが初期に有効であったとしても，その後シャントを再調整したにもかかわらず，3年後までに約2/3の患者は悪化が進行することがわかっている［Espay et al., 2017］。古典的な文献では，NPHはその後に神経変性疾患が出現するリスクを"増加させる"とされている。メイヨークリニックとシンシナティ大学からの報告によれば，神経変性疾患が水頭症様症状を呈したときに，「水頭症」として診断される可能性が高い［Klassen and Ahlskog, 2011; Starr et al., 2014］。水頭症は，神経変性疾患の発症に寄与する可能性はあるものの，神経変性疾患の結果として起きている可能性のほうが高く，変性疾患発症の直接の病因ではない。シャント術は一時的な緩和をもたらすだけで，場合によっては臨床的な悪化を早める可能性さえある。したがって，NPHの診断は慎重に考えるべきで，脳室拡大とNPHの古典的三徴（すなわち，認知機能障害，尿失禁，歩行障害）は特異的なものではない［Oliveira et al., 2019］。幻覚，REM睡眠行動異常，眼球運動異常など，水頭症に非典型的な臨床的特徴があれば，背景にある神経変性疾患の診断に役立つ。また，くも膜下出血や髄膜炎の既往，glymphatic systemの障害など，他の髄液再吸収障害をきたす原因によっても水頭症が起こりうる［Ringstad et al., 2017］。未治療の閉塞性睡眠時無呼吸は，頸静脈圧や頭蓋内圧を上昇させることにより，脳脊髄液の流れに影響を及ぼし水頭症の原因になりうる［Roman et al., 2018］。このような患者群では，睡眠時無呼吸症候群を評価することが重要である。

脳室腹腔シャント術を考慮する際，治療効果が持続するものではなく，不十分で一過性の効果しかない場合もあることを説明しておく必要がある（背景疾患として神経変性疾患，最も多いのはLewy小体型認知症，Alzheimer病，進行性核上性麻痺の可能性があるからである）[Starr et al., 2014]。腰椎穿刺または持続腰椎ドレナージによる大量排液を行い臨床症状の改善がみられ，シャント術適応があると判断された患者群のうち，3年以上効果が持続するのは，シャント術を施行された患者の1/3にとどまる[Espay et al., 2017]。これらの手技を行う前後で，症状改善について主観的および客観的な評価を行うことが推奨される。この処置後に有意な症状改善があれば，脳室腹腔シャントにて少なくとも短期的な効果が期待できる[Halperin et al., 2015]。

> **診断**
> 正常圧水頭症（NPH）が疑われた，水頭症を呈するParkinson病（PD）

💡Tip

脳実質萎縮の程度に不釣り合いな脳室拡大がみられるとしても，NPHは神経変性疾患の症状であることが多い。シャント術は，歩行障害などの症状改善には有効であるが，その効果は持続しない可能性がある。また，睡眠時無呼吸症候群を疑うことも重要である。

文献

Espay, A. J. et al. 2017. Deconstructing normal pressure hydrocephalus: ventriculomegaly as early sign of neurodegeneration. *Ann Neurol* 82(4) 503-513.

Graff-Radford, N. R. and Jones, D. T. 2019. Normal pressure hydrocephalus. *Continuum* 25(1) 165-186.

Halperin, J. J. et al. 2015. Practice guideline: idiopathic normal pressure hydrocephalus: response to shunting and predictors of response: report of the Guideline Development, Dissemination, and Implementation Subcommittee of the American Academy of Neurology. *Neurology* 85(23) 2063-2071.

Ishii, K. et al. 2008. Clinical impact of the callosal angle in the diagnosis of idiopathic normal pressure hydrocephalus. *Eur Radiol* 18(11) 2678-2683.

Klassen, B. T. and Ahlskog, J. E. 2011. Normal pressure hydrocephalus: how often does the diagnosis hold water? *Neurology* 77(12) 1119-1125.

Oliveira, L. M., Nitrini, R. and Roman, G. C. 2019. Normal-pressure hydrocephalus: a critical review. *Dement Neuropsychol* 13(2) 133-143.

Ringstad, G., Vatnehol, S. A. S. and Eide, P. K. 2017. Glymphatic MRI in idiopathic normal pressure hydrocephalus. *Brain* 140(10) 2691-2705.

Roman, G. C., Verma, A. K., Zhang, Y. J. and Fung, S. H. 2018. Idiopathic normal-pressure hydrocephalus and obstructive sleep apnea are frequently associated: a prospective cohort study. *J Neurol Sci* 395 164-168.

Starr, B. W., Hagen, M. C. and Espay, A. J. 2014. Hydrocephalic Parkinsonism: lessons from normal pressure hydrocephalus mimics. *J Clin Mov Disord* 1 2.

＊1　訳注：日本の『特発性正常圧水頭症診療ガイドライン 第3版』では，くも膜下腔の不均衡な拡大を伴う水頭症（disproportionately enlarged subarachnoid space hydrocephalus：DESH）所見はタップテストあるいはドレナージテストと同等の診断価値のある項目とされており，DESHがあれば，タップテストを行わなくてもprobable iNPHと診断できる。

Case 51 何もできることがない

症例

70歳の右利きの男性。4年前から物忘れがひどくなっていると訴えて受診した。弁護士の仕事を退職してからというもの，最近の会話を思い出したり，言葉を見つけたりするのが難しくなったと感じていた。家族によると，同じ質問や話の意図せぬ繰り返しが多いという。また，以前ほど活動的ではなく，テレビを見る時間が長くなった。1年前，かかりつけ医に物忘れについて相談した。Mini-Mental State Examination（MMSE）のスコアは24/30点で，スクリーニングの血液検査で異常はなく，脳MRIでは軽度の全般性脳萎縮が認められた。認知症の前段階とされる軽度認知障害（mild cognitive impairment：MCI）であるといわれた。ドネペジル10 mgを1日1回，メマンチン10 mgを1日2回投与されたが，認知機能や生活機能に明らかな変化はなかった。

診察時に意識は清明で見当識は保たれていた。会話は流暢で，単語の合間に時折，間があった。軽度の聴覚障害があるほかは，特筆すべき所見はなかった。Montreal Cognitive Assessment（MoCA）のスコアは23/30点であり，Trail Making，復唱，遅延再生（自由想起では単語を1つも想起できず，多肢選択で1つのみ再認）で減点された。脳MRIでは，両側海馬を含む全般性の大脳萎縮と，皮質下白質に異常高信号を軽度認めた（図51.1）。

MCIの評価について話し合ったとき，患者と家族は，以前説明を受けたMCIという診断が再確認されたと理解した。つまり，MCIは認知症の前段階であり，不治の病であるAlzheimer病（AD）と同一であると考えた。

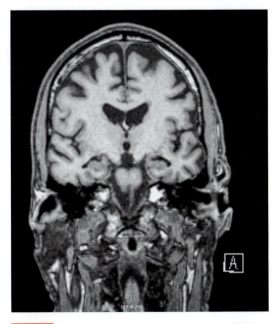

図51.1 本症例の脳MRI T1強調画像：冠状断
両側海馬を含む大脳皮質の萎縮がみられる。

この患者の悩みにどう対応するか？

話し合いの際，最初に認知機能障害には評価軸が2つあることを明確に伝えることが重要である。すなわち，認知機能障害の程度（重症度）と病因（複数あることが多い）である。重症度は，臨床認知症評価尺度（Clinical Dementia Rating Scale：CDR）に基づくことが多い。CDRは，3つの神経心理学評価（記憶，見当識，判断力と問題解決）と3つの機能評価（地域社会活動，家庭生活および趣味・関心，介護状況）を，正式な評価法と医療面接を行って点数化する［Hughes et al., 1982］。6つの領域はそれぞれ独立に評価し，重み付けの異なる計算式を統合して総合点数を算出する[*1]（表51.1）。知っておくべき重要な点としては，例えば健忘症候群のような非常に重篤な神経心理学的障害があっても，機能に与える影響が少なければ軽度認知障害と評価される場合も

表51.1 臨床認知症評価尺度（CDR）

障害	なし	疑い	軽度	中等度	重度
CDR スコア	0	0.5	1	2	3
記憶	記憶障害なし 軽度の一貫しない物忘れ	一貫した軽い物忘れ 出来事を部分的に思い出す良性健忘	中程度記憶障害 特に最近の出来事に対するもの 日常生活に支障あり	重度記憶障害 高度に学習したもののみ保持，新しいものはすぐに忘れる	重度記憶障害 断片的記憶のみ残存する程度
見当識	見当識障害なし	時間的関連の軽度の困難さ以外は障害なし	時間的関連の障害が中程度 検査では場所の見当識良好，ほかの場所でときに地誌的失見当	時間的関連の障害が重度 通常時間の失見当，しばしば場所の失見当	人物の見当識のみ
判断力と問題解決	日常の問題を解決 仕事をこなす 金銭管理良好 過去の行動と関連した良好な判断	問題解決，類似性差異の指摘における軽度障害	問題解決，類似性差異の指摘における中程度障害 社会的判断は通常，保持される	問題解決，類似性差異の指摘における重度障害 社会的判断は通常，障害される	問題解決不可能 判断不能
地域社会活動	通常の仕事，買い物，ボランティア，社会的グループで通常の自立した機能	左記の活動の軽度の障害	左記の活動のいくつかに関わっていても，自立できない 一見正常	家庭外では自立不可能	
				家族のいる家の外に連れ出しても他人の目には一見活動可能に見える	家族のいる家の外に連れ出した場合には生活不可能
家庭生活および趣味・関心	家での生活，趣味，知的関心が十分保持されている	家での生活，趣味，知的関心が軽度障害されている	軽度だが確実な家庭生活の障害 複雑な家事の障害，複雑な趣味や関心の喪失	単純な家事手伝いのみ可能 限定された関心	家庭内における意味のある生活活動困難
介護状況	セルフケア完全		奨励が必要	着衣，衛生管理など身の回りのことに介助が必要	日常生活に十分な介助を要する 頻回な失禁

出典：Morris J. C. 1993. The Clinical Dementia Rating (CDR): current version and scoring rules. *Neurology* 43(11) 2412–2414, および目黒謙一. 痴呆の臨床—CDR 判定用ワークシート解説〈神経心理学コレクション〉. 東京：医学書院, 2004. 104 より作成。

あるということである。CDRは一般にすべての神経変性疾患に適用できるが，原発性進行性失語症と前頭側頭型認知症では，言語と行動について比重を重くする修正が加えられている。認知機能障害を同定するために使われる用語は，神経変性疾患が慢性の病態であるという考え方に基づいており，病理過程は数十年にわたって蓄積されて顕在化するため，当初は認知症状や生活機能に影響を及ぼさないこと

もある。患者や家族には，軽度の認知症といえども実際には重度の認知機能障害を示している，ということを伝えなければならない。「軽度」という言葉は，認知症の程度であって，認知症であることは確かなのである。認知症は生活機能に有意な障害があることを意味しており，まず地域社会での活動，次に家庭での機能，そして最後に生活の自立において困難が生じる。「軽度認知障害」とは，認知機能や機能へ

の影響がそこまで重篤ではない，ということである。

それがどのような重症度であれ，認知機能障害の原因を特定するためには，非変性疾患と変性疾患の両方を考慮する必要がある。また，複数の神経変性病理が併存している場合もある。一般に認知機能が慢性進行性に低下する場合は，背景に神経変性病理があることが多い。また，加齢だけでは著しい認知機能低下はきたさない（Case 1 参照）。しかし，MCI や認知症の診断は，必ずしも症状が進行することを意味するわけではない。MCI と診断された高齢者は，その 2 ～ 5 年後に認知症に進行する可能性が 3 倍高いが，治療可能な要因を特定し対処することで，あるいは特段介入せずとも，15 ～ 50％の MCI 患者では症状が進行しないか，改善がみられ，正常化することさえある［Petersen et al., 2018］。本症例では，髄液のバイオマーカーやアミロイド画像で Alzheimer 病の診断が確立していないので，症状は進行するとは限らない。

詳しく病歴を聴取すると，この患者はいびきがあり，5 年前に軽度の閉塞性睡眠時無呼吸症候群と診断されたことがわかった。しかし，マスク（つまり CPAP 治療）が不快で，使いたがらなかった。また，耳が遠くなったが，年のせいだと考えてきちんと調べたことがなかった。髄液の AD バイオマーカーは，リン酸化タウ蛋白の上昇（73.02 pg/mL）とアミロイド β42/総タウ蛋白比（ATI）の低下（0.7）を示し，AD と合致する結果であった。

■ Alzheimer 病の診断が確定したら，ほかにやるべきことはあるか？

AD は患者の認知機能障害の原因ではあるが，睡眠時無呼吸症候群や聴覚障害など，他の要因が症状に寄与している可能性があり，対処する必要がある。さらに，日頃座ってばかりいる生活は脳の健康にとって良くないので，運動や社会的な活動，新しい趣味をもつなど，脳に刺激を与えるように勧める必要がある。このような生活習慣の変化がもたらす影響は，患者や家族にはあまり理解されていないことが多く，症状の改善や病気の進行の抑制につながる

可能性があることを強調すべきである。

補足だが，ドネペジルやメマンチンが，MCI の改善や認知症の進行速度を遅くするという明確なエビデンスはないことを患者に伝える必要がある。

解説

現在，AD に特化した疾患修飾薬がないため，治療は何もないという誤った印象をもたれている[*2]。その結果，患者側の受診や診断の遅れ，医師側の診断が遅れても変わらないというバイアスがあるため，認知機能を改善し進行を遅らせる食事・生活習慣の改善に取り組む機会を逸してしまう。認知機能障害のマネジメントについて理解することが，コリンエステラーゼ阻害薬やメマンチンの使用よりも重要である。

認知機能低下の是正を図る際，認知に影響する 3 つの要素を考慮する。すなわち，脳への損傷を減らす，行動心理症状に対処する，認知予備能を向上させる，である（表51.2）。認知症の診断を受けたばかりの患者とその家族は，「始めるのに遅すぎるということはない」というメッセージが強調されれば，これらに熱心に取り組むだろう。また，認知機能障害のない人についても，将来の認知機能障害リスクを減らすために同様のアプローチが推奨される。

実際の臨床では，認知機能障害に関連する治療可能な因子を評価し，背景となる神経変性疾患を確定することが重要である。また，この 2 つの要素はそれぞれ独立して認知機能に影響を与えうるので，定期的にスクリーニングとモニタリングを行う必要がある。うつや不安といった症状は MCI の患者で頻繁にみられ，日常生活の機能低下や認知症への進行リスクと関連する［Petersen et al., 2018］。こうした精神症状については，薬物療法と非薬物療法の両方が必要となる。

脳に有害な要因に対応するだけでなく，脳の健康と認知予備能を維持し向上させていく方法も強調されるべきである。そのなかには有酸素運動，社会活動や，新たな活動への幅広い参加など，いくつかの生活習慣への介入がある。これらはすべて，生命の

表 51.2 認知機能低下を改善するために考えうる対策

カテゴリー	対策
脳への損傷を減らす	・鎮静作用または抗コリン作用がある薬物を避ける ・喫煙を避ける ・飲酒は週 2 ドリンク以下にする（1 ドリンク＝ワイン 170 mL，ビール 340 mL，蒸留酒 1 ショット相当） ・睡眠時無呼吸を疑い，あれば治療する ・睡眠衛生を整える ・糖尿病なら血糖値を改善するための治療を行う ・血管リスク（高血圧，高脂血症など）の最適化 ・起立性低血圧のスクリーニングおよび補正を行う ・代謝・内分泌，ビタミン異常を治療する ・BMI を 25 以下に保つ
行動心理症状に対処する	・気分障害があれば，抗コリン作用や鎮静作用の最も少ない SSRI/SNRI で治療する ・不安の治療としてベンゾジアゼピンを使用することは避ける
認知予備能を向上させる	・聴力検査を行い，低下があれば治療する ・有酸素運動を行う（できれば週 5 ～ 7 日） ・社交を促す ・新たな趣味を始めたり，興味のもてる活動を促し，刺激やインスピレーションを得る ・MIND 食ガイドラインを推奨する

BMI：Body Mass Index，MIND：Mediterranean-DASH Intervention for Neurodegenerative Delay，SNRI：セロトニン・ノルアドレナリン再取り込み阻害薬，SSRI：選択的セロトニン再取り込み阻害薬

進化のうえで維持されてきた方法であり，神経樹状突起のシナプス結合が増え，神経が新生する可能性もある[Fotuhi et al., 2012; Karssemeijer et al., 2017]。有酸素運動をどのくらいの頻度・強度で行うべきかについては明らかになっていないが，少なくとも週2 回の有酸素運動は，MCI 患者の認知機能に有益であることが示されている[Petersen et al., 2018]。認知活動と有酸素運動の両方を組み合わせることで，認知機能全般，ADL，気分の向上が期待できる。また，確実なエビデンスはないものの，運動は海馬を含む脳容積を増加させることが示唆されている[Fotuhi et al., 2012]。

運動は，認知機能だけでなく心肺機能や気分も改善し，認知機能にさらなるプラスの効果をもたらす可能性がある[Livingston et al., 2017]。認知機能の低下によって，社会活動や趣味をやめてしまうことが多く，ほとんど動きのない生活になりがちである。また，社会的孤立によって脳の活動が減り，認知機能の低下や気分の落ち込みが早く進んでしまう[Kuiper et al., 2015]。社会的な活動や新しい趣味を通じて刺激を与えることで，認知機能の低下を抑え，

向上させることが示されている[Akbaraly et al., 2009]。"脳トレ"（脳を活性化するゲーム），デジタルドリル（電子端末を用いた学習ドリル），クロスワードパズルといったものよりも，新規に興味をそそるような活動のほうが望ましい。すなわち，新しい音楽を聴く，新しい道を歩く，創造的な芸術活動に取り組む，以前から興味のあったことを新たに学ぶなど，簡単なものでよい。まずは週 1 回の小さな取り組みから始めて，徐々に増やしていくのがよい。

食事療法は，特に併存疾患の治療に関連してしばしば奨励される。しかし，いくつかの食事が認知機能障害の発症リスクを低下させることは示されているが，認知機能の低下をどの程度遅らせるかはいまだ明らかでない。とはいえ，運動と同様，健康全般への利点もふまえると MIND 食[*3] が支持される[Morris et al., 2015a, 2015b]。栄養素欠乏が明確である場合を除き，魚油やビタミンなどの栄養補助食品の効果を支持する十分なエビデンスはない[Livingston et al., 2017]。

診断

バイオマーカー陽性の Alzheimer 病理による軽度認知障害（MCI）。睡眠時無呼吸症候群，難聴，非活動的な生活習慣も寄与しているだろう。

Tip

認知機能障害のマネジメントは，神経変性疾患の診断や，コリンエステラーゼ阻害薬やメマンチンの処方よりも重要である。脳の健康と認知予備能を向上させることは，認知機能障害患者のケアの基本である。

文献

Akbaraly, T. N. et al. 2009. Leisure activities and the risk of dementia in the elderly: results from the Three-City Study. *Neurology* 73(11) 854-861.

Fotuhi, M., Do, D. and Jack, C. 2012. Modifiable factors that alter the size of the hippocampus with ageing. *Nature Reviews Neurology* 8 189.

Hughes, C. P. et al. 1982. A new clinical scale for the staging of dementia. *Br J Psychiatry* 140 566-572.

Karssemeijer, E. G. A. et al. 2017. Positive effects of combined cognitive and physical exercise training on cognitive function in older adults with mild cognitive impairment or dementia: a meta-analysis. *Ageing Res Rev* 40 75-83.

Kuiper, J. S. et al. 2015. Social relationships and risk of dementia: a systematic review and meta-analysis of longitudinal cohort studies. *Ageing Res Rev* 22 39-57.

Livingston, G. et al. 2017. Dementia prevention, intervention, and care. *Lancet* 390(10113) 2673-2734.

Morris, M. C. et al. 2015a. MIND diet slows cognitive decline with aging. *Alzheimers Dement* 11(9) 1015-1022.

Morris, M. C. et al. 2015b. MIND diet associated with reduced incidence of Alzheimer's disease. *Alzheimers Dement* 11(9) 1007-1014.

Petersen, R. C. et al. 2018. Practice guideline update summary: mild cognitive impairment: report of the Guideline Development, Dissemination, and Implementation Subcommittee of the American Academy of Neurology. *Neurology* 90(3) 126-135.

＊1　www.alz.washington.edu/cdrnacc.html

＊2　訳注：AD に対しては，アミロイドに対する抗体治療薬が開発され，レカネマブは米国および日本でも 2023 年に承認されている。

＊3　訳注：Mediterranean-DASH Intervention for Neurodegenerative Delay の略で，地中海食の一部と高血圧予防のための食事法である DASH 食（Dietary Approaches to Stop Hypertension）を組み合わせたもの。

口 絵

それぞれの図の詳細は各 Case を参照。

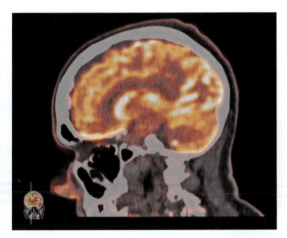

1 ▶ Case 4 の FDG-PET 像

この矢状断像では，右の前頭眼窩野の代謝低下を示す。モノクロ図は，図 4.1（12 ページ）を参照。

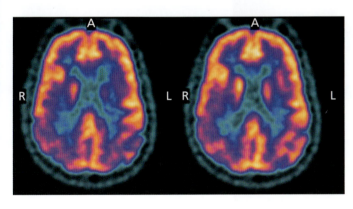

2 ▶ Case 10 の FDG-PET 像

両側頭頂後頭葉の低代謝がやや右優位にみられる。モノクロ図は，図 10.1（35 ページ）を参照

3 ▶ **Case 31のアミロイドPET水平断像でのアミロイド沈着**

両側頭頂後頭葉の低代謝がやや右優位にみられる。モノクロ図は，図31.1（119ページ）を参照。

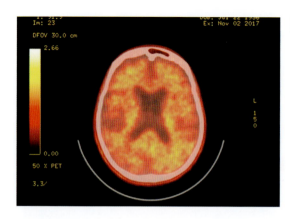

4 ▶ **Case 35のFDG-PET像**

頭頂葉と両側の前側頭葉に代謝低下を認める。大脳基底核，その他の脳実質の代謝は保たれている。モノクロ図は，図35.1（131ページ）を参照。

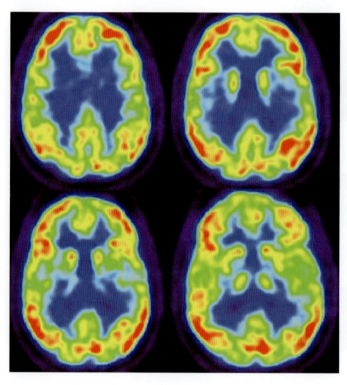

用語解説

読者へのわかりやすさもふまえ，用語解説は邦訳版のみ収載。
本書内で出現頻度の高い専門用語を中心に掲載。

Trail Making　　数字を順番に線で結ぶ課題と，数字と
アルファベットを交代に線で結ぶ課題の2種類があるが，
MoCA（Montreal Cognitive Assessment）では後者の簡易
版が採用されている。

意味流暢性課題（semantic fluency task）　　1つの意
味カテゴリー内からの語想起を促す課題で，例えば「動物」
を1分間でいくつ挙げられるか，というもの。カテゴリー
流暢性課題ともいう。

音韻流暢性課題（phonemic fluency task）　　頭文字
より語想起を促す課題で，例えば「か」で始まる名詞を1分
間でいくつ言えるか，というもの。音韻性語流暢性課題と
もいう。

眼球運動失行（oculomotor apraxia）　　外眼筋麻痺が
ないにもかかわらず，注視している物以外の対象物へと随
意的に視線を移動することができない症状である。Bálint
はこれを精神性注視麻痺（psychic paralysis of gaze）と表現
した。

喚語困難（word-finding difficulty）　　ある語を表出
しようとする際に，即座に目標とする語を想起できない状
態。

「クッキー泥棒」の絵（cookie theft picture）　　母親が
見ていないうちに子供がクッキーを盗む線画を見せて説明
させる課題のこと。Boston Diagnostic Aphasia Examina-
tion に含まれる。

言葉の詰まり（false starts）　　一部の音節のみを言いか
けて詰まること（PMID：20542982）。

再認（recognition）　　記銘した対象を提示されたとき
に「以前に提示されたものだ」と認識できること。解答とな
るアイテムが直接提示されているという点では，想起とは
条件が異なる。再認の課題では，「この中で先ほど提示さ
れた単語はどれでしょうか」のように多肢選択のテストが
一般的である。

錯語（paraphasia）　　失語による単語の言い誤り，す
なわち目標語と異なる語を言ってしまう現象であるが，意
味性錯語では意味的に関連のあるカテゴリーの単語と言い
間違える場合を指し（例えば，「犬」を「猫」と言う場合），語
性錯語ともいう。音韻性錯語は音の入れ違いによる錯語を
指す（例えば「けしごむ」を「けしもむ」と言う場合）。名詞に
限らず「もどりません」が「もろりません」のようになる場合
もあり，品詞によらない。音素性錯語，字性錯語ともいう。

視覚性運動失調（optic ataxia）　　空間内の目標物に手
で到達できない症状を指し，視覚性の位置情報と運動の共
同の障害と考えられる。精神性注視麻痺，視覚性注意障害
とともに Bálint 症候群の1つの症候として知られる。
Bálint の記載した「注視している目標に到達できない症状」
を optische Ataxie（視覚失調）と呼び，Garcin の記載した
「周辺視野の目標に到達できない症状」を ataxie optique と
呼んで区別する。典型的には，前者は両側病変，後者は一
側病変で起こる。

自由想起（free recall）　　記銘した対象をヒントなしで
自発的に思い出すこと。自由想起の課題では，「先ほど提
示された単語を答えてください」のように，検者は被験者
に解答となるアイテムを直接提示しない。「動物の名前で
す」のようにヒント（cue）を与えて解答を促す場合には，手
がかり想起（cued recall）と呼ばれる。

シリアルセブン（serial sevens）　　100 から7を引き算
していく課題。MoCA では 100-93-86-79-72-65 まで施
行し，1問正答で1点，2～3問正答で2点，4～5問正
答で3点となる。

戦略的脳梗塞（strategic stroke）　　strategic single in-
farct dementia という概念があり，脳梗塞による限局病巣
により認知症が発症することを指す。Case 12（45ページ）
で取り上げられている海馬，視床前核群のほか，尾状核，
脳弓，内包膝部などが知られる。脳血管障害の病巣がこれ
らの部位に限局していれば，一般に記憶障害，遂行機能障
害など認知機能障害のみで発症するが，ここではある程度
広範な脳血管障害病巣により，失語や麻痺を合併する可能

性が指摘されている。

タッピング（tapping）　検者が問題用紙に書かれた文字列（原著ではアルファベット，日本語版ではひらがな）を読み上げ，被験者は特定の文字（原著では「A」，日本語版では「あ」）が読まれたときにだけ，手で机などを軽く叩く（タップする）という課題。「A（あ）」が読まれて叩き忘れた場合，または「A（あ）」以外の文字で叩いてしまった場合にはエラーと判定される。エラーの合計が 1 回以下であれば 1/1 点が与えられ，エラーが 2 回以上あった場合には 0 点となる。

他人の手徴候（alien hand syndrome）　明確な定義はなく，道具の強迫的使用，使用行動，模倣行動，拮抗失行など複数の症候を含む概念となっているが，患肢（主に左手）が自分に所属しない感覚があり，自己の意思によらない行為をするものを指す。

同時失認（simultanagnosia）　視覚性注意の障害により，一度に 1 つの対象にしか注意を向けられない状態のこと。典型的には，両側の頭頂・後頭領域の障害によって起こるため，背側型同時失認とも呼ばれる。

表層失書（surface dysgraphia）　表層失読と同様に，規則的な綴りや非語の書字は保たれるが，不規則な綴りの書字が困難となる。英語では「yacht」を「yot」と綴るなどの誤りが挙げられる。日本での報告は少ないが，「湖」「宿」を「水海」「屋戸」と誤るなどの，音韻的に類似した当て字を書く類音的錯書が報告されている。

表層失読（surface dyslexia）　規則的な綴りや非語の読みは保たれるが，不規則な綴りの音読が困難となり，読みの誤りは一般に規則化エラーとなる。日本語では，「海老」「八百屋」といった語を「カイロウ」「ハッピャクヤ」と読むような誤りがみられる。

プロソディー（prosody）　発話の流れ，速度，リズム，抑揚，強勢など韻律のこと。

保続（perseveration）　少し前に行った行為，発言等が不適切に繰り返される現象。

夢体験の行動化（dream enactment）　REM 睡眠行動異常において，夢の中で争ったり，追いかけられたりする行動が遮断されず，体動や叫びなどの運動が起こることを指す。

ロゴペニック（logopenic）　logo-（言葉）と-penia（不足）の連結形である。Mesulam は，世間話や迂言では流暢な発話であるのに，正確に言わなければならない状況では喚語困難のためにポーズが長くなる，という流暢さの変動を表現するために名づけた造語である，と述べている（PMID：18090430）。

索　引

fは図，tは表，bは Box，vは Video を表す。

欧文索引

4-repeat(4R)タウオパチー　151
14-3-3 蛋白　128

achromatopsia　111
affect　113
agrammatic variant of primary progressive aphasia
　25
Alzheimer 型認知症
　　関連のない急な出来事　41
　　症状増悪　48
Alzheimer 病(AD)
　　Lewy 小体型認知症(DLB)との鑑別　121t
　　家族性──　141t
　　後部皮質萎縮症(PCA)　38
　　後部皮質萎縮症(PCA)亜型　95
　　高齢発症──(LOAD)　140
　　古典的な健忘症候群　49
　　若年性──(EOAD)　139
　　診断考慮の是非　118, 159
　　生活習慣の変化　193
　　前頭葉型──(fvAD)　59
　　大脳皮質基底核症候群(CBS)　151
　　聴力低下　9
　　バイオマーカー　132t, 168
　　妄想　76
Anton 症候群　111
APP 遺伝子　141
apraxia of speech(AOS)　78, 85

Balint 症候群　35
behavioral variant of frontotemporal dementia
　(bvFTD)　11, 25, 32, 52
Bickerstaff 脳幹脳炎　126t

C9orf72 リピート伸長　53, 102
Capgras 症候群　74

cardiac delirium　144
cerebellar cognitive affective syndrome(CCAS)　84
Cerebellar Cognitive Affective/Schmahmann Syn-
　drome Scale　85
cerebral amyloid angiopathy(CAA)　171
cerebral autosomal dominant arteriopathy with
　subcortical infarcts and leukoencephalopathy
　(CADASIL)　156
cholinesterase inhibitor(ChEI)　179
chronic postconcussion syndrome　92
chronic traumatic encephalopathy(CTE)　91
cingulate island sign　119
Clinical Dementia Rating Scale(CDR)　185, 191
confrontation naming　107
corticobasal degeneration(CBD)　150
corticobasal syndrome(CBS)　150
Creutzfeldt-Jakob 病(CJD)　61

dementia with Lewy bodies(DLB)　29, 74, 118, 125
disproportionately enlarged subarachnoid space
　hydrocephalus(DESH)　160
dopamine agonist withdrawal syndrome(DAWS)
　178
dopamine dysregulation syndrome(DDS)　176
dream enactment　88

early-onset Alzheimer disease(EOAD)　139
emotion　113
episodic memory(EM)　20
Epstein-Barr ウイルス(EBV)　84
Evans index　160

faciobrachial dystonic seizure(FBDS)　61v, 62, 64
false starts　78, 106
fluency　105
fluorodeoxyglucose positron emission tomography
　(FDG-PET)　131
FMR1 遺伝子　164
fragile X syndrome(FXS)　165
fragile X-associated tremor/ataxia syndrome(FXTAS)
　163
Frontal Behavioral Inventory(FBI)　24
frontal variant of Alzheimer disease(fvAD)　59
frontotemporal dementia(FTD)　52
frontotemporal lobar degeneration(FTLD)　52, 139

gelastic cataplexy　70

201

Gerstmann 症候群　37
GRN 変異　27, 53

hallucination　99
Huntington 病(HD)　102

ictal bradycardia　64
illusion　99
impulse control disorder(ICD)　176
impulsive-compulsive behavior(ICB)　176
inborn errors of metabolism(IEM)　68

late-onset Alzheimer disease(LOAD)　140
Lewy 小体型認知症(DLB)　29, 74, 118, 125
　　Alzheimer 病(AD)との鑑別　121t
　　診断基準　120t
　　診断考慮の是非　98
　　聴覚障害　9
　　妄想　76
limbic encephalitis(LE)　62
logopenic variant of primary progressive aphasia
　(lvPPA)　59, 106, 139

MAPT 変異　53
MBI チェックリスト(MBI-C)　16
mild behavioral impairment(MBI)　14
mild cognitive impairment(MCI)　14, 89, 185, 191
mood　113
moria　25, 83
morphological encoding　78
Morvan 症候群　64t
multiple system atrophy, parkinsonian type(MSA-P)
　88

Neuropsychiatric Inventory(NPI)　181
neuropsychiatric symptom(NPS)　14, 182
Niemann-Pick 病 C 型(NPC)　68, 70
nonfluent/agrammatic variant of primary progressive
　aphasia(nfvPPA)　53, 80
nonmotor fluctuation(NMF)　72
normal pressure hydrocephalus(NPH)　159, 188

obstructive sleep apnea(OSA)　137
orthostatic hypotension　146

Parkinson's disease with dementia(PDD)　143, 146
Parkinson 病(PD)　188

起立性低血圧(OH)　146
衝動的・強迫的行動(ICB)　177
神経精神症状　72
認知機能低下　5
認知症を伴う——(PDD)　143, 146
　妄想　76
薬剤性の認知機能低下　145
抑うつ　7
peak-dose　72
periodic sharp wave complexes(PSWC)　130
phonetic paraphasia　106
phonological loop　106
piloerection　64
posterior cortical atrophy(PCA)　35, 93
praxis center　94
prefrontal cortex(PFC)　12
primary progressive apraxia of speech(PPAOS)　78
progressive supranuclear palsy(PSP)　81
prosopagnosia　49, 111
PSEN2 遺伝子　141
pseudobulbar affect(PBA)　85, 113
punding　177

rapidly progressive dementia(RPD)　128
real-time quaking-induced conversion(RT-QuIC)
　130
REM sleep behavior disorder(RBD)　118
REM 睡眠行動異常(RBD)　118
Richardson syndrome variant of progressive supra-
　nuclear palsy(PSP-RS)　52
Riddoch 現象　111

semantic dementia(SD)　20, 49, 53
semantic memory(SM)　20
semantic variant of primary progressive aphasia
　(svPPA)　20
sleep-disordered breathing(SDB)　136
small-vessel disease(SVD)　156
strategic single infarct dementia　46
subdural hematoma(SDH)　47
suspected non-Alzheimer disease pathophysiology
　(SNAP)　168

transient epileptic amnesia(TEA)　44
transient global amnesia(TGA)　44

vigilance　30

visual agnosia　111

wakefulness　30
what(何)経路　99, 111
where(どこ)経路　99, 111

young-onset dementia(YOD)　68

和文索引

あ

アパシー　32
　　うつ病との相違点　34t
アミロイド沈着　119f

い

域外幻覚　99
一過性全健忘(TGA)　44
一過性てんかん性健忘(TEA)　44
遺伝性血管病　157t
意味型原発性進行性失語(svPPA)　22, 79f
　　診察の様子　107v
　　診断基準　21t
意味記憶(SM)　20, 21t
　　障害　49
意味性認知症(SD)　20, 49, 53
　　右半球型――　51t

う

ウェアリングオフ現象　72
うつ病　32
　　アパシーとの相違点　34t
　　評価　6
右半球型意味性認知症　51t
運転(介護者への質問票)　186t
運動緩慢　88v, 150v, 163v

え

エピソード記憶(EM)　20, 21t, 27
　　障害　49
炎症性血管炎　157t

お

音韻性錯語　80, 107
音韻ループ　106
オン現象　72

か

介護者への教育　183
外側前頭前野(関連する症状)　12
海馬硬化　169
解離性健忘→機能性健忘
覚醒度　30
家族性 Alzheimer 病　141t
家族歴　52
感音性難聴　8
眼球運動障害　29
感情　113
観念運動性失行　93v
観念性失行　95
顔面ジストニア　67v

き

記憶障害　25
偽性球麻痺による感情失禁(PBA)　85, 113
偽性失名辞　37
機能性健忘　45
気分　113
気分障害　6t, 14, 113
急性散在性脳脊髄炎　126t
急速進行性認知症(RPD)　61, 128
仰臥位高血圧　147
起立性低血圧(OH)　146, 148t

く

くも膜下腔の不均衡な拡大を伴う水頭症(DESH)　160

け

形態素符号化　78
軽度行動障害(MBI)　14, 15b
軽度認知障害(MCI)　89, 185, 191
　　健忘型――　3
　　前頭葉皮質下型――　14
幻覚　75, 99
言語障害　106, 107v

203

言語性エピソード記憶　25
健常な老化　3t
原発性進行性失語（PPA）
　　意味型——（svPPA）　22, 79f
　　失文法型——　25, 79f
　　診断基準　106t
　　非流暢/失文法型——（nfvPPA）　53, 80, 105v
　　臨床的特徴　108t
　　ロゴペニック型——（lvPPA）　79f, 139
原発性進行性発語失行（PPAOS）　78, 81
健忘
　　一過性全——（TGA）　44
　　一過性てんかん性——（TEA）　44
　　機能性——　45
健忘型軽度認知障害　3
健忘症候群　49
　　評価　45

こ

抗 LGI1 抗体　62, 64
抗 LGI1 抗体関連辺縁系脳炎　64
抗 NMDA 受容体脳炎　123, 126t
抗 VGKC 複合体抗体　64t
行為中枢　94
構音障害　79f, 80t
抗コリン薬　144
抗神経抗体関連脳炎　62
抗電位依存性カリウムチャネル（VGKC）複合体抗体　62,
126
行動異常（変化）　59
行動障害型前頭側頭型認知症（bvFTD）　13, 16, 102
　　遺伝カウンセリング　22, 27
　　意味性認知症（SD）との鑑別　51t
　　診察の様子　107v
　　診断基準　26
　　診断考慮の是非　21
　　前頭葉型 Alzheimer 病（fvAD）との違い　59t
行動症状　83
　　介入方法　182t
後頭葉てんかん　98
後部皮質萎縮症（PCA）　35, 93
　　環境調整　37t
硬膜下血腫（SDH）　47
高齢者
　　起立性低血圧（OH）　146
　　抗コリン薬　144

神経精神症状（NPS）の評価　16
高齢発症 Alzheimer 病（LOAD）　140
心の理論　13
言葉の詰まり　78, 106
誤認症候群　75
孤発性 Creutzfeldt-Jakob 病（sCJD）　128
コリンエステラーゼ阻害薬（ChEI）　179

さ

作話　75
錯覚　99
左頭頂葉　94

し

視覚異常　99
視覚性運動失調　111
視覚性呼称　107
視覚性失認　111
視覚無視　111
視空間認知障害　36, 84f, 86f, 89
自己免疫性脳炎　125
自己免疫性辺縁系脳炎　62
四肢運動失調　163v
ジストニア　150v
持続的注意　30
失運動視症　111
失語　78, 80
失行　93, 95
失調性歩行　67v, 83v
失文法型原発性進行性失語　25, 79f
シヌクレイノパチー　88t
若年性 Alzheimer 病（EOAD）　139
若年性認知症　71, 140
若年発症型認知症（YOD）　68
ジャーゴン　139v
周期性鋭波複合体（PSWC）　130
小血管病（SVD）　156
情動障害　113
衝動制御障害（ICD）　176
衝動的・強迫的行動（ICB）　176
小脳型多系統萎縮症（MSA-C）　89
小脳症状　83
小脳性認知・情動症候群（CCAS）　84
食事療法　194
神経膠腫　100

神経心理学検査　6, 11, 93
神経精神症状（NPS）　14, 182
　　　検査　16
進行性核上性麻痺（PSP）　81
心せん妄　144
新造語　139v
心理症状（介入方法）　182t

す

遂行機能障害
　　小脳性認知・情動症候群（CCAS）　85
　　睡眠呼吸障害（SDB）における記憶障害　137
　　前頭葉型 Alzheimer 病（fvAD）　59
　　多系統萎縮症（MSA）　89
睡眠　5
睡眠呼吸障害（SDB）　136
睡眠時無呼吸症候群　137

せ

性格変化　59
脆弱 X 関連振戦/失調症候群（FXTAS）　163
脆弱 X 症候群（FXS）　165
正常圧水頭症（NPH）　159, 188
閃輝暗点　98
宣言的記憶　20
選択的注意　30
先天性代謝異常（IEM）　68
前頭眼窩野（関連する症状）　12
前頭極（関連する症状）12
前頭前野皮質（PFC）　12
前頭側頭型認知症（FTD）　52
　　行動障害型——（bvFTD）　13, 16, 27, 33
　　聴覚障害　9
前頭側頭葉変性症（FTLD）　52, 139
　　関連遺伝子と所見の相関　54t
前頭葉型 Alzheimer 病（fvAD）　59
前頭葉皮質下型軽度認知障害　14
せん妄　31, 75

そ

相貌失認　49, 74, 111

た

帯状皮質（関連する症状）　12
大脳性色覚障害　111
大脳半球の側性化　50t
大脳皮質基底核症候群（CBS）　37, 150
大脳皮質基底核変性症（CBD）　150
多因子性認知機能障害　133
タウオパチー　81, 88t
　　4-repeat（4R）——　151
　　海馬萎縮　169
多系統萎縮症（MSA）　89
脱力発作　70
他人の手徴候　152t
多発性硬化症（MS）　113
単純幻視　99
単純注意　3
単純ヘルペス脳炎　123

ち

注意　3, 30
中小脳脚（異常信号を示す疾患）　166t
聴覚障害　9
聴覚認知　8

て

伝染性単核球症　83

と

統合失調症　67
　　妄想　76
動作時振戦　163v
同時失認　109v, 111
時計描画　84f, 86f
どこ（where）経路　99, 111
ドパミン　72t
ドパミン作動薬　177t
ドパミン作動薬離脱症候群（DAWS）　178
ドパミン調整障害症候群（DDS）　176
トピラマート　98

な

何（what）経路　99, 111

205

に

日本版 16-Item Informant Questionnaire on Cognitive Decline for the Elderly(J-IQCODE 16)　42t
ニューロミオトニア　64t
認知機能
　　影響を与える併存疾患　132t
　　──低下の改善対策　194t
　　評価の目的　109
　　変動　31
認知機能障害
　　運転リスク　185
　　眼球運動　29
　　血圧　146
　　睡眠　5, 136
　　生活習慣への介入　193
　　多因子性──　133
　　単純な聴力低下との区別　9t
　　頭部外傷　91
　　脳血管障害　156
　　脳卒中後　41
　　放射線療法後　163
　　妄想　75
　　薬物の副作用　143
認知症を伴う Parkinson 病(PDD)　143, 146

の

脳アミロイド血管症(CAA)　157t, 171
　　──関連炎症　172
脳梗塞　40
脳室腹腔シャント　188
脳卒中　43t
脳表シデローシス→ヘモジデリン沈着
脳梁膨大部(異常信号を示す疾患)　166t

は

把握反射　58v
背内側前頭前野(関連する症状)　12
パーキンソニズム　58v, 119
　　非定型──　88
　　薬剤性──　74
パーキンソニズム型多系統萎縮症(MSA-P)　88
白質脳症　156
発語失行(AOS)　78, 85
　　原発性進行性──(PPAOS)　78, 81
　　発話特徴　80t

反響言語　139v
反復常同行動　177

ひ

非 Alzheimer 病病態生理の疑い(SNAP)　168
非運動症状の変動(NMF)　72
被害妄想　75
皮質下梗塞と白質脳症を伴った常染色体優性脳動脈症(CADASIL)　156
非代償性水頭症　161
非定型パーキンソニズム　88
表層失読　21v
非流暢/失文法型原発性進行性失語(nfvPPA)　53, 80
　　診察の様子　81v, 105v, 107v
非流暢性発話　105

ふ

不安症状　72
不穏　181
複雑幻視　99
舞踏運動　102
プラキシコン　94
プラミペキソール　176
プリオン病　128
分割的注意　3, 30

へ

閉塞性睡眠時無呼吸症候群(OSA)　137
ヘモジデリン沈着　172
辺縁系脳炎(LE)　64t, 126t
　　自己免疫性──　62
　　脳症関連抗体　63t
片頭痛症候群　98

ほ

傍感染性小脳炎　84
放射線療法後脳障害　163
保続　58, 85
発作徐脈症候群　64

ま

慢性外傷性脳症(CTE)　91

慢性脳振盪後症候群　91t

み

ミオクローヌス　88v, 93v

も

妄想　75
物盗られ妄想　181
モリア　25, 83

や

薬剤性パーキンソニズム　74

ゆ

指タッピング　150v
夢体験の行動化　88

よ

抑うつ　15

り

リスペリドン　74
立方体模写　84f, 86f
立毛　64
流暢性　78, 105
臨床認知症評価尺度（CDR）　191, 192t
　　運転リスク　185

れ

レボドパ　72

ろ

ロゴペニック型原発性進行性失語（lvPPA）　59, 79f, 106, 139
　　診察の様子　107v

グングン上達する **認知症のみかた**　　　　定価：本体 5,200 円 + 税

2024 年 9 月 25 日発行　第 1 版第 1 刷 ©

著　者　　キース ジョセフ

　　　　　フェデリコ ロドリゲス – ポルセル

　　　　　ローナ シャッツ

　　　　　ダニエル ワイントローブ

　　　　　アルベルト エスペイ

監訳者　　金城 紀与史

　　　　　小林 俊輔

発行者　　株式会社 メディカル・サイエンス・インターナショナル

　　　　　代表取締役　金子 浩平

　　　　　東京都文京区本郷 1-28-36

　　　　　郵便番号 113-0033　電話 (03) 5804-6050

印刷：横山印刷／ブックデザイン：GRiD CO., LTD.

ISBN 978-4-8157-3118-2　C3047

本書の複製権・翻訳権・上映権・譲渡権・貸与権・公衆送信権 (送信可能化権を含む) は (株) メディカル・サイエンス・インターナショナルが保有します。本書を無断で複製する行為 (複写，スキャン，デジタルデータ化など) は，「私的使用のための複製」など著作権法上の限られた例外を除き禁じられています。大学，病院，診療所，企業などにおいて，業務上使用する目的 (診療，研究活動を含む) で上記の行為を行うことは，その使用範囲が内部的であっても，私的使用には該当せず，違法です。また私的使用に該当する場合であっても，代行業者等の第三者に依頼して上記の行為を行うことは違法となります。

JCOPY 〈出版者著作権管理機構 委託出版物〉
本書の無断複製は著作権法上での例外を除き禁じられています。複製される場合は，そのつど事前に，出版者著作権管理機構 (電話 03-5244-5088，FAX 03-5244-5089，info@jcopy.or.jp) の許諾を得てください。